看護学テキスト NiCE

病態・治療論［9］

運動器疾患

編集

土井田 稔

秋山 智弥

改訂第2版

南江堂

執筆者一覧

編集

土井田　稔　岩手医科大学医学部整形外科学講座 教授

秋山　智弥　名古屋大学医学部附属病院卒後臨床研修・キャリア形成支援センター 教授

執筆（執筆順）

土井田　稔　岩手医科大学医学部整形外科学講座 教授

秋山　智弥　名古屋大学医学部附属病院卒後臨床研修・キャリア形成支援センター 教授

田島　吾郎　岩手医科大学医学部整形外科学講座 特任准教授

村上　秀樹　岩手医科大学医学部整形外科学講座 特任教授

山部　大輔　岩手医科大学医学部整形外科学講座

及川　伸也　岩手医科大学医学部整形外科学講座

菅原　敦　岩手医科大学医学部整形外科学講座 講師

西村　行秀　岩手医科大学医学部リハビリテーション医学講座 教授

鈴木　智大　岩手医科大学医学部放射線医学講座 講師

佐藤光太朗　岩手医科大学医学部整形外科学講座 講師

田島　克巳　岩手医科大学医学部医学教育学講座 教授

武田　邦子　岩手医科大学看護学部共通基盤看護学講座 講師

赤坂　俊樹　岩手県立中部病院整形外科 科長

菅　重典　岩手医科大学医学部救急・災害・総合医学講座 特任講師

高橋　学　岩手医科大学医学部救急・災害・総合医学講座 准教授

田島　育郎　岩手県立大船渡病院整形外科 科長

丸山　盛貴　岩手医科大学医学部整形外科学講座 講師

安藤　貴信　一関病院リウマチ科 科長

多田　広志　紫波整形外科クリニック 院長

遠藤　寛興　刈田綜合病院整形外科 部長

村上　賢也　岩手医科大学医学部整形外科学講座

小野寺智彦　盛岡市立病院整形外科 科長

はじめに

　日本は「人生 100 年時代」と言われる超高齢社会を迎え，運動器の障害を有する患者は増加の一途をたどっています．そのため診療科を問わず看護師には運動器の看護に必要な基礎ならびに臨床的知識の習得が必須となってきました．本書初版は，看護学生や既に臨床の現場で勤務している看護師に役立つ教科書としてだけでなく，運動器の治療に携わるメディカルスタッフの方々にとっての学習書として，2019 年 9 月に発刊されました．幸いにも数多くの教育現場で運動器疾患に対する教育の一助として利用されてきました．初版が刊行されて以来すでに 5 年の歳月が経過し，この間には骨粗鬆症，関節リウマチや慢性疼痛に対する数多くの新薬が上市され，ロボット支援手術や最小侵襲手術の普及など運動器疾患に対する診断と治療も著しく進歩してきました．これらの社会状況を踏まえ，改訂の必要性が求められました．

　初版では，岩手医科大学整形外科学，その連携病院整形外科，リハビリテーション医学，放射線医学，医学教育学や救急・災害・総合医学講座の先生方，看護学部の先生方に執筆をお願いしましたが，幸いなことに改訂第 2 版でも執筆者全員に快諾を得ることができました．今版では編集方針は従来の方針を踏襲することとし，主に情報更新（疫学・統計データの更新，新しいガイドラインへの対応，新しい治療薬・治療方法の追加など）を行いました．また，第Ⅲ章 2 節「運動器疾患の治療を受ける患者の看護」および第Ⅳ章 2 節「3-1. 骨粗鬆症」「5. 退行性疾患」では，①高齢患者にかかわる問題（フレイル，介護予防，転倒防止など）と②在宅療養にかかわる問題（生活リハビリテーション，入退院支援など）の要素を盛り込みました．そして初版から引き続き，本文の内容をより深める目的で「もう少しくわしく」，実践的な知識を紹介する目的で「臨床で役立つ知識」のコラムを挿入しています．さらに医学的な専門用語には，「メモ」や用語解説を側注欄に示すことで，わかりやすく理解できるように工夫しております．

　本書が従来にも増して読者諸賢の期待に応えることができ，看護学生や臨床の現場で勤務している看護師だけでなく，メディカルスタッフの方々にも活用されることを心より切望致します．

　最後に改訂第 2 版の出版にあたり，執筆にご尽力をいただいた全ての方々と多大なご支援とご協力を賜った南江堂関係者の方々に深甚なる謝意を表します．

2024 年 12 月

土井田　稔
秋山　智弥

初版の序

運動器とは，身体運動に関わる骨，関節，神経，筋肉などの総称です．運動器はそれぞれが連携して働いており，どのひとつが悪くても身体はうまく動きません．運動器の障害には，外傷や疾病だけでなく，加齢に伴う変性疾患などがあり，乳幼児から高齢者までの幅広い年齢層の患者を対象としているために，整形外科で取り扱う疾患は多岐にわたります．わが国では，超高齢化社会を迎え，運動器の障害を有する患者は増加の一途をたどっています．また，運動器の障害は日常生活動作に直接影響を与えるために，その機能や疾患を理解することは，診療科を問わず看護師やメディカルスタッフにおいても必須となってきています．

これらの点から，第Ⅰ章では運動器の構造と機能を理解していただくだけでなく，各々の運動器の障害とそれに伴う症状などについて解説しています．

本書の特徴である，「臨床の現場で働く看護師に役立つ教科書」として，第Ⅱ章第1節では，患者の症状から，その病態，考えられる原因・疾患，鑑別，対応方法・治療方針について記載しました．患者の訴えをそのまま直ちに病態や診断に結びつけて，対応方法や治療に反映できるように配慮しています．後半の第2節，第3節では，最新の運動器疾患の検査と治療についても概説しています．

また，運動器の疾患・障害をもつ患者は，装具，補助具を使用する場合も少なくなく，神経障害や麻痺をもつ患者など多様性に富んでいるため，個々の患者の看護にも特別の配慮が必要です．このため，第Ⅲ章では，看護師の観点から運動器疾患の看護について記載しています．

第Ⅳ章では，それぞれの運動器の障害をより深く詳細に学習し理解してもらうために，外傷，非外傷性疾患，部位別の疾患に分類し，各疾患について解説しました．これまでの各章で説明された疾患と内容が重複する部分が存在しますが，その都度理解を深めていただきたく存じます．

運動器疾患の治療には，チーム医療が不可欠です．そのため診断から治療方針は，医療チーム内で統一されていることが望ましく，その観点から日頃から同じ職場で勤務し，症例の正確な診断と最良・最善の治療について議論を重ねている岩手医科大学医学部整形外科，放射線科，リハビリテーション科や救急科の先生方，看護学部の先生方に執筆をお願いしました．ご協力いただいたすべての方々に深謝いたします．

本書では，運動器疾患の基礎から最新の臨床的知識まで全般にわかりやすく解説していますので，看護学生や臨床の現場で勤務している看護師だけでなく，理学療法士，作業療法士，薬剤師などの運動器の治療に携わるすべてのメディカルスタッフの方々にも幅広く活用していただき，運動器疾患の治療や看護に役立てられることを祈念しております．

2019年7月

土井田　稔
秋山　智弥

目次

序章　運動器疾患の病態・治療を学ぶ意義　　1

1 医療・医学的な観点から　　土井田　稔　　2
2 看護の観点から　　秋山智弥　　3

第I章　運動器の基礎知識　　5

1 運動器の構造と機能　　6

1 骨　　田島吾郎　　6
  A. 骨の機能　　6
    もう少しくわしく　カルシウム濃度の調節　　6
  B. 骨の種類と構造　　7
  C. 皮質骨と海綿骨　　7
  D. 骨の組成　　8
    もう少しくわしく　造血幹細胞と間葉系幹細胞　　9
  E. 骨の形成と成長　　9
  F. 骨の維持　　10
  G. 骨の修復と再生　　11

2 関　節　　田島吾郎　　11
  A. 関節の機能　　11
  B. 関節の種類と構造　　12
    臨床で役立つ知識　変形性関節症　　13

3 筋・神経　　村上秀樹　　16
  3-1 筋の構造と機能　　16
  A. 筋の構造　　16
  B. 筋の機能　　17
  3-2 神経の構造と機能　　18
  A. 脊髄　　18
  B. 末梢神経　　21

4 腱・靱帯　　村上秀樹　　24
  4-1 腱の構造と機能　　24
  A. 腱の構造　　24
  B. 腱の機能　　24
  4-2 靱帯の構造と機能　　25

2 運動器の障害と症状　　土井田　稔　　26

1 骨の障害　　26
  1-1 骨折　　26
  A. 発生機転　　26
  B. 骨折の分類　　26
  C. 骨折の治癒過程　　29
  D. 骨癒合の期間　　29
  E. 骨折治癒の異常　　30

F. 骨折の症状		31
G. 骨折の診断		31
H. 骨折の合併症		32
I. 骨折の治療の原則		33
1-2 骨髄炎		35
▌もう少しくわしく　慢性化膿性骨髄炎の特殊な型		36
2 関節の障害		37
2-1 捻挫と靱帯損傷		37
A. 病態		37
B. 症状		37
C. 治療		37
2-2 脱臼と亜脱臼		37
A. 病態		37
B. 症状と診断		38
C. 治療		38
2-3 関節拘縮		38
2-4 関節強直		38
2-5 動揺関節		39
3 神経の障害		39
3-1 運動麻痺		39
3-2 感覚障害		40
3-3 自律神経障害		40
4 筋肉の障害		40
▌臨床で役立つ知識　打撲		41

第Ⅱ章　運動器疾患の診断と治療　43

1 運動器関連症状からの病態診断		44
1 頚・肩・上腕痛	山部大輔	44
A. 病態, 考えられる原因・疾患		44
B. 鑑別, 絞り込みの方法		44
C. 対応方法・治療方針		44
2 腰痛, 下肢のしびれ・痛み	山部大輔	45
A. 病態, 考えられる原因・疾患		45
B. 鑑別, 絞り込みの方法		45
C. 対応方法・治療方針		46
3 頚部・脊柱の変形と運動制限	山部大輔	46
A. 病態, 考えられる原因・疾患		46
B. 鑑別, 絞り込みの方法		47
C. 対応方法・治療方針		47
▌もう少しくわしく　特発性側弯症	土井田　稔	47
4 脊髄麻痺	山部大輔	48
A. 病態, 考えられる原因・疾患		48

B. 鑑別, 絞り込みの方法 ……………………………………… 48
C. 対応方法・治療方針 ……………………………………… 48

5 手指のしびれと麻痺 ……………………………… 山部大輔 49
A. 病態, 考えられる原因・疾患 ……………………………… 49
B. 鑑別, 絞り込みの方法 ……………………………………… 50
C. 対応方法・治療方針 ……………………………………… 50

6 肩の痛みと変形 ………………………………… 及川伸也 51
A. 病態, 考えられる原因・疾患 ……………………………… 51
B. 鑑別, 絞り込みの方法 ……………………………………… 52
C. 対応方法・治療方針 ……………………………………… 52

7 肘の痛みと変形 ………………………………… 及川伸也 53
A. 病態, 考えられる原因・疾患 ……………………………… 53
B. 鑑別, 絞り込みの方法 ……………………………………… 55
C. 対応方法・治療方針 ……………………………………… 55

8 手関節部の痛みと変形 ………………………… 及川伸也 55
A. 病態, 考えられる原因・疾患 ……………………………… 55
B. 鑑別, 絞り込みの方法 ……………………………………… 56
C. 対応方法・治療方針 ……………………………………… 57

9 手指の痛みと変形 ……………………………… 及川伸也 57
A. 病態, 考えられる原因・疾患 ……………………………… 57
B. 鑑別, 絞り込みの方法 ……………………………………… 57
C. 対応方法・治療方針 ……………………………………… 58

10 股関節部の疼痛と異常歩行 …………………… 菅原　敦 58
A. 病態, 考えられる原因・疾患 ……………………………… 58
B. 鑑別, 絞り込みの方法 ……………………………………… 59
　▌臨床で役立つ知識　小児の股関節痛, 膝関節痛 ………… 60
C. 対応方法・治療方針 ……………………………………… 60

11 膝関節部の疼痛と異常歩行 …………………… 菅原　敦 60
A. 病態, 考えられる原因・疾患 ……………………………… 60
B. 鑑別, 絞り込みの方法 ……………………………………… 60
C. 対応方法・治療方針 ……………………………………… 61

12 下腿の痛み …………………………………… 菅原　敦 61
A. 病態, 考えられる原因・疾患 ……………………………… 61
B. 鑑別, 絞り込みの方法 ……………………………………… 62
C. 対応方法・治療方針 ……………………………………… 62

13 足関節部・踵部の疼痛と異常歩行 …………… 菅原　敦 62
A. 病態, 考えられる原因・疾患 ……………………………… 62
B. 鑑別, 絞り込みの方法 ……………………………………… 62
C. 対応方法・治療方針 ……………………………………… 63

14 足・足趾の疼痛 ……………………………… 菅原　敦 63
A. 病態, 考えられる原因・疾患 ……………………………… 63
B. 鑑別, 絞り込みの方法 ……………………………………… 63
C. 対応方法・治療方針 ……………………………………… 63

| | 臨床で役立つ知識 下肢の骨端症 | 64 |

2 運動器疾患の検査　65

1 身体検査　西村行秀　65
1-1 関節可動域検査　65
1-2 四肢長　65
1-3 四肢の周囲径　68
1-4 徒手筋力テスト　68
1-5 神経学的検査　70

2 画像検査　鈴木智大　71
2-1 単純X線検査　71
　　臨床で役立つ知識 医療被曝（患者被曝）を伴う検査に関する注意事項　72
2-2 MRI検査　72
2-3 PET検査　73
2-4 CT検査　74
　　臨床で役立つ知識 CTやMRIの造影検査における注意事項　75
2-5 超音波検査　75
2-6 関節造影検査　75
2-7 脊髄造影検査（ミエログラフィー）　76
2-8 血管造影検査　76

3 骨密度検査　佐藤光太朗　77

4 電気生理学的検査　佐藤光太朗　78
4-1 筋電図検査　78
4-2 神経伝導速度検査　78

5 その他：関節鏡検査など　佐藤光太朗　79

3 運動器疾患の治療　80

1 保存療法　田島克巳　80
1-1 安静　80
1-2 薬物療法　80
　A. 疼痛・炎症に対する薬物療法　80
　B. 関節リウマチに対する薬物療法　81
　C. 腫瘍に対する薬物療法　82
　D. 骨粗鬆症に対する薬物療法　82
1-3 整形外科的保存療法　84
　A. 徒手矯正・徒手整復法　84
　B. 外固定法　84
　C. 牽引療法（直達，介達）　85
　D. 義肢・装具療法　88
　　もう少しくわしく 装具の分類　89
　　もう少しくわしく 義肢の分類　90

2 手術療法　90
2-1 皮膚の手術　田島克巳　90
　A. 皮膚縫合術　90

B. デブリドマン 90

C. 皮膚移植術 91

2-2 腱の手術 91

A. 腱切離術 91

B. 腱延長術 91

C. 腱縫合術 91

D. 腱移植術 92

E. 腱移行術 92

2-3 靱帯の手術 92

A. 靱帯縫合術 92

B. 靱帯再建術 92

2-4 骨の手術 93

A. 骨接合術（観血的整復固定術）................................. 93

B. 創外固定 93

C. 骨切り術 93

D. 骨移植術 94

2-5 関節の手術 94

A. 関節鏡視下手術 94

B. 関節切開術 94

C. 滑膜切除術 94

D. 関節形成術 94

E. 人工関節置換術 94

F. 人工骨頭置換術 95

G. 人工関節を用いない関節形成術 95

H. 関節固定術 95

I. 関節制動術 95

J. 軟骨移植術 96

K. 矯正骨切り術 96

2-6 末梢神経の手術 96

A. 単純除圧術 96

B. 神経剝離術 96

C. 神経縫合術 96

D. 神経移植術 96

E. 神経移行術 97

2-7 脊椎・脊髄の手術 97

A. 除圧術 97

B. 椎体固定術 97

C. その他の手術 97

2-8 再接着術 98

2-9 四肢切断術 98

2-10 ロボット支援手術 .... 村上秀樹 98

2-11 手術の合併症 .... 田島克巳 99

A. 手術部位感染症 99

B. 静脈血栓塞栓症 99

3 リハビリテーション 西村行秀 100

3-1 床上でのリハビリテーション治療と早期離床 100

3-2 義肢・装具と回復期でのリハビリテーション治療 100

3-3 ロコモティブシンドロームと運動器のリハビリテーション治療 101

臨床で役立つ知識 生活援助と診療補助が同時に行える看護師だからこそ

秋山智弥 102

第Ⅲ章 運動器の疾患・障害をもつ患者の看護 103

1 運動器疾患・障害に応じた看護 秋山智弥 104

1 装具，補助具を使用する患者の看護 104

2 運動器に痛みをもつ患者の看護 105

3 運動器の神経障害のある患者の看護 108

もう少しくわしく デルマトームの見方・考え方 109

4 麻痺のある患者の看護 110

2 運動器疾患の治療を受ける患者の看護 112

1 牽引を受ける患者の看護 武田邦子 112

2 ギプス固定を受ける患者の看護 武田邦子 113

臨床で役立つ知識 治療・療養に伴う神経障害のリスクを見張る 秋山智弥 113

3 脊髄造影検査を受ける患者の看護 武田邦子 114

4 手術を受ける患者の看護 武田邦子 115

A. 術前の看護 115

臨床で役立つ知識 深部静脈血栓症（DVT） 117

B. 術後の看護 117

臨床で役立つ知識 医原性の尺骨神経麻痺に注意 佐藤光太朗 118

5 リハビリテーションを受ける患者の看護 武田邦子 121

A. リハビリテーションを受ける患者の看護 121

B. 回復期における多職種連携のチーム医療 121

第Ⅳ章 運動器疾患各論 123

1 外傷 124

1 骨折・脱臼 124

1-1 成人の上肢の骨折・脱臼 赤坂俊樹 124

1-1-1 肩関節部の骨折・脱臼 124

1-1-2 上腕骨骨幹部骨折 126

1-1-3 肘関節部の骨折・脱臼 126

1-1-4 前腕部の骨折 128

1-1-5 手の骨折・脱臼 130

1-2 成人の体幹・下肢の骨折・脱臼 132

1-2-1 胸郭の外傷 菅 重典 133

1-2-2 骨盤の骨折		134
1-2-3 股関節部の骨折・脱臼		136
1-2-4 大腿骨骨幹部骨折		137
1-2-5 膝関節部の骨折・脱臼	高橋　学	139
1-2-6 下腿骨骨折		141
1-2-7 足関節部の骨折・脱臼		142
1-2-8 足部の骨折・脱臼		144
1-3 小児の骨折	田島育郎	146
1-3-1 小児骨折総論		146
1-3-2 小児の上肢骨折		148
1-3-3 小児の下肢骨折		149
臨床で役立つ知識　虐待による骨折		149

2 脊椎・脊髄損傷　山部大輔　150

2-1 脊椎損傷 　150

2-2 脊髄損傷 　152

3 末梢神経損傷　佐藤光太朗　155

臨床で役立つ知識　注射・採血時に起きうる神経損傷 　159

4 スポーツ傷害　丸山盛貴　159

4-1 前十字靱帯損傷 　159

4-2 アキレス腱断裂 　161

4-3 野球肘 　163

4-4 ジャンパー膝（膝蓋腱炎） 　164

2 非外傷性疾患　167

1 先天性および小児の運動器疾患　田島育郎　167

1-1 骨・関節に由来する疾患 　167

1-2 全身性の疾患 　168

1-3 小児の運動器疾患（非先天性） 　169

臨床で役立つ知識　股関節脱臼の予防：両親への指導のポイント 　170

1-4 炎症性疾患 　175

2 炎症性疾患　安藤貴信　176

2-1 関節リウマチ 　177

2-2 リウマチ性疾患 　184

3 代謝性疾患　安藤貴信　185

3-1 骨粗鬆症 　185

3-2 くる病・骨軟化症 　190

3-3 痛風 　191

3-4 偽痛風 　193

4 腫瘍　多田広志　194

コラム　骨・軟部腫瘍治療における多職種間の連携 　199

5 退行性疾患　西村行秀　199

5-1 ロコモティブシンドローム 　200

5-2 サルコペニア 　200

もう少しくわしく　フレイル　土井田　稔　206

3 部位別の疾患 208

1 脊椎の疾患 .... 遠藤寛興 208
1-1 頚椎椎間板ヘルニア 208
1-2 腰椎椎間板ヘルニア 211
1-3 頚椎症性脊髄症 214
1-4 頚椎後縦靱帯骨化症 216
1-5 腰部脊柱管狭窄症 218
1-6 腰痛症 221

2 上肢の疾患 .... 村上賢也 222
2-1 肩こり 222
2-2 橈骨神経麻痺 223
2-3 正中神経麻痺 225
2-4 尺骨神経麻痺 226
2-5 手根管症候群 227

3 下肢の疾患 .... 小野寺智彦 229
3-1 変形性股関節症 229
　┃ もう少しくわしく　人工関節手術におけるナビゲーションやロボットの導入 232
3-2 変形性膝関節症 232
　┃ 臨床で役立つ知識　変形性膝関節症の外来 235
3-3 大腿骨頭壊死症 236
3-4 糖尿病足疾患 237
　┃ もう少しくわしく　神経病性関節症（シャルコー関節） 239

索引 241

序章 運動器疾患の病態・治療を学ぶ意義

運動器疾患の病態・治療を学ぶ意義

1 医療・医学的な観点から

　整形外科学は，骨，関節，神経，筋肉などを中心とした全身の運動器の疾患や外傷を扱っており，小児から高齢者までの幅広い年齢層の患者を対象として診断と治療を行っている．一方，少子高齢化などの社会環境の変化とともに整形外科で取り扱う疾患の内容や範囲も著しく変容をとげている．内反足などの小児疾患は減少しているが，成長期から青壮年期におけるスポーツ傷害は増加している．また，日本は世界でも類をみない超高齢社会を迎えており，介護を必要とせず自立した生活を送ることが可能な期間，いわゆる「健康寿命」と平均寿命の差を縮めることが大きな課題となっている．運動器の障害は生命への直接の影響は少ないが，高齢者において介護が必要となる主たる原因疾患となっている．近年の『国民生活基礎調査の概況』においても，要介護の原因の上位を「骨折・転倒」および「関節疾患」という運動器疾患が占めている．これらの運動器の障害は，直接，日常生活動作（activity of daily living：ADL）に影響を与えるために，運動器疾患に対する医療・看護の役割は近年ますます重要になってきている．さらに内科や外科などの整形外科以外の診療科においても運動器の障害を有する患者は少なくなく，運動器の機能や疾患を理解することは，診療科を問わず看護師やその他のメディカルスタッフにおいても必要となっている．

　運動器とは「身体を支え，運動を実施する器官」をいう．運動器の構成要素には，①身体の支えの部分である骨，②可動部分であり，衝撃を吸収する部分でもある関節や脊柱の椎間板，③身体を動かしたり制動したりする筋肉・神経系が含まれる．これらの各構成要素の障害は，疼痛や可動域の制限，筋力の低下，バランス力の低下などをきたし，人の移動能力を低下させる．高齢者ではそれぞれがお互いに関係し合い，複合して移動機能を低下させ，進行するとADL制限・生活の質（quality of life：QOL）の低下・要介護が必要な状態につながる．したがって，運動器疾患の治療には，チーム医療が不可欠であり，看護師は医療チームの一員として，患者の日常生活への復帰や自立の獲得に向けて援助する役割の一端を担っている．

　以上のような背景から，看護師にも運動機能にさまざまな障害をもつ患者に対する正確な知識と観察力や判断力が求められるようになってきた．本書では運動器の看護に必要な基礎ならびに臨床的知識を最新知見も含めてわかりやすく解説した．看護師やその他のメディカルスタッフをめざす学生のための教材として，またすでに臨床に出て現場で勤務している方々にとっての

学習書として，役立てていただけることを期待している．

（土井田　稔）

2 | 看護の観点から

　プロフェッショナルとしての看護師には，“護る”，“届ける”，“繋ぐ”という３つの責任がある[1]．“護る”とは「患者・家族の擁護者として，最期まで患者の傍に居てその方の尊厳と人権を護り抜く」ということ，“届ける”とは「直接ケアの提供者として，トレーニングされた高いスキルを用いて，安全で効果的なケアをタイムリーに届ける」ということ，そして“繋ぐ”とは「医療チームの調整者として，チームが最高のパフォーマンスを発揮できるよう良好なコミュニケーションを通じてチームを繋ぐ」ということである．これら３つの責任をどれ１つ欠かさずに果たすことができたとき，患者には最も高いアウトカムがもたらされる．また，看護サービスは，診療や介護など患者が自ら望んで購入できるサービスとは異なり，診療や介護を購入すればもれなくついてくる付帯的なサービスとも言える．たとえば，患者が起き上がりを拒否するからといっていつまでも寝かせきりにしておいてよいわけがないし，看護師が足りないからといって入浴が週に１回でよいわけがない．看護サービスの主たる目的は，診療や介護のアウトカムを最大化することにあり，患者が望むと望まないにかかわらず，また看護師ができるとできないにかかわらず，「健康の増進，疾病の予防，健康の回復，苦痛の緩和と尊厳ある死の推奨」[2] のために，“なすべき”看護というものが必ず存在している．

　そうしたプロフェッショナルとしての看護師の資質をバランスよく身につけていくうえで運動器疾患の病態・治療を学ぶ意義は非常に大きい．なぜなら，運動器に疾病や障害を抱えている患者の多くは日常生活を送るために何らかの介助や見守りを要し，自立が阻害されているがゆえに人権や尊厳も容易に侵されやすく，自立した生活を支えるためにさまざまな職種の関与が必要とされるからである．対象も小児から高齢者まで幅広く，外傷から悪性腫瘍までその方の人生に及ぼす影響もさまざまであり，また障害者福祉から介護保険まで利用できる公的サービスも多種多様だからである．まさに，地域包括ケア時代における看護学の入り口として，運動器疾患は最適な学習フィールドと言っても過言ではない．

　複合的問題を抱える患者をひとりの人間としてまるごと全体でとらえ，その方の「生きる」を支える具体的援助を創造できる看護師となるために，このフィールドが良き学びの場となることを望む．

（秋山　智弥）

●**引用文献**
1) 秋山智弥：看護師が行うことに看護でないことは何一つない．看護管理 **27**（1）：16-21，2017
2) 日本看護協会：日本語版「ICN 看護師の倫理綱領（2021 年版）」，〔https://www.nurse.or.jp/nursing/assets/pdf/icn_document_ethics/icncodejapanese.pdf〕（最終確認日：2024 年 9 月 2 日）

第Ⅰ章 運動器の基礎知識

第I章 運動器の基礎知識

1 運動器の構造と機能

運動器とは，人が自分の意思で自由に体を動かす「身体活動」にかかわる器官のことで，骨，関節，筋肉，神経などの総称である．運動器はそれぞれが特徴的な構造や機能をもっているが，互いに密接に連動してその役割を果たしている．

1 骨

A 骨の機能

骨（bone）の最も重要な機能は，骨格（skeleton）を形成することで身体の形を保ち，支える支持機能である．また，付着する筋肉の収縮により姿勢を保持し，関節を動かす運動機能や，重要な臓器である脳や脊髄，内臓などを外力から守る保護機能も有している．さらに，神経の情報伝達や筋肉の収縮，血液の凝固などに欠かせないカルシウムやリン，ナトリウム，カリウムなどの電解質を貯蔵し，必要に応じて血液中に放出する貯蔵機能や，骨髄では新しい赤血球や白血球，血小板を産生する造血機能などの重要な働きを

> **もう少しくわしく**　**カルシウム濃度の調節**
>
> 血液中のカルシウムは，細胞の分裂や神経の伝達，筋肉の収縮，血液の凝固など人間の生命維持にとても重要な役割を果たしている．しかし，血液中のカルシウムが多すぎると（高カルシウム血症），脳の機能障害や筋力低下，腎不全や重篤な不整脈を引き起こす．そのため血液中のカルシウム濃度は正常な状態ではほぼ一定に保たれており（カルシウム恒常性），これは副甲状腺ホルモン，カルシトニン，活性型ビタミンDなどにより厳密に調節されている．副甲状腺ホルモンは血液中のカルシウム濃度が低下すると分泌され，骨からカルシウムを溶かしカルシウム濃度を上げるように働く．また，活性型ビタミンDも血液中のカルシウム濃度が低下すると腸からのカルシウム吸収を高め，カルシウム濃度を高めるように働く．一方，カルシトニンは血液中のカルシウム濃度が上昇すると甲状腺から分泌され，骨へのカルシウムの沈着を促し，カルシウム濃度を下げるように働く．

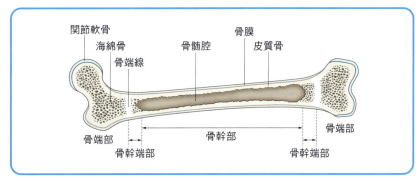

図 I-1-1　長管骨の構造

担っている．

B　骨の種類と構造

　成人の骨格は約200個の骨で構成されており，その形状によって長管骨，扁平骨，短骨，種子骨の4つに分類される．
　長管骨は四肢を形作る円筒状の骨で，中央部分の骨幹部，端の部分の骨端部，その間にある骨幹端部に分けられる（図 I-1-1）．成長期には骨端部と骨幹端部の間には骨端線（成長軟骨板）が存在する．扁平骨は頭蓋骨，鎖骨，肋骨，肩甲骨，腸骨などの扁平な骨で，薄く平らな形状をしている．短骨は手根骨，足根骨などの長さが短い骨で，骨幹や骨端は区別できない．種子骨は通常，卵型の小さな骨で，手指，足趾などの関節を動かす腱の中に存在し，プーリー（滑車）のように関節を効率的に動かす働きをしている．膝蓋骨は人体のなかで最も大きな種子骨であり，膝の運動に重要な役割を果たしている．

C　皮質骨と海綿骨

　骨は外側を形作る皮質骨（緻密骨）とその内部にある海綿骨からなっており，この特徴的な構造により，骨は軽量で，強い外力にも耐える強度をもっている．

1）皮質骨
　皮質骨は緻密で硬い板状の構造をしており，その表面は骨の成長や修復に関与する骨膜で覆われている．皮質骨は骨膜に面した外層，骨髄に面した内層とその間にある中間層からなっている．中間層は幼少期には少ないが，成人では皮質骨の約90%を占める．中間層を顕微鏡で観察すると，血管や神経が通るハバース（Havers）管を中心とした微小な円筒形の領域があり，それ

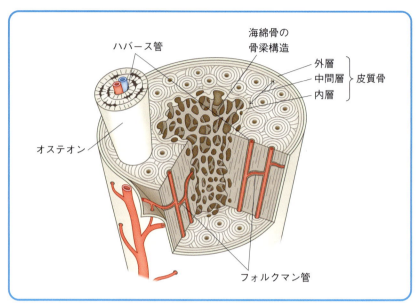

図 I-1-2　骨の微細構造
皮質骨には神経や血管が通るハバース管があり，これを中心とした円筒形の領域をオステオンという．ハバース管同士はフォルクマン管により横に連結されている．海綿骨は網目状の骨梁構造をしており，骨髄で満たされている．

をオステオン (osteon) という（図 I-1-2）．ハバース管同士を横に連結し，オステオン間の血管や神経をつなぐ管をフォルクマン (Volkmann) 管という．

2）海綿骨

海綿骨は柔軟な柱状の構造をしており，その周囲は造血機能をもつ骨髄で満たされている．柱状の部分は三次元的な網目構造をしており，これを骨梁という．骨梁は骨にかかる負荷に耐えるように，部位によって形や方向，密度が異なっている．

D　骨の組成

骨は細胞成分とその間を埋める細胞外基質からなる．

1）細胞成分

骨の細胞成分には骨芽細胞，骨細胞，破骨細胞があり，それぞれが骨を造る骨形成と，骨を分解する骨吸収の役割を分担している．また，骨髄腔には造血細胞や脂肪細胞も存在する．

骨芽細胞は骨形成の中心的役割を果たしており，間葉系幹細胞に由来する立方状や紡錘状の単核細胞である．主として皮質骨，海綿骨の表面に存在し，さまざまな骨基質タンパクを合成し，骨を形成する類骨を産生する．骨細胞

は骨芽細胞が骨形成能を失い，骨基質に埋没したものである．その機能は十分に解明されていないが，体内のカルシウム濃度を一定に保つ機能や，骨細胞や骨芽細胞とのネットワークを形成し，力学的刺激に対する応答などを行っている．一方，**破骨細胞**は骨吸収の中心で，造血幹細胞に由来する多核巨細胞である．骨と接着して酸や酵素を分泌し，骨の石灰吸収や骨基質の分解を行う．また，破骨細胞はさまざまなサイトカインやホルモンにより調節されている．

> **もう少しくわしく**
>
> ## 造血幹細胞と間葉系幹細胞
>
> **幹細胞**とは組織や臓器の元となる細胞のことで，さまざまな細胞へ分かれていく（分化）能力をもっている．骨髄中には赤血球や白血球などの血球系の細胞の元になる「造血幹細胞」以外にも，運動器（骨，筋肉，血管，軟骨，結合組織）を構成する細胞の元になる「間葉系幹細胞」も存在する．この間葉系幹細胞による骨や血管，心筋などの再生医療への応用が期待されている．

2）細胞外基質

骨の細胞外基質はタンパクや糖などの有機成分とミネラルなどの無機成分からなる．

有機成分の約90％はタンパクである**Ⅰ型コラーゲン**であり，これ以外のタンパクとしてオステオカルシンやオステオポンチンなどがある．Ⅰ型コラーゲンが合成される段階で産生されるN末端プロペプチドやC末端プロペプチド，骨芽細胞で豊富に産生されるオステオカルシンなどは，重要な骨形成マーカーとして臨床で用いられている．

無機成分は**カルシウム**と**リン酸**が主成分であり，重量比で骨全体の約70％を占める．これらは**ハイドロキシアパタイト**（水酸化リン酸カルシウム）という結合した結晶として骨の中に存在している．

> **人工骨**
>
> 骨の無機成分であるハイドロキシアパタイトは，骨との親和性が高いため「**人工骨**」や「歯科材料」として実際の治療で使用されている．

E 骨の形成と成長

骨の形成と成長は**膜性骨化**と**内軟骨性骨化**という2つの様式に分けられる．

1）膜性骨化

膜性骨化は骨芽細胞により直接骨が形成される様式で，頭蓋骨などの一部の骨や長管骨の横軸方向で行われる．骨が形成される部位に間葉系幹細胞が集まり，これが骨芽細胞へ分化することで直接骨が形成される．

2）内軟骨性骨化（図Ⅰ-1-3）

内軟骨性骨化は長管骨などの多くの骨で行われている複雑に調節された骨形成様式である．まず胎生期に間葉系細胞が集積し，軟骨芽細胞に分化して

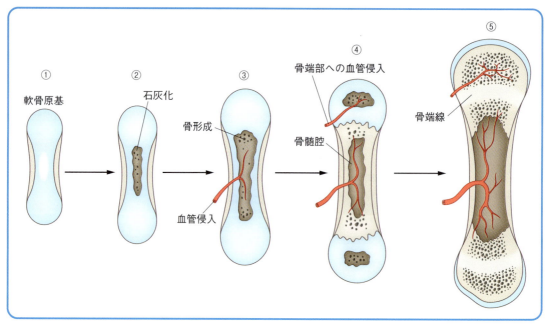

図 I-1-3　内軟骨性骨化
軟骨原基が徐々に石灰化され，血管が侵入することで骨組織へ置換される．その後，骨幹端部では骨端線が形成され，骨の長軸方向への成長に関与する．

骨のモデルである**軟骨原基**を形成する．これが徐々に石灰化され，血管が侵入することで骨組織へ置換される．その後，骨幹端部では成長軟骨でできた**骨端線（成長軟骨板）**が形成され，骨の縦方向への成長に関与する．性成熟期になると，成長軟骨が骨に置き替わることで骨端線は閉鎖し，同時に骨の成長も停止する．

F　骨の維持

骨は成長後も一定の形，大きさを保ちながら，絶えず改築が繰り返されている．**リモデリング**（再造形）とは，「**破骨細胞による骨吸収**」と「**骨芽細胞による骨形成**」という改築のサイクルを繰り返して，一定の骨量や骨質を維持していく「骨代謝回転」のことである（図 I-1-4）．

古い骨を常に新しい骨に取り替えることで骨組織の劣化を防ぎ，全身のカルシウム代謝にも関与している．成人では骨形成と骨吸収のバランスは保たれており，これには性ホルモン，成長ホルモン，副甲状腺ホルモン，カルシトニン，活性型ビタミンDなどが密接に関与している．また，骨のリモデリングには外力による力学的負荷も深く関与している．

> **骨粗鬆症**
> 何らかの原因で骨代謝回転のバランスが崩れると骨は病的な状態となる．とくに骨吸収が骨形成を上回ると，全身の骨量が減少し「骨粗鬆症」を発症する（p.185 参照）．

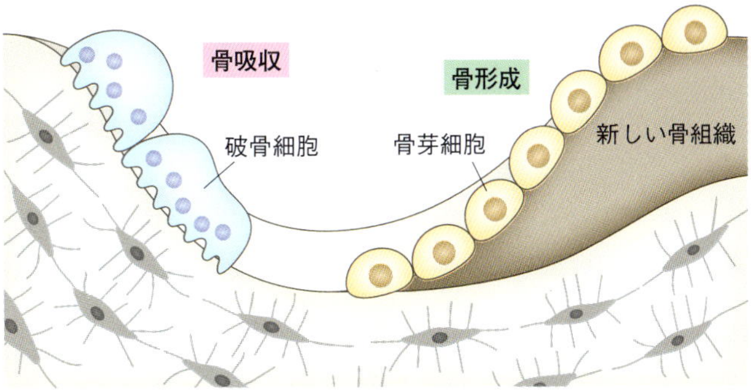

図I-1-4　骨のリモデリング
破骨細胞による骨吸収と骨芽細胞による骨形成により，骨は絶えず改築が繰り返されている．

G　骨の修復と再生

　骨は優れた自己再生能力をもっており，骨の連続性が絶たれる骨折を生じても，一定の期間で骨癒合し，時間をかけて元の形態まで修復される．骨折治癒過程には一次骨癒合と二次骨癒合という2つの修復過程がある．

1）一次骨癒合

　一次骨癒合は手術により骨折部を強固に固定した際にみられる修復過程で，接触した骨同士が直接癒合する．

2）二次骨癒合

　二次骨癒合は多くの骨折の修復でみられる修復過程である．まず，骨折部に出血による血腫が形成された後，周囲の骨膜からの膜性骨化と，血腫に生じた軟骨からの軟骨内骨化によって徐々に骨に置換される．これらの骨形成が骨折部を橋渡しして仮骨となり，仮骨はリモデリングによって強度をもった骨に修復され，徐々に元の構造へ復元される．このような骨の自己再生能力は若年ほど高く，加齢とともに低下する．とくに小児では変形治癒した骨折でも，数ヵ月から数年かけて正常な形態に自然矯正されていくことが多い．

2　関　節

A　関節の機能

　骨と骨とを連結させる部分を関節（jointまたはarticulation）といい，その最も重要な機能は，連結部分をなめらかに動かす可動性と，連結部分をしっかりと安定させる支持性である．関節はその部位や目的によりさまざ

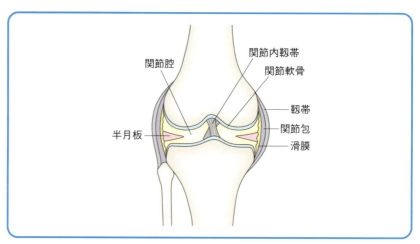

図Ⅰ-1-5　可動関節の基本構造

な種類と構造を有している．

B 関節の種類と構造

関節は可動性により**可動関節**と**不動関節**に分けられる．

可動関節

　可動関節は動きが大きい関節で，骨，関節軟骨，関節包，滑膜，靱帯などから構成される（図Ⅰ-1-5）．関節を形成する骨端部は，骨同士が直接こすれ合わないようになめらかな**関節軟骨**で覆われ，**関節包**で包まれている．関節包は線維性の組織で，その内側は**滑膜**によって裏打ちされている．滑膜は関節軟骨の栄養や潤滑の役割をする**関節液**（滑液）を産生し，関節の隙間（**関節腔**）はこの関節液で満たされる．関節包の外側の一部は厚く丈夫な**靱帯**となり，骨同士をしっかりとつなぎ関節を安定させている．さらに，膝関節や手関節では関節軟骨同士の隙間に**半月板**や**関節円板**というクッションが存在し，関節軟骨や靱帯の働きを助けている．また，可動性関節はさまざまな形状をしており，その形状によって可動する方向や範囲が特徴づけられる（図Ⅰ-1-6）．

1）関節軟骨

　なめらかで弾力性のある関節軟骨は，関節運動での潤滑作用と衝撃緩衝作用を担っている．関節軟骨は組織学的には**硝子軟骨**であり，少量の**軟骨細胞**（2％以下）とそれを取り囲む**軟骨基質**（25％），水分（70％）などから構成され，軟骨細胞の形態，軟骨基質の性状から4層に分けられる（図Ⅰ-1-7）．軟骨基質は主に**プロテオグリカン**と**Ⅱ型コラーゲン**からなり，コラーゲンの網目構造の中に高い保水力のあるプロテオグリカンを取り込むことで水分を

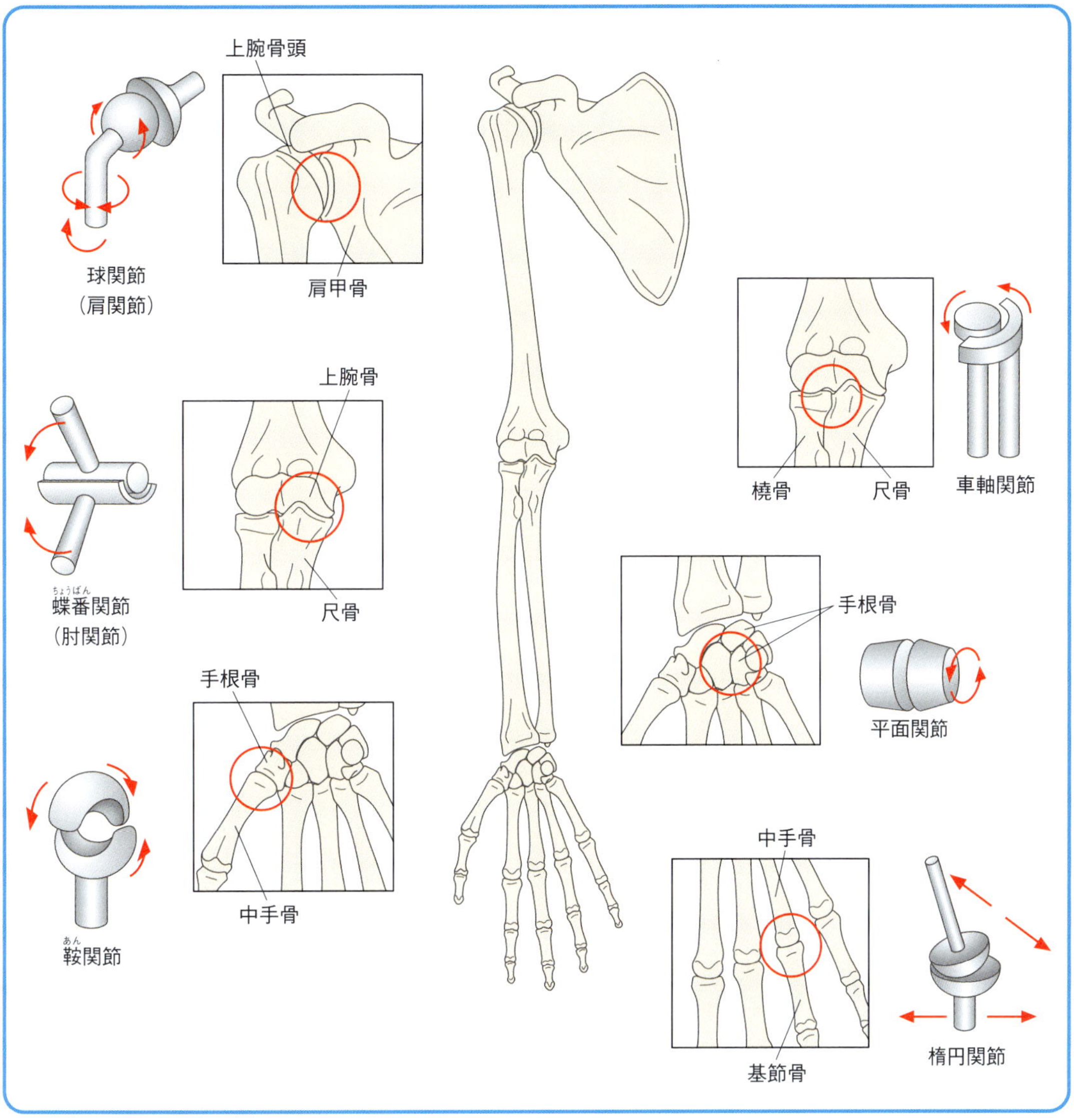

1　運動器の構造と機能　13

図I-1-6　関節の形状と種類
関節にはさまざまな種類があり，その形状によって可動する方向や範囲が異なる．

> **臨床で役立つ知識**　**変形性関節症**
>
> 変形性関節症は加齢や外傷，炎症などにより関節の痛みや腫れを生じ，やがては関節の変形をきたす病気で，主に関節軟骨が障害される．関節軟骨は細胞成分に乏しく，血流もなく自己修復力が少ない．そのため，変形性関節症ではコラーゲンの網目構造が破壊され，プロテオグリカンを失うことで水分の保持もできなくなり，関節破壊は徐々に進行する．

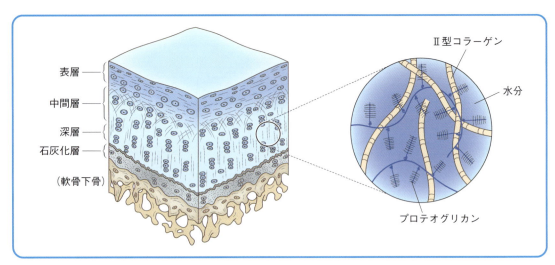

図 I-1-7 関節軟骨と軟骨基質の微細構造
関節軟骨は性状から表層，中間層，深層，石灰化層の4層に分けられる．関節軟骨中の軟骨基質はコラーゲンの網目構造の中に保水力のあるプロテオグリカンを取り込んでいる．

保持し，関節軟骨の特性である潤滑作用や衝撃緩衝作用，高い耐久性をもたらしている．また，成人の関節軟骨には血管や神経，リンパ管はなく，軟骨細胞への栄養は主に関節運動による関節液の浸透により行われている．

2）関節液（滑液）

関節液は滑膜から産生される**ヒアルロン酸**と血液の血漿成分を主成分とした粘稠な液体で，関節軟骨の潤滑作用と栄養供給を担う．

3）半月板，関節円板

膝関節や手関節，肩鎖関節などでは関節軟骨面の隙間を埋めるように線維軟骨でできた半月板や関節円板が存在する．なかでも膝関節には内側と外側に半月板が存在し，荷重分散作用や衝撃緩衝作用，潤滑作用，関節安定作用など関節軟骨や靱帯機能を補助する働きがある．半月板の辺縁部分は血管により栄養されているが，残りの中心部分は関節軟骨と同様に関節液により栄養されているため修復能力は低い．半月板損傷などにより半月板機能が低下すると，関節軟骨に過剰な負荷がかかり，やがては関節軟骨の変性が進行していく．

4）靱帯

靱帯は骨と骨とをつなぎ，関節を安定させる働きをもつ．その厚さは関節や関節内の部位により異なっている．靱帯と関節包は部位によっては一体となっているが，分かれていたり，膝関節のように関節腔内にひも状の靱帯をもつ関節もある．平行に並んだ膠原線維（コラーゲン線維）と線維芽細胞からなり，線維の中には神経終末（受容体）も存在し，痛覚や固有感覚を中枢に伝えている．

> **関節液**
> 正常な関節液は無色透明で粘稠性が高いが，病的な状態では液量の増加，色調の変化，粘稠性の低下などが認められる．関節液が血性であれば血友病や関節内損傷などの関節内出血を疑う．痛風や偽痛風では偏光顕微鏡で尿酸塩結晶やピロリン酸カルシウム結晶が認められる．

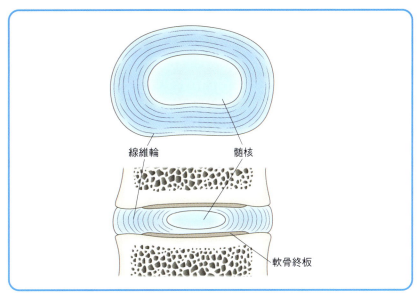

図Ⅰ-1-8　椎間板の構造
椎間板はゲル状の髄核を丈夫な線維輪が取り囲み，軟骨終板で椎体に連結されている．

不動関節

　不動関節は動きの少ない関節で，骨を結合させる組織によってさらに分類される．恥骨結合や仙腸関節などがある椎間板や恥骨結合などは線維性軟骨結合といわれ，骨と骨の間には線維性軟骨が存在し，関節包をもたずに靱帯で強固に結合されている．また，遠位脛腓関節などは靱帯結合といわれ，骨同士が靱帯により直接結合されている．

1）椎間板

　椎間板は脊椎の椎体の間に存在する線維軟骨でできた円板状の組織である．上下の椎体を連結することで，脊椎の支持性と運動性を担い，衝撃や荷重を吸収，緩衝する作用も有している．椎間板は中心部に髄核というゲル状の組織があり，そのまわりを丈夫な線維輪が取り囲み，軟骨終板によって椎体に連結される（**図Ⅰ-1-8**）．椎間板は血行に乏しく，栄養は椎体の血管から軟骨終板を介する拡散により行われているため，他の軟骨組織と同様に修復能力は低い．

3 筋・神経

3-1 筋の構造と機能

A 筋の構造

　骨格に付着し，関節の運動にかかわる筋肉を**骨格筋**（skeletal muscle）という．これは体重の約40%を占める**横紋筋**であり，運動を自らの意志によって可能とする**随意筋**である．関節の運動は，関節を挟んで2点で骨に付着している筋の収縮による．固定された一方の筋付着部を起始といい，もう一方の筋付着部は筋収縮により引き寄せられ，停止という．

1）骨格筋の微細構造

　数百から数千の**筋原線維**が束状に集合し，太さ10〜80μmの**筋線維**（muscle fiber）を形成する．この筋線維は，十数個が束状に集まり筋内膜に包まれ，**筋線維束**を形成する．これがさらに束状に集まり筋膜に包まれたものが骨格筋である（図Ⅰ-1-9）．

　筋原線維は筋収縮に重要な役割を担う**ミオシンフィラメントとアクチンフィラメント**というタンパク質を含んでいる．ミオシンフィラメントとアクチンフィラメントは一部重なり合い平行に配列して筋原線維を構成するため，偏光顕微鏡で暗く見えるA帯と明るく見えるI帯が生じる．A帯は中央に明るい部分があり，H帯と呼ばれている．また，I帯は暗いZ線で区切られ，Z線とZ線の間は**筋節**と呼ばれる（図Ⅰ-1-10）．筋原線維間には多くのミトコンドリアが平行に配列し，**アデノシン5'-三リン酸（ATP）**を産生し

ATP：adenosine 5'-triphosphate

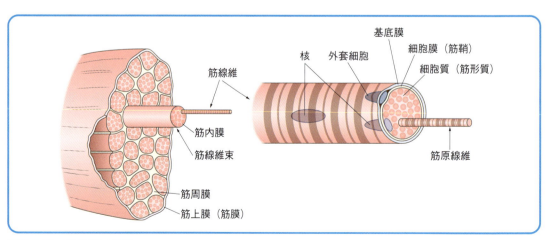

図Ⅰ-1-9　骨格筋の構造

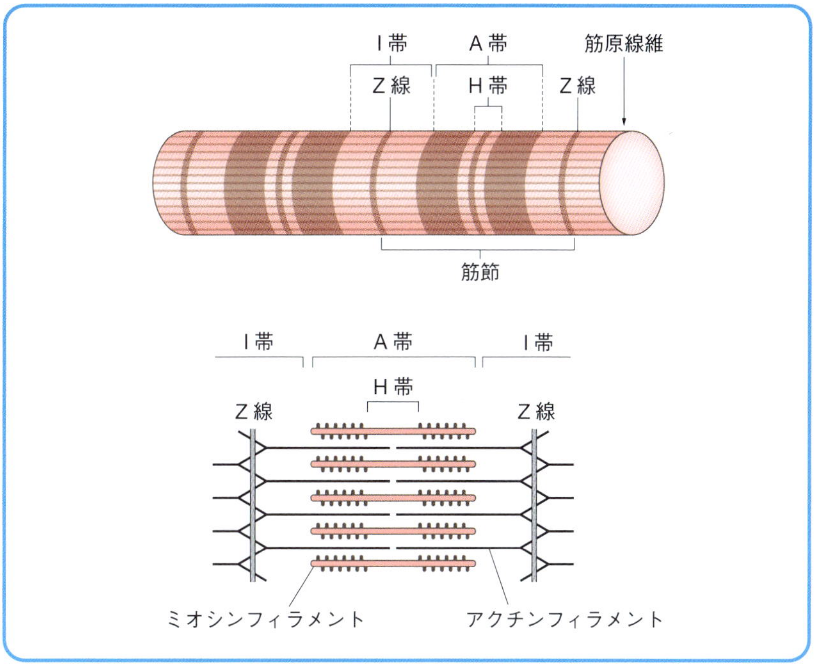

1 運動器の構造と機能 17

図I-1-10 筋原線維の微細構造

ている．また，A帯とI帯の境界部には筋小胞体が存在し，多量のカルシウムイオンを貯蔵している．神経接合部に活動電位が発生すると，このカルシウムイオンが放出され，電気的興奮を筋線維に伝える．

2）速筋線維と遅筋線維

筋線維は形態学的にI型，ⅡA型，ⅡB型に分類される．I型筋線維は，エネルギーを産生するミトコンドリア含有量が高く，毛細血管濃度も大きいために赤黒く見えるので，赤筋（red muscle）と呼ばれる．赤筋はゆっくりとした持続的な収縮を行うため遅筋（slow muscle）とも呼ばれ，姿勢保持などに適している．

ⅡA型，ⅡB型筋線維はミトコンドリアや毛細血管が少なく，白っぽく見えるため，白筋（white muscle）と呼ばれる．白筋は，速く相動的な収縮を行うため，速筋（fast muscle）とも呼ばれ，精巧な運動をするのに適している．ⅡA型筋線維は速筋のなかでもやや持久的な運動の主体を担う筋線維であり，ⅡB型筋線維は瞬発的な運動の主体を担う筋線維である．

B 筋の機能

1）筋の収縮様式

筋収縮により筋力を生じ，関節運動が可能となる．筋収縮の様式には2種

類あり，筋線維の長さを変化させながら一定の張力で短縮する様式を**等張性収縮**（isotonic contraction）といい，物を持ち上げるような通常の関節運動はこの様式による．また，筋線維の長さを一定にして収縮する様式を**等尺性収縮**（isometric contraction）といい，動かせないものを持続的に一定の力で押したり，力こぶを作ったりする筋収縮はこの様式による．

3-2 | 神経の構造と機能

　神経は**中枢神経系**（central nervous system）と**末梢神経系**（peripheral nervous system）に分けられる．中枢神経系は脳と脊髄より構成され，末梢神経系は中枢神経系と末梢の身体組織との間で運動・感覚の情報を伝達している．このように働きのうえからは**運動神経**（motor nerve）と**感覚神経**（sensory nerve）に大別される．

A 脊髄

1）概要
　脊髄は頭蓋内の延髄以下で脊柱管内を通り，通常，第1腰椎と第2腰椎間で**脊髄円錐**となり終わっている．脊髄円錐から尾側には末梢神経である**終糸**と脊髄神経の根が下降しており，**馬尾**と呼ばれている（**図Ⅰ-1-11**）．脊髄は**髄膜**という3層の膜に覆われており，外層は**硬膜**，中層は**くも膜**，内層は**軟膜**である．硬膜の外側は**硬膜外腔**と呼ばれ，血管と脂肪に富んでいる．硬膜とくも膜の間は**硬膜下腔**，くも膜と軟膜の間は**くも膜下腔**と呼ばれている（**図Ⅰ-1-12**）．くも膜下腔には**脳脊髄液**（**CSF**）が存在し，繊細な脊髄を保護するとともに，脊髄の栄養と老廃物の交換の役割を担っている．

CSF：cerebrospinal fluid

2）内部構造
　中央に中心管があり，脊髄実質は内側の細胞成分に富む**灰白質**と，周囲の白質からなる．灰白質には**前角**，**側角**，**後角**が存在する（**図Ⅰ-1-13**）．そのうち，前角は遠心性の運動神経の出力機能を有し，四肢の筋で体幹に近いもの（近位筋）を支配する細胞群は内側に，遠位筋を支配する細胞群は外側に位置する．後角は求心性の感覚神経の入力機能をもっている．白質には3対の柱，すなわち脊髄全長を走る**前索**，**後索**，**側索**がある（**図Ⅰ-1-13**）．各々の索の中の線維束は索路に細分され，刺激の伝導路を担っている．脊髄の前外側溝からは**前根**が出ており，遠心性に運動情報を伝える運動神経である．後外側溝へは**後根**が入り，求心性に感覚情報を伝える感覚神経である．この前根と後根が合わさって脊髄神経が作られる（**図Ⅰ-1-14**）．この脊髄神経を**神経根**と呼び，頚髄から8対，胸髄から12対，腰髄から5対，仙髄から5対，尾髄から1対の合計31対の神経根が分岐している．

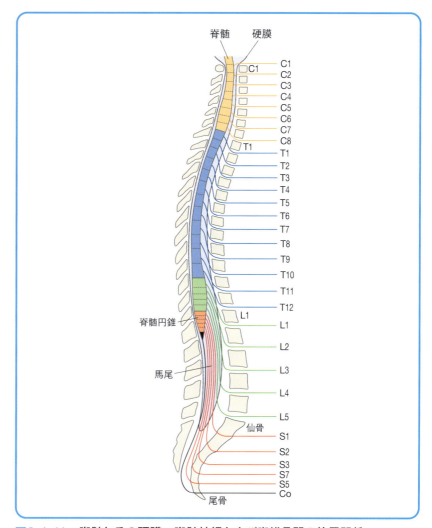

図Ⅰ-1-11 脊髄とその硬膜，脊髄神経および脊椎骨間の位置関係

3) 脊髄伝導路

　随意運動の伝導路である**下行路**と感覚の伝導路である**上行路**，さらに脊髄の諸部分を連絡する**連合神経路**がある．下行路には随意運動の伝導路である**皮質脊髄路**があり，上行路には表在感覚（温度・痛覚）の伝導路である**脊髄視床路**と深部感覚（位置・運動・振動・触圧覚）の伝導路である**後索路**がある（**図Ⅰ-1-15**）．また下行路は，大脳から脳神経や脊髄前角細胞までの上位運動ニューロンと，脊髄前角細胞より発し，直接，筋を支配する下位運動ニューロンに分けられる．上行路における脊髄視床路は，後根神経節から後角に至った線維がニューロンを変え，反対側の**外側脊髄視床路**としてさらに上行する．後索路は，同側の後索を上行し，延髄で交差してさらに上行し，大脳に達する．皮質脊髄路は大部分が延髄で交差し，側索を下行して**外側皮**

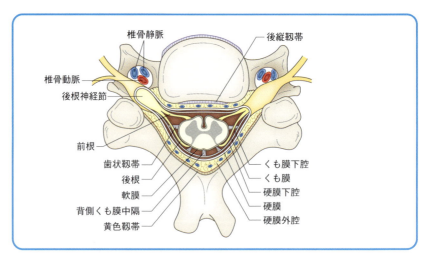

図Ⅰ-1-12 脊椎・脊髄横断面（頚椎部）

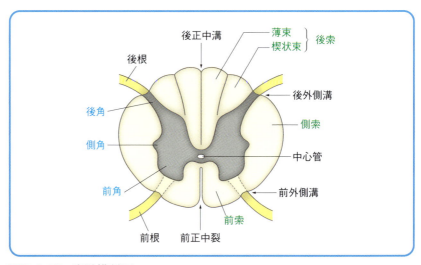

図Ⅰ-1-13 脊髄横断面
緑字は白質，青字は灰白質を示す．

質脊髄路を形成する（図Ⅰ-1-15）．このため，脊髄半分の損傷では，損傷側に運動障害と深部感覚障害が生じ，反対側に温度・痛覚の障害が生じる．これが**脊髄半側障害**（**ブラウン-セカール**［Brown-Séquard］**症候群**）で感覚乖離が起こる理由である．

> **メモ**
> p.154，表Ⅳ-1-3参照．

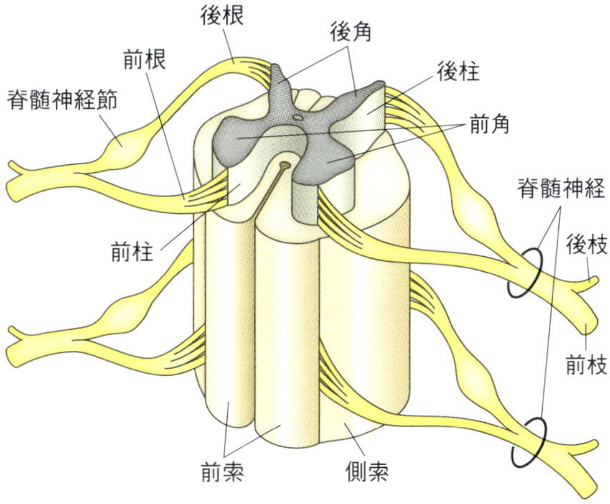

図Ⅰ-1-14　脊髄立体図

B　末梢神経

1) 概要

脊髄から分岐した神経が硬膜外に出たところから終末器官に達するまでを**末梢神経**といい，運動神経，感覚神経，自律神経*（autonomic nerve）により構成される.

2) 内部構造と機能

基本的な構成単位は**ニューロン**と呼ばれる神経細胞からなる. ニューロンは1つの神経細胞体と神経線維からできており，運動神経の細胞体は脊髄前角に，感覚神経の細胞体は脊髄後根神経節に，自律神経の細胞体はC8髄節からL2・3髄節の側角（**図Ⅰ-1-13**）に存在する. これらの神経細胞体と終末器官との間の情報伝達は，神経細胞体から伸びた細い細胞突起である**軸索**が行っている. とくに運動神経の末は，筋線維に神経終末となって終わるが，これらの神経と筋の単位を**神経・筋単位**（neuromuscular unit：**NMU**）と呼び，運動の情報伝達の基本となっている. また，ニューロンの軸索終末は他のニューロンの樹状突起とシナプスを形成し，ニューロン間の情報伝達を行っている. 末梢神経の神経線維は**髄鞘（ミエリン鞘）**と**シュワン**（Schwann）**細胞**の有無で，**有髄神経**と**無髄神経**に分けられる. 髄鞘は一定の感覚で切れ目をもち，これを**ランヴィエ**（Ranvier）**絞輪**と呼ぶ. このランヴィエ絞輪の存在が跳躍伝導*を可能とし，有髄神経の伝導速度は無髄神経よりはるかに速いものとなる（**図Ⅰ-1-16**）. 髄鞘の周囲には結合組織膜があり，これを**神経内膜**という. いくつかの神経線維が集まって**神経束**を形成し，**神経周膜**という結合組織膜で覆われている. さらにそれらの神経束が集まって**神経幹**を

＊自律神経

自律神経は**交感神経**と**副交感神経**から構成される. 交感神経系は胸髄から上部腰髄（T1-L2）に由来し，体を動かす（いわゆる戦闘態勢，闘争態勢などを含む）機能を有する. 副交感神経系は脳神経（Ⅲ，Ⅶ，Ⅸ，Ⅹ）と仙髄（S2-S4）に由来し，消化や恒常性維持の機能を有する. 通常，交感神経と副交感神経は相互に協力して呼吸機能，心・血管機能，消化・分泌機能を調整する.

＊跳躍伝導

有髄神経のみで起こる刺激伝達の様式で，刺激が絶縁体である髄鞘を飛ばし，ランヴィエ絞輪間のみを経由して跳躍的に伝導すること. 無髄神経よりも，刺激の伝達速度が速い.

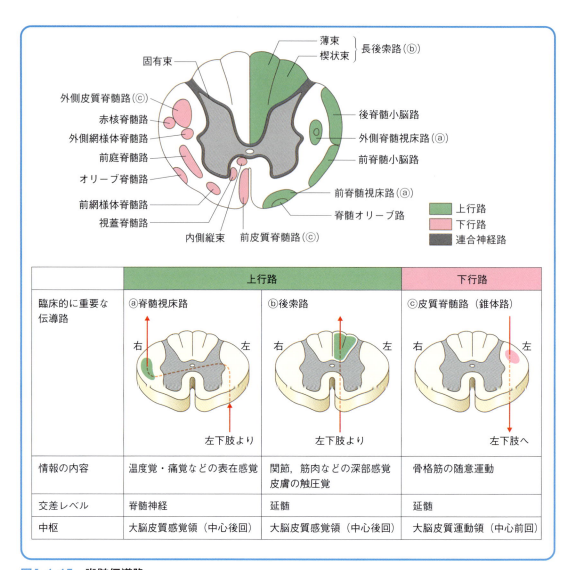

図Ⅰ-1-15 脊髄伝導路

形成し，**神経上膜**という結合組織膜で覆われている（図Ⅰ-1-17）．

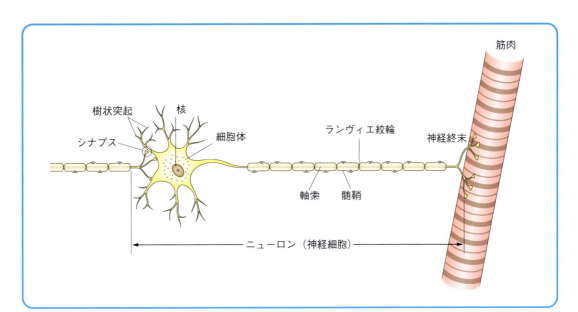

図Ⅰ-1-16　ニューロンの基本構造

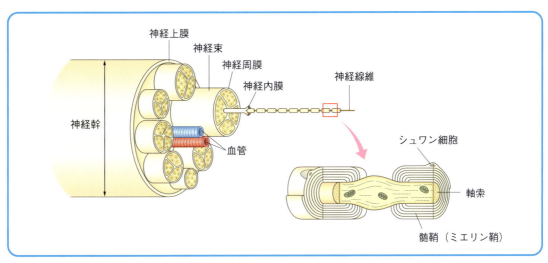

図Ⅰ-1-17　末梢神経の構造

4 腱・靱帯

4-1 腱の構造と機能

A 腱の構造

　腱は，筋肉の収縮において引っぱる力を伝達するための**膠原線維（腱原線維）**と，伸びる力を伝達するための**弾性線維**から構成されている．腱原線維は集合して結合組織で連結され，**腱束**となり，**腱内膜**に覆われ，さらにその表面は腱内膜と連続する**腱上膜**で覆われ腱となる．腱が直線上に走行する場合，周囲は粗な結合組織を含む数層の**腱傍組織**に包まれ，その最内層は**腱間膜**と呼ばれている（図Ⅰ-1-18）．外側の腱傍組織は筋膜と付着しているため動かないが，腱に接している腱傍組織は腱とともに動く．腱は，筋の収縮力を伝達するため，骨や関節に近いところで方向を変える．このような部位では腱周囲の滑液包が発達し，腱上膜と結合して**腱鞘**が存在する．腱鞘は，腱を覆う内層の**滑膜性腱鞘（滑液鞘）**と外層の強靱な**靱帯性腱鞘**の2層構造となっている（図Ⅰ-1-19）．

B 腱の機能

　腱は，筋と骨を結合し，筋の収縮を効率よく骨に伝達する役目を担っている．筋腱移行部では腱が筋組織と強固に結合し，骨への付着部では骨膜の結合組織と強固に癒合し，一部は**貫通線維（シャーピー[Sharpey]線維）**となって骨皮質に付着する．

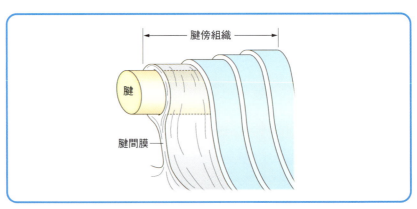

図Ⅰ-1-18　腱と腱傍組織

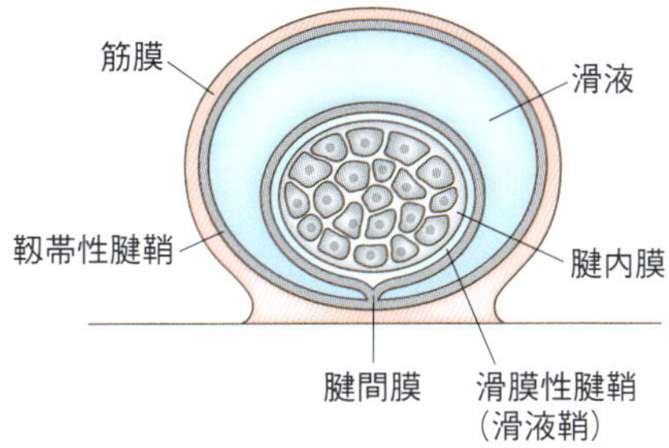

1 運動器の構造と機能 25

筋膜　　　　　　　滑液

靱帯性腱鞘　　　　　腱内膜

腱間膜　　滑膜性腱鞘
　　　　　（滑液鞘）

図I-1-19　腱鞘（横断面）

4-2 靱帯の構造と機能

　靱帯は関節内外で骨と骨を連結し，関節の安定化，制動を行っているが，一定方向の動きは抑制しないため，関節を効率よく運動させるための役割を担っている．組織学的には，腱と同様に膠原線維を主体とした結合組織である．関節運動が活発で負荷が増加すれば強度や剛性が大きくなり，負荷が減少すれば小さくなる．

第Ⅰ章　運動器の基礎知識

2 運動器の障害と症状

1 骨の障害

1-1 骨折

A 発生機転

骨折とは，骨が何らかの原因によって，その解剖学的な骨組織の連続性が断たれた状態をいう．骨折を起こすには，骨が種々の原因で脆弱化しているような特殊な状態を除けば，十分に強い外力が作用することが必要である．骨折は骨に直接外力が加わる直達外力だけでなく，介達外力によっても生じる🖊．運動器疾患のなかで骨折は，最も頻度が高く，外来と入院診療において看護職にとっても重要な疾患の1つである．

> **直達外力と介達外力**
> 転倒して膝をついたときに生じる膝蓋骨骨折は直達外力によるものであり，手をついて倒れたときに生じる上腕骨の骨折は介達外力によるものである．

B 骨折の分類

骨折はさまざまな原因によって起こり，骨折の部位，程度，外力の作用方向，骨折線の走行，骨折部と外界との交通の有無などにより分類される．

原因による骨折の分類（図Ⅰ-2-1）

1）外傷性骨折

正常な骨に強い外力が加わって生じる骨折である．外力には直達外力と介達外力がある．一般的な骨折の原因となっている．

2）病的骨折（図Ⅰ-2-1a）

骨の局所的な病変により骨の強度が低下しているために，通常では骨折を起こすことはないような軽微な外力で生じる骨折である．骨に転移性あるいは原発性腫瘍，骨髄炎などの炎症やその他の病変があるときに起こることが多い．

3）疲労骨折（図Ⅰ-2-1b）

骨の同一部位に通常は骨折を起こさない程度の負荷が繰り返し加わった場合に生じる骨折である．スポーツによる疲労骨折は脛骨に多く，走者骨折（runner's fracture）と呼ばれることもある．中足骨に起こる疲労骨折は，行

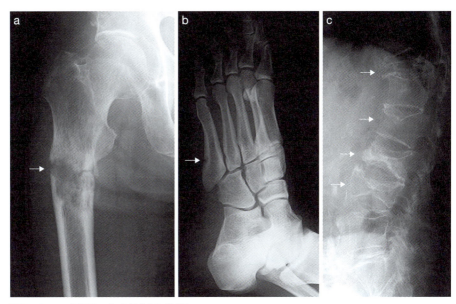

図Ⅰ-2-1　原因による骨折の分類
a：病的骨折（大腿骨），b：疲労骨折（中足骨），c：脆弱性骨折（腰椎）

軍骨折（march fracture）とも呼ぶ．

4）脆弱性骨折（図Ⅰ-2-1c）

骨粗鬆症や骨軟化症のように全身の骨の強度が低下した場合に軽微な外力で生じる骨折である．血液透析，糖尿病や関節リウマチなどの骨代謝に影響する全身疾患をもつ場合も起こりうる．脊椎の椎体，骨盤，大腿骨頸部などに好発する．

部位による骨折の分類（図Ⅰ-2-2）

骨折の部位により骨幹部骨折（図Ⅰ-2-2a），骨幹端部骨折（図Ⅰ-2-2b），骨端部骨折（図Ⅰ-2-2c）に大別され，骨折線が関節内に限局する場合は，関節内骨折（図Ⅰ-2-2d）と呼ぶ．また，骨折に隣接する関節の脱臼を合併すると脱臼骨折（図Ⅰ-2-2e）と呼ばれる．小児の骨端線での骨折は骨端線損傷とも呼ばれ，成長とともに変形が生じやすく，損傷の形態は予後を予測するうえで重要である．

程度による骨折の分類

骨の全周にわたり連続性が断たれたものを完全骨折，連続性が一部保たれていれば不完全骨折（不全骨折）と呼ぶ．不完全骨折には，小児の成長期によくみられ，骨膜が温存されて骨質だけが折れる若木骨折，亀裂骨折，膨隆骨折（竹節骨折）などがある（p.146，図Ⅳ-1-28参照）．

外力の作用方向による骨折の分類（図Ⅰ-2-3）

1）屈曲骨折（図Ⅰ-2-3a）

骨に直達あるいは介達的に屈曲力が加わって生じる骨折である．

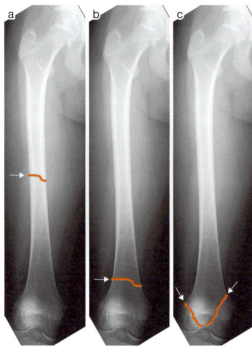
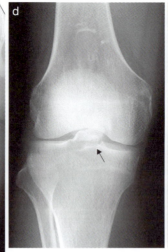
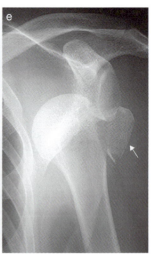

図Ⅰ-2-2 部位による骨折の分類
a：骨幹部骨折（大腿骨），b：骨幹端部骨折（大腿骨），c：骨端部骨折（大腿骨），d：関節内骨折（膝関節），e：脱臼骨折（肩関節）

2）圧迫骨折（図Ⅰ-2-3b）
軸方向に圧迫力が加わり生じる骨折であり，脊椎の椎体骨折が代表である．
3）剪断骨折（図Ⅰ-2-3c）
平行で逆向きの2つの力によって起こる．
4）捻転骨折（図Ⅰ-2-3d）
投球動作や荷重時に大腿骨や下腿骨に強い捻転力が加わった場合などに生じる骨折である．
5）裂離（剥離）骨折（図Ⅰ-2-3e）
筋肉，腱や靱帯付着部に強い力が加わったときに起こる．筋力のある若年者やスポーツ選手に多く，大腿四頭筋の収縮による下前腸骨棘骨折，上腕三頭筋による肘頭骨折などがある．

骨折線の走行による骨折の分類
骨折線の走行により**横骨折**，**斜骨折**，**螺旋骨折**などに分けられる．強い外力が加わると骨折部に多数の骨片が生じ，これを**粉砕骨折**と呼ぶ．

骨折部と外界との交通の有無による骨折の分類
1）皮下骨折（単純骨折）
骨折部で皮膚や軟部組織に損傷がなく，外界と交通がないもの．
2）開放骨折（複雑骨折）
皮膚や軟部組織に損傷があり，骨折部が外界と交通しているもの．感染の

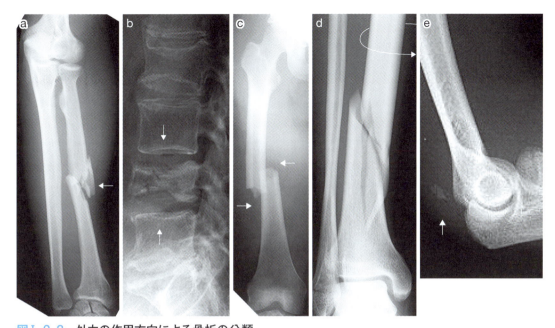

図 I-2-3　外力の作用方向による骨折の分類
a：屈曲骨折（橈骨），b：圧迫骨折（腰椎），c：剪断骨折（大腿骨），d：捻転骨折（脛骨），e：裂離（剥離）骨折（肘関節）

危険性が高く，皮下骨折と治療方針が異なることも少なくない．

C　骨折の治癒過程

　骨折により骨折部を中心に血腫が形成される．血腫内に肉芽組織が形成され，肉芽組織には骨塩の沈着が始まり仮骨が形成される．やがて仮骨によって両骨折端が連結された後，外力の影響で仮骨内の軟骨組織は内軟骨性骨形成により骨組織になる．骨折部にかかる力学的な作用により骨梁の新生と吸収が繰り返されて，強度を有する骨として改変されていく．

D　骨癒合の期間

　種々の四肢骨の骨折の治癒に要する標準的な期間を示した有名なガールト（Gurlt）の表を示す（表 I-2-1）．ただし，これは本来の骨強度を回復するまでの期間ではなく，仮骨が形成されるまでの最短の期間を示すものであり，骨癒合が完成するまでにはさらにもう少し時間が必要である．ある程度の運動負荷に耐えられるようになるには，4〜12週間を要する．
　また，骨癒合期間には，年齢層別に大きな差がある．小児の骨折では，修復機転が早く自家矯正能力に優れている．一方，骨端線損傷の場合は，骨成長帯であるので適切な治療が行われないと二次的変形が生じやすいという特

> **早期リハビリテーション**
> 骨折が起こると患肢の動きは制限され関節拘縮や筋萎縮が始まるため，受傷後なるべく早期にリハビリテーションを開始することが望ましい．リハビリテーションの目標は，早期の関節運動と筋力訓練によって，患者の運動機能を受傷前の状態で維持することである．最近では，早期から積極的な機能回復訓練を始めるため，プレートや髄内釘などによる強固な内固定が行われるようになってきた．

表Ⅰ-2-1 ガールトによる骨の平均癒合日数

- 中手骨……………2週
- 肋骨………………3週
- 鎖骨………………4週
- 前腕骨……………5週
- 上腕骨骨幹部……6週
- 上腕骨頚部………7週
- 脛骨………………7週
- 下腿骨……………8週
- 大腿骨……………8週
- 大腿骨頚部………12週

徴がある．高齢者の骨折では，骨粗鬆症の合併など骨再生能の低下から遷延治癒や偽関節が起こりやすい．骨折の部位として，受傷機転と骨萎縮*の関係から脊椎，大腿骨頚部，上腕骨頚部，橈骨遠位端に好発する傾向がある．

*骨萎縮
骨粗鬆症，骨軟化症，関節リウマチなどでは，全身的あるいは局所的に骨陰影の濃度が減少し，皮質骨が菲薄化するが，この状態を「骨萎縮」という．

E 骨折治癒の異常

1）変形治癒（図Ⅰ-2-4a）

解剖学的な形態と異なった形態で骨癒合が完成した状態である．内反，外反，屈曲などの角状変形，回旋変形，屈曲変形などがある．変形が著しい場合は隣接関節の機能に影響するため，日常生活動作（ADL）に支障をきたす場合は矯正骨切り術などが行われることがある．小児の大腿骨骨折後の屈曲

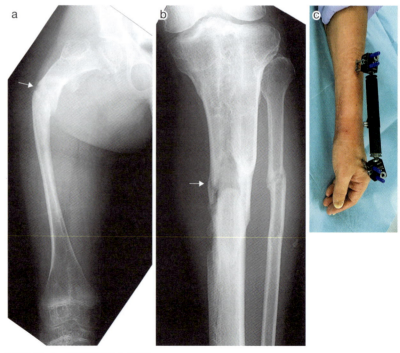

図Ⅰ-2-4 骨折治癒の異常
a：変形治癒（大腿骨），b：偽関節（脛骨），c：創外固定器による固定の様子（手指と手関節）

2 運動器の障害と症状 **31**

変形や上腕骨顆上骨折後の内反肘変形（ないはんちゅう）などがある.

2）遷延治癒

正常の骨癒合期間を過ぎても骨癒合がみられない状態であり，一般的に骨折後3〜4ヵ月経っても骨癒合が得られない場合である．骨折部の癒合過程は残存しており，不十分な整復や固定などの骨癒合の阻害因子を除けば骨癒合は再度進行する．

3）骨癒合不全，偽関節（図Ⅰ-2-4b）

骨折部の骨癒合過程が停止した状態で，一般的に6〜8ヵ月経っても骨癒合が得られない場合である．骨折部は線維組織で置換され，異常可動性を認める．X線像上，骨折端では骨硬化や丸みを帯びた骨萎縮像が認められる．骨癒合不全，偽関節の原因は，不十分な固定，感染や骨欠損などである．一般的な治療としては，硬化あるいは萎縮した骨折端を切除し，十分量の骨移植と強固な固定を行う．

F 骨折の症状

1）全身症状

出血と疼痛によりショックに陥ることがあり，バイタルサイン（意識，呼吸，血圧など）のチェックは重要である．通常，四肢単独の皮下骨折では，ショックに陥ることはまれである．しかし，開放骨折で軟部組織損傷からの外出血が多い場合や，骨盤骨折や大腿骨の骨折では，出血性ショックを起こす危険性が高く，受傷時にショック状態に陥っていない場合でも注意深く全身状態を監視する必要がある．骨折の程度に比して全身状態が悪化する場合には，肝臓，脾臓，腸管などの内臓器損傷や血管，尿管損傷の合併を疑うべきである．

2）局所症状

骨折に伴って看護の視点に示す局所症状が生じる．

G 骨折の診断

受傷機転と局所の症状により完全骨折の診断は比較的容易であるが，必ずしも症状のすべてがそろわない場合もあり注意が必要である．

X線撮影は，骨折の確認と治療方針を決定するうえで不可欠な検査である．局所を中心に上下2関節を含んだ2方向撮影を行うが，骨折がわかりにくい場合には，斜位撮影や特殊な肢位での撮影を追加する．関節内骨折や骨片が小さい場合には，CTが必要なことがあり，とくにMPR（任意断面再構成）（図Ⅰ-2-5a）や3D-CT（図Ⅰ-2-5b）は有用である．小児の骨端線損傷，若木骨折などを見逃さないように注意する．

看護の視点

骨折をアセスメントする際には，以下に示す局所症状を確認する．

①腫脹
骨折部からの出血と炎症による浮腫により腫脹する．一般的に腫脹は受傷直後よりも受傷後24〜72時間頃が最も著しい．

②変形
完全骨折では，骨折片の転位によって患肢の回旋，屈曲，短縮などの種々の変形がみられる．不完全骨折では明らかではない場合が多い．

③疼痛
局所の自発痛および圧痛が起こる．骨折部に一致して著明な圧痛があり，マルゲーニュ（Malgaigne）圧痛という．軸方向に叩打して疼痛を誘発することができ，介達痛という．

④機能障害
運動に必要な力が伝達されず，疼痛も合併するために患肢の自動運動ができなくなり機能障害が生じる．

⑤異常可動性
長管骨の完全骨折では，異常な可動性を認め，他動的に動かしたときに骨折端が擦れ合って生じる音を軋轢音（あつれきおん）と呼ぶ．

MPR：multi planar reformat
3D-CT：three dimensional CT

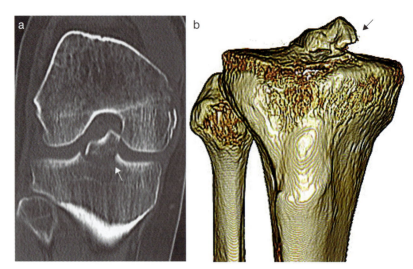

図Ⅰ-2-5　CT所見
a：MPR（膝関節[脛骨]），b：3D-CT（脛骨）

H　骨折の合併症

　受傷早期に発生する**急性期合併症**とその治療経過中に生じる**晩期合併症**とがある．また，局所に起こるものと全身に起こるものとに分かれる．主なものを記載する．

1）皮膚損傷
　骨折片により皮膚の穿孔をきたすと開放骨折となり，細菌感染の危険性が高くなる．

2）血管の損傷
　膝関節周辺の骨折では膝窩動脈，上腕骨骨折では上腕動脈が損傷されることがあり，早急な血行再建が必要となる．

3）神経の損傷
　脊椎の損傷では脊髄や神経根が損傷され，四肢では骨折片による神経の切断や圧迫が起こる．上腕骨骨幹部骨折では橈骨神経麻痺，上腕骨顆上骨折では橈骨神経麻痺，正中神経麻痺，膝関節周辺の骨折では腓骨神経麻痺を起こすことがある．患者の移動や整復操作で二次的な血管や神経の損傷を起こさないことが重要である．

4）コンパートメント症候群
　前腕と下腿では，2本の骨と筋膜により筋群がいくつかに分かれており，それぞれの筋区画を**コンパートメント**と呼ぶ．何らかの原因で内圧が上昇すると，阻血状態になった筋，神経が変性に陥り，この状態を**コンパートメント症候群**と呼ぶ．内圧上昇の原因としては，骨折に伴う深部動脈の不完全閉塞，区画内への出血，筋組織の浮腫などが原因となる．前腕にこれが起こっ

た場合を**フォルクマン**（Volkmann）**拘縮**と呼び，小児の上腕骨顆上骨折に続発することが多い．初期の臨床症候として4P*の症状がみられ，看護師による注意深い観察が早期発見に重要になる．

本症が疑われたらコンパートメントの内圧測定を行い，診断がつけばできるだけ早期に筋膜切開を行う．

5）脂肪塞栓症候群

骨折の合併症のなかで最も重篤なものの1つで，肺，脳，腎臓などの臓器に脂肪による塞栓が生じ，多彩な症状を呈するものである．骨盤骨折や下肢骨折を合併する多発骨折に合併することが多く，死亡率は10〜20％程度といわれている．初発症状は発熱，頻脈であり，前胸部，腋窩や結膜などに点状の出血斑がみられる．胸部X線像で両肺野に特有の吹雪様陰影（snow storm shadow）を認め，聴診上断続性副雑音を聴取する．治療は，酸素療法を主体とした呼吸管理が主体となる．

6）深部静脈血栓症（DVT），肺血栓塞栓症（PTE），静脈血栓塞栓症（VTE）

静脈は四肢において，深筋膜より深い部分を走行する深部静脈，皮下を走行する表在静脈からなり，深部静脈に生じた血栓症をDVTと呼んでいる．骨盤骨折，多発性または粉砕した下肢骨折に合併しやすい．下肢の腫脹・浮腫，発赤，疼痛などがあればDVTを疑う．下肢の深部静脈に生じた血栓が，安静にした後の下肢運動や歩行した際に遊離し，肺動脈に塞栓を起こせばPTEを合併し，致命的となることがある．このようにDVTとPTEは一連の病態であることから，まとめてVTEと呼ぶ．DVTは予防が重要であり，弾性ストッキングの着用や間欠的空気圧迫も有用である（p.99，図II-3-15参照）．

7）阻血性骨壊死

骨折によって栄養血管が損傷されて血行が遮断されると骨折片は壊死に陥る．大腿骨頸部骨折，股関節脱臼，距骨骨折，舟状骨骨折などに起こりやすい．

I 骨折の治療の原則

骨折治療の目的は，骨癒合を得て機能障害なく社会復帰することにある．そのための治療の3原則は，**整復**，**固定**，**リハビリテーション**である．

整復

骨折の整復は受傷後できるだけ早期に行うべきで，時間が経てば軟部組織の出血や腫脹が強くなり整復が困難になる．

1）徒手整復

適切な麻酔法のもと，通常X線透視下に行うことが多い．粗暴な整復操作は神経や血管損傷を引き起こすことがあるので，十分な注意を払う．

---

*コンパートメント症候群の4P
①Pain（強い疼痛）
②Pallor（皮膚の蒼白）
③Paralysis（感覚，運動障害）
④Pulselessness（脈拍の消失）

看護の視点
激しい痛みを伴うため，一刻も早く対処することが重要である．また，続発する後遺症を残さないためにも時間との勝負となる．

DVT：deep vein thrombosis
PTE：pulmonary thromboembolism
VTE：venous thromboembolism

メモ
膝関節伸展位で足関節の背屈を他動的に強制することにより，腓腹部に疼痛を訴える場合（ホーマンズ[Homans]徴候陽性）は，下腿のDVTの可能性を示唆する．

2）牽引による整復

徒手整復が困難な場合，不安定な骨折や小児で徒手整復後に整復位を保持するため，手術療法の前段階としてできるだけ整復位を得るため，などの目的で行われる．絆創膏や包帯を用いて皮膚を介して牽引する**介達牽引**と直接骨に鋼線を刺入し行う**直達牽引**がある．

3）観血的整復

保存的に整復およびその保持が困難な場合には，手術的に骨折部を整復し，多くの場合は内固定を同時に行う．

固定

1）外固定

体外から骨折部位を固定する方法である．

①副子（シーネ）固定

アルミ板，絆創膏，針金でできた副子などによる固定は簡便ではあるが，固定性はよくない．

②ギプス固定

原則として骨折部を含む上下2関節を固定する．ギプスによる神経，血管の直接圧迫に注意する．

> **ギプス固定**
> 前腕骨の骨折に対して，手関節と肘関節を含めて固定する．

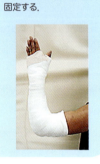

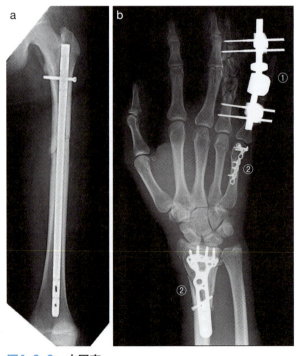

図I-2-6　内固定
a：髄内釘（大腿骨），b：創外固定器（①）（基節骨）とプレート（②）（中手骨と橈骨）

2）内固定（図Ⅰ-2-6）

　手術により体内に固定材を入れて骨折部を連結させ固定する方法である．利点として，解剖学的整復・固定が確実にでき，術後早期から関節運動・筋力訓練などが行えるなどの点がある．一方，欠点としては，手術により感染の危険性があること，一般的に骨癒合が得られれば内固定材料を抜去する必要があることなどがある．内固定材料のほとんどは金属である．内固定材料としては，キルシュナー（Kirschner）鋼線，スクリュー，髄内釘（図Ⅰ-2-6a），プレート（図Ⅰ-2-6b）などがある．

3）創外固定（図Ⅰ-2-6b）

　骨折部から離れた部位にピンを刺入し，体外で連結器を用いて固定する方法である．感染の併発が危惧される開放骨折や高度の粉砕骨折などがよい適応である．

■ リハビリテーション（p.100 参照）

　骨折のリハビリテーションは，早期の機能回復と社会復帰をめざして，受傷後なるべく早く開始することが望ましい．ギプス固定直後から廃用性筋萎縮を予防するために筋肉の等尺性運動を開始する．早期から機能回復訓練を始めるために強固な内固定が積極的に行われるようになった．

1-2 骨髄炎

　骨髄炎は，細菌による骨と骨髄の感染症である．感染経路には，①先行する感染病巣からの血行性感染，②隣接する感染病巣からの直接的な菌の伝播，③開放骨折や手術による直接感染の3つがある．超高齢社会になり，糖尿病，人工透析，薬物療法（ステロイド薬や免疫抑制薬など），放射線療法などによる易感染性宿主の増加に伴い，小児以外での発症も増加しつつある．

■ 急性化膿性骨髄炎

　乳幼児期，学童期での発生が多いが，成長期の長管骨幹端部では，血流が遅くなるため細菌は停留し塞栓を形成して，感染を発症するとされている．感染した創，皮膚病変，扁桃炎や上気道感染などが一次感染巣となっていることが多い．黄色ブドウ球菌が最も一般的な起炎菌である．

1）症状，診断

　発熱などの急性症状で発症し，罹患部の腫脹，発赤，熱感や局所の疼痛がみられる．新生児や乳児では，不機嫌，活動性の低下，患肢の不動（仮性麻痺）などがみられる．

　局所症状と全身の熱発の臨床症状のみで早期診断は可能である．血液検査では急性炎症所見を示し，白血球増多，CRP高値，赤沈の亢進がみられる．単純X線所見では，発症後1週間以内では骨の異常所見は認められない．早期診断にはMRIが有用である．

2）治療

　起炎菌に感受性の高い抗菌薬の静脈内投与，局所の安静と固定を行う．起炎菌が不明のときは，最も頻度が高い黄色ブドウ球菌に対して感受性のある抗菌薬を選択するが，効果がなければ広域スペクトラムの抗菌薬や多剤併用療法を行う．

　保存療法でも軽快しない場合は，骨穿孔を行い排膿させ，病巣搔爬や洗浄を行う．高齢者では易感染性宿主となっていることが多く，基礎疾患の治療を行う必要がある．栄養状態，喫煙の有無，血糖コントロールなどに注意し，患者の状態を改善するように努める．

慢性化膿性骨髄炎

1）病態

　急性化膿性骨髄炎から慢性に移行することが多いが，最初から亜急性や慢性の経過をたどるものがある．成人では開放骨折や骨接合術，人工関節置換術後の感染に生じやすい．局所の急性炎症症状は寛解しているが，長年局所熱感や腫脹を反復し，瘻孔を形成している場合がある．

2）治療

　抗菌薬投与などの保存療法に抵抗することが多く，腐骨摘出術を含む病巣搔爬を行う．その後に骨髄内にチューブを留置し，持続洗浄療法を行うこともある．骨や皮膚の欠損のある場合には，骨移植や創外固定器を用いた骨延長法，皮膚移植などの再建手術が必要である．

もう少しくわしく　慢性化膿性骨髄炎の特殊な型

慢性化膿性骨髄炎の特殊な型としてブローディ（Brodie）骨膿瘍がある．限局型の慢性骨髄炎であり，大腿骨や脛骨で小児期や青年期に好発する．単純X線像は特徴的で，円形ないしは楕円形の空洞を示し，周囲は反応性の骨硬化を伴う例が多く，骨腫瘍との鑑別を要する．

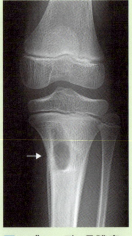

図　ブローディ骨膿瘍（脛骨）

骨髄炎の合併症

　成長期の化膿性骨髄炎では，過成長と成長抑制があり，とくに脚長差が問題となる．関節や軟部組織への影響として，関節拘縮（p.38 参照）や関節強直（p.38 参照）が生じやすく早期治療が重要である．

2 関節の障害

2-1 捻挫と靱帯損傷

A 病態

　外力により関節に生理的範囲を超えた運動が強制されると関節包や靱帯の一部が損傷されるが，関節面相互の適合性が正常に保たれている状態を**捻挫**という．したがって，関節包，腱，靱帯の損傷は軽度で，関節の異常動揺性はない．外力が大きくなると**靱帯損傷**が起き，異常動揺性がみられるようになる．足関節，膝関節などの荷重関節にスポーツ外傷として多発するが，上肢の関節にもみられる．

B 症状

　関節の腫脹と疼痛が主な症状であり，損傷された関節包や靱帯に一致して圧痛がある．受傷機転と同じ強制された方向へのストレスにより疼痛を再現させることができ，その方向への運動が制限される．

C 治療

　局所の安静保持のために，弾性包帯，絆創膏，副子（シーネ），ギプスなどで固定する．靱帯損傷を合併し，異常動揺性を残している場合は，靱帯再建術などの手術を行う．

2-2 脱臼と亜脱臼

A 病態

　関節に外力が加わり，関節面の相互の位置関係が失われているが，なお一部が接触を保っているものを**亜脱臼**，完全に接触を失ったものを**脱臼**とよび，関節面の骨折を伴うものを**脱臼骨折**（p.28，**図 I-2-2e** 参照）と呼ぶ．

B 症状と診断

完全脱臼では，疼痛と運動制限が著しく，本来の関節の輪郭は失われ，患肢は短縮し特有の肢位をとる．他動的に動かすと弾力性のある抵抗を示す．診断は，単純X線像で行うが，診断が困難な場合にはCTを追加する．

C 治療

脱臼はできるだけ早期に麻酔下に徒手整復する．無理な整復操作は，二次的な合併損傷を引き起こすので十分に注意する．整復後はギプスなどで2〜3週間の固定を行う．徒手整復が不能なものでは観血的整復術を行う．

2-3 関節拘縮

関節拘縮とは筋膜，腱，関節包の癒着など関節外にある軟部組織が原因で関節運動が制限された状態をいう．先天性関節拘縮は先天性内反足（p.167参照）が代表的である．後天性関節拘縮は発生原因により以下に分けることができる．

1）皮膚性拘縮

主として熱傷などにより，関節部の皮膚が瘢痕化することによって起こる．

2）結合組織性拘縮

結合組織の異常によって起こる拘縮である．主として小指・環指に起こる手掌腱膜の瘢痕性拘縮で指の屈曲変形を生じるものをデュピュイトラン（Dupuytren）拘縮という（p.58，図Ⅱ-1-9参照）．

3）筋性拘縮

長期間のギプス固定などにより，一定の肢位を長くとった結果，筋組織の萎縮・短縮が起こって，拘縮を生じたものである．

4）神経性拘縮

神経系統に原因があって生じる関節拘縮であり，脳性麻痺などがある．

5）関節性拘縮

関節軟部組織である関節包・靱帯などの炎症・損傷により二次性に起こる．関節周囲の骨折や関節内骨折に生じやすい．骨折近傍の関節を含めて長期間外固定した場合にも拘縮を生じる．

> **良肢位**
>
> 関節の可動域制限をきたした場合，日常生活動作（ADL）において支障の少ない肢位は各関節でほぼ一定している．この肢位を良肢位といい，機能肢位または便宜肢位ともいう（p.109，図Ⅲ-1-3も参照）．

2-4 関節強直

関節の軟骨・骨・関節包・靱帯などの病変により関節運動が著しく制限された状態をいう．関節可動域がまったく消失したものを完全強直，わずかな

がらでも残存するものを不完全強直という.

2-5 動揺関節

靱帯や関節包の弛緩，関節辺縁の関節靱帯の断裂や骨の欠損により起こり，関節が異常な方向に動いたり，正常範囲を超えた可動域を示したりする．肩関節や足関節に発生しやすい.

3 神経の障害

神経は中枢神経系と末梢神経系に分けられるが，機能上は運動神経と感覚神経に大別される．中枢神経系は脳と脊髄に，末梢神経系は体性神経系と自律神経系に分けられる．脊髄損傷と末梢神経損傷については，第Ⅳ章第1節「外傷」の各項で詳述する.

3-1 運動麻痺

運動麻痺はその程度によって，完全麻痺と不完全麻痺に分けられる．完全麻痺では随意運動がまったく不可能であり，不完全麻痺ではある程度可能である.

中枢神経系の損傷では，筋緊張が増強して深部腱反射が亢進し，痙性麻痺*を呈する．末梢神経系の損傷では，筋緊張は低下して腱反射は減弱または消失し，弛緩性麻痺*を呈する.

麻痺の部位によって以下に分類される.

1）単麻痺（monoplegia）

1肢だけの麻痺で脳性麻痺，ポリオや大脳皮質運動野の病変などによって生じる.

2）片麻痺（hemiplegia）

1側の上肢と下肢の麻痺であり，脳血管障害や脳外傷の後遺症に多い.

3）対麻痺（paraplegia）

両下肢の麻痺であり，外傷や疾患による胸髄・腰髄の障害によって起こることが多い.

4）四肢麻痺（tetraplegia）

両上肢と下肢の麻痺であり，外傷や疾患による頚髄の障害によって起こることが多い.

---

*痙性麻痺
中枢神経系の障害によって起こり，筋肉は過度に活動・緊張するとともに，その筋力は低下している．下肢の屈筋群の痙縮が強いと体位変換などの日常生活動作（ADL）に支障をきたす.

*弛緩性麻痺
馬尾神経以下の末梢神経の障害によって起こり，筋肉の活動・緊張は低下・消失している．重度の脊髄損傷により損傷高位以下のすべての脊髄反射が消失した脊髄ショックの時期も弛緩性麻痺を呈する.

3-2 | 感覚障害

感覚には，表在感覚（触覚，痛覚，温度覚），深部感覚（位置覚，深部感覚，振動覚），複合感覚（二点識別覚）がある．

感覚障害は，損傷を受けた神経の支配する皮膚領域に出現する．完全な神経断裂では，**感覚脱失**の状態となる．絞扼性神経障害などの不完全な神経損傷では，**感覚鈍麻**を呈する．

皮膚の感覚障害は隣接する神経による重複支配を受けることが多く，実際の感覚障害部位は解剖学的な支配領域よりも狭くなる．しかし，単独の神経の支配を受ける領域があり，**感覚固有域**と呼ぶが，この領域を理解しておくと末梢神経障害の診断に役立つことがある．正中神経では示指先端，尺骨神経では小指先端，橈骨神経では第1指間部背側，深腓骨神経では第1および第2趾間部背側がそれぞれ感覚固有域である．

3-3 | 自律神経障害

交感神経の障害によって，その支配領域の血管の血流が増大し，皮膚温は上昇するが，発汗はなく乾燥している．慢性化すると皮膚は蒼白となり，皮膚温は低下する．

4 | 筋肉の障害

筋肉そのものの異常による筋力低下や筋萎縮を生じる疾患を**筋疾患（ミオパシー）**と総称する．筋疾患は，筋力低下（多くの場合，近位筋優位），筋萎縮，関節拘縮，変形などを生じ，運動障害や発達障害の原因となる．筋疾患は，多発性筋炎，筋ジストロフィー，筋無力症候群，代謝性ミオパシーなどに大別される．**筋萎縮**には，筋肉を使用しないことによって起こる廃用性筋萎縮，脊髄前角細胞の疾患，神経根あるいは末梢神経に由来する変性型末梢神経麻痺によって生じる神経原性筋萎縮などがある．

RICE 療法

RICE とは, Rest (患部の安静を保ち, 動かさない), Ice (氷などで患部を冷やして出血や腫脹を抑える), Compression (包帯で圧迫して腫脹を抑える), Elevation (患部を心臓より高く挙上して出血を抑える) の頭文字から取った略称である.

臨床で役立つ知識

打撲

外からの鈍的な直達外力によって起こる皮下組織や皮膚などの創を伴わない軟部組織の損傷で, 皮下組織の腫脹, 内出血, 浮腫などを呈する. 四肢, とくに下肢に多く生じ, 骨折との鑑別が重要である. 応急処置として RICE 療法を行う. 通常, 打撲に対しては, 固定は行わず湿布や鎮痛薬の投与で対処する. 四肢の打撲や挫傷で腫脹が著しく強いときは, コンパートメント症候群を併発する危険があるので, 疼痛の推移や感覚, 運動障害の有無を経時的にチェックする.

第Ⅱ章 運動器疾患の診断と治療

44　第Ⅱ章　運動器疾患の診断と治療

1 | 運動器関連症状からの病態診断

1 | 頚・肩・上腕痛

A 病態，考えられる原因・疾患

　頚部痛，肩甲部痛（肩こり），上腕痛といった，頚部から肩甲骨・肩・上腕にかけての疼痛は，日常生活において頻度の高い愁訴*である．

*愁訴
患者の症状の訴え．

B 鑑別，絞り込みの方法

　鑑別診断では，障害部位や病態により頚椎疾患や肩・肘関節疾患などさまざまな疾患が予測され，疼痛の部位や経過，外傷の有無や既往歴などを注意深く聴取する必要がある．頚椎疾患としては，頚椎椎間板ヘルニア（p.208 参照），頚椎症性脊髄症（p.214 参照），頚椎後縦靱帯骨化症（p.216 参照）など，肩関節疾患としては，凍結肩（肩関節周囲炎）（p.52 参照），腱板断裂（p.51 参照）など，肘関節疾患としては，肘部管症候群（p.226 参照），上腕骨外側上顆炎（p.54 参照）などが挙げられる．誘発試験や画像検査，血液検査などにより診断可能となる．

C 対応方法・治療方針

　検査と並行して診断的治療として，頚部神経根症に対する神経根ブロックや，凍結肩（肩関節周囲炎），腱板断裂に対する局所麻酔薬の肩峰下滑液包や肩関節内投与により，症状の変化を確認することもある．頚部痛，上肢痛を主訴とする疾患で緊急対応が必要となる疾患は，頚部神経根および脊髄神経障害による運動麻痺や感覚障害であり，神経障害の原因検索を速やかに進めることが重要である．

2 腰痛，下肢のしびれ・痛み

A 病態，考えられる原因・疾患

　日本人の有訴者率において，男性で第1位，女性で第1位である腰痛は国民病とも言える（厚生労働省「令和4年国民生活基礎調査」）．腰痛の程度によっては日常生活が著しく障害され，その治療は急務となる．また，腰部神経根や馬尾神経に障害が及んだ場合は，下肢のしびれや痛みが出現する．表Ⅱ-1-1 に腰痛をきたす疾患を示す（p.221参照）．

B 鑑別，絞り込みの方法

　鑑別診断は，脊椎由来，神経由来，内臓由来，血管由来，心因性に大別され，誘発試験や画像検査，血液検査などにより診断可能となる．

表Ⅱ-1-1　腰痛をきたす主な疾患

1. 運動器系
- 腰椎椎間板ヘルニア（p.211参照）
- 脊椎外傷（椎体圧迫骨折など）（p.150参照）
- 脊椎腫瘍（原発性・転移性）
- 脊椎感染症（化膿性脊椎炎，結節性脊椎炎など）
- 炎症性疾患（関節リウマチ [p.177参照]，強直性脊椎炎 [p.185参照] など）
- 腰部脊柱管狭窄症（p.218参照）
- 脊椎分離すべり症，脊椎変性すべり症
- 脊柱変形（側弯症・後弯症など）（p.46参照）
- 代謝性骨疾患（骨粗鬆症 [p.185参照]，骨軟化症 [p.190参照] など）
- 脊髄腫瘍，馬尾腫瘍，多発性骨髄腫（p.194参照）
- 脊柱靱帯骨化症
- 筋・筋膜性腰痛

2. 腎・泌尿器系
- 腎結石
- 尿路結石
- 腎盂腎炎

3. 婦人科系
- 子宮内膜症
- 子宮筋腫
- 妊娠

4. 消化器系
- 腹膜炎
- 後腹膜腫瘍
- 腹膜内臓器疾患（胆石，胆囊炎，膵がん，膵炎，胃・十二指腸潰瘍など）

5. 循環器系
- 腹部大動脈瘤
- 解離性大動脈瘤

6. 精神神経系
- うつ病
- 神経症

C 対応方法・治療方針

検査と並行し診断的治療として，腰部神経根症に対する神経根ブロックや椎間板症に対する椎間板ブロックなどを行い，症状の変化を確認することもある．

3 頸部・脊柱の変形と運動制限

A 病態，考えられる原因・疾患

脊柱は解剖学的に，頸椎，胸椎，腰椎および仙椎で構成されている．脊柱は矢状面*において一直線ではなく，頸椎は前弯，胸椎は後弯，腰椎は前弯となっており，生理的弯曲を呈している．冠状面*においては一直線である．脊柱の変形は，本来の脊椎のバランスが外傷や疾患により，歪みをきたした状態である．冠状面において脊柱が曲がっている状態を側弯と呼び，幼少期から高齢者までその病態はさまざまである．側弯を呈する疾患として代表的なものは特発性側弯症であり，いまだ原因が明確にされておらず，思春期の女児に多い（図Ⅱ-1-1a）．また，先天的（生まれつき）に脊椎奇形があり変形をきたす場合を先天性側弯症と呼び，神経線維腫症やマルファン（Mar-

*矢状面
横から見た場合．

*冠状面
正面から見た場合．

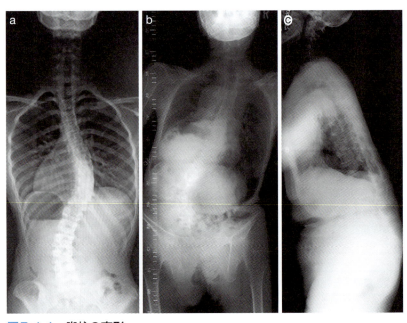

図Ⅱ-1-1　脊柱の変形
a：思春期特発性側弯症，b, c：成人脊柱変形

fan）症候群といった何らかの症候群に伴う側弯を**症候性側弯症**と呼ぶ．近年は，超高齢社会に伴い，加齢による脊椎の支持組織（椎間板や椎間関節）の変性により生じる**成人脊柱変形**も患者数が増加している（**図Ⅱ-1-1b，c**）．こういった脊柱の変形は腰背部痛を生じたりするため，日常生活において運動制限につながってしまうこととなる．また，高齢者においては脊柱変形に伴い前傾姿勢となり前胸部が圧迫され逆流性食道炎（GERD）や便秘といった消化器症状をきたし，食欲低下などから著しくQOLが低下し，全身状態に悪影響を及ぼすこととなる．

GERD：gastroesopha-geal reflux disease

B 鑑別，絞り込みの方法

脊柱変形を呈する原疾患の有無について詳細に問診を行う．また，画像検査にて脊柱変形の程度を正確に把握する．

C 対応方法・治療方針

幼少期の脊柱変形は，胸郭形成不全を呈するため矯正固定術を要する場合もある．

成人期の脊柱変形は，変形に伴う腰背部痛や神経症状の程度に応じて矯正固定術を選択する．

もう少しくわしく　特発性側弯症

特発性とは，原因がわからないこと，を意味し，側弯症のうち80〜85％を占めており，側弯の発現時期により次のように分類される．

①乳幼児側弯症
生下時〜3歳未満．男子に多く，ほとんどが胸椎部左凸の胸腰椎カーブを呈する．自然治癒例が多いが，時に急速な進行をみることがある．

②若年性側弯症
3〜10歳未満．女子にやや多く，右胸椎カーブまたはダブルカーブが多い．一般的に急速な進行を示すものが多い．

③思春期側弯症
10歳〜成長終了期．全症例の70〜80％．約85％が女性で，右胸椎カーブまたは胸腰椎カーブが多い．

4 脊髄麻痺

A 病態，考えられる原因・疾患

神経の障害は運動神経と感覚神経の障害に大別される．

運動神経の障害では**運動麻痺**（p.39 参照）をきたし，随意運動の全部か一部が不能となる．これは，随意運動に直接関与する上位運動ニューロン病変，下位運動ニューロン病変，筋病変のいずれかによる運動障害であり，上位運動ニューロン病変によるものは**中枢性麻痺**と呼び，下位運動ニューロン病変，筋病変によるものは**末梢性麻痺**と呼ばれる．完全麻痺の場合，随意運動は不可能であり，不全麻痺の場合，ある程度の随意運動が可能である．

運動麻痺は部位により分類することが可能である．まず，**単麻痺**は片側の上肢または下肢に限局する麻痺である．**片麻痺**は片側上下肢に限局する麻痺であり，脳外傷や脳血管障害でみられる．**対麻痺**は両下肢の麻痺であり，胸髄から遠位脊髄の病変，もしくは損傷により生じる．**両側麻痺**は，ある体節の両側性対称性にみられる麻痺であり，脳性麻痺でみられる．**四肢麻痺**は両側上下肢の麻痺であり，頚髄の病変もしくは損傷により生じる．

感覚は皮膚感覚と深部感覚に大別される．皮膚感覚は触覚，圧覚，温度覚，痛覚で構成され，神経が障害された場合，障害を受けた神経の支配領域（図Ⅱ-1-2）に**感覚障害**（p.40 参照）が現れる．**完全神経断裂**では感覚脱失，痛覚脱失となり，**不全神経断裂**では感覚鈍麻，痛覚鈍麻となる．深部感覚は，筋肉や腱，関節などからの位置や姿勢にかかわる感覚である．

> **デルマトーム**
> 脊髄の高位レベルごとの皮膚の感覚領域を示した図をデルマトーム（図Ⅱ-1-2）という．

B 鑑別，絞り込みの方法

運動麻痺や感覚障害の部位や程度を正確に聴取することが重要である．次に，画像検査や髄液検査により脊髄障害部位や原因を検索する．

C 対応方法・治療方針

神経圧迫病変がある場合は外科的処置を要する場合もある．しかし，神経障害は不可逆的なことも多く，個々の障害に対するリハビリテーションが重要である．

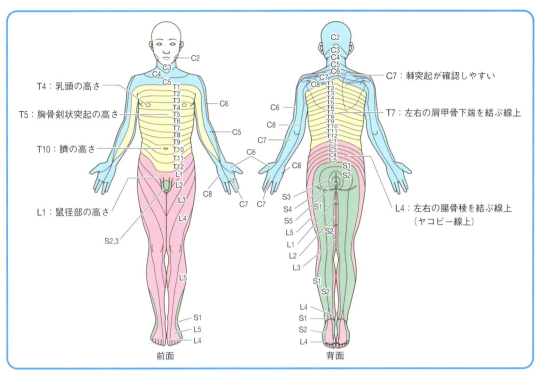

図Ⅱ-1-2　デルマトーム（皮膚分節）
脊髄の感覚神経が支配する特定の皮膚領域を示したもの．支配される領域は，脊髄・脊椎の分節に対応している（p.109, 110 も参照）．
C：頚髄，頚椎，頚神経，T：胸髄，胸椎，胸神経，L：腰髄，腰椎，腰神経，S：仙髄，仙椎，仙骨神経

5　手指のしびれと麻痺

A　病態，考えられる原因・疾患

　手指のしびれが出現した場合は，持続時間やしびれのある部位・範囲，他の部位にしびれはないかをていねいに観察し，外傷の有無や既往歴なども注意深く聴取する必要がある．

　しびれの部位によりある程度疾患が予測される．母指（親指）・示指・中指と環指の母指側半分の掌側だけがしびれている場合は，正中神経の障害と考えられ，**手根管症候群**（p.227 参照）が疑われる．初期や軽症のときは示指・中指のしびれだけのこともあり，注意を要する．小指と環指の小指側半分の掌背側がしびれている場合は，尺骨神経の障害で**肘部管症候群**（p.158 参照）が疑われる．母指・示指・中指の手背側にしびれが出現し，手関節が背屈しにくくなった場合は**橈骨神経麻痺**（p.223 参照）が疑われる．一方，手背・前腕・上腕がしびれている場合や両手がしびれる場合は，頚椎疾患や**胸郭出口**

表Ⅱ-1-2　しびれをきたす主な疾患

1. 神経障害性
　a) 末梢神経系
- 絞扼性神経障害（胸郭出口症候群［p.157 参照］，手根管症候群［p.227 参照］，肘部管症候群［p.158 参照］など）
- 糖尿病性神経障害
- 中毒（薬物，金属，有機溶媒）
- 膠原病（関節リウマチ，SLE など）
- 神経免疫性疾患（ギラン-バレー［Guillain-Barré］症候群など）

　b) 中枢神経系
　　1) 脊髄
- 脊髄の圧迫（椎間板ヘルニア，脊髄腫瘍など）
- 脱髄疾患（多発性硬化症など）
- 脊髄空洞症
- 脊椎感染症（化膿性脊椎炎，結核性脊椎炎など）
- 血管障害（脊髄梗塞）
- ビタミン B_{12} 欠乏症（亜急性脊髄連合変性症）

　　2) 脳
- 脳血管障害
- 脳腫瘍
- 脱髄疾患（多発性硬化症など）

2. 非神経障害性
　a) 循環器系
- 循環障害（閉塞性動脈硬化症，バージャー［Buerger］病）

　b) その他
- 貧血
- 過換気症候群
- 低カルシウム血症（副甲状腺機能低下症など）
- 低マグネシウム血症　など

SLE：全身性エリテマトーデス

症候群（p.157 参照）などが疑われ，片側の上下肢がしびれる場合や上肢のほかに口唇周囲がしびれる場合は，脳血管障害や脳腫瘍などの頭蓋内病変による中枢神経障害によるしびれが疑われ，治療を急ぐ場合があるので注意を要する．

　表Ⅱ-1-2 にしびれをきたす疾患を示す．

B　鑑別，絞り込みの方法

　神経圧迫病変部の有無を画像検査にて検索する．また，末梢神経では神経伝導速度を測定し，神経障害の程度を客観的に評価する．

C　対応方法・治療方針

　神経障害性疼痛治療薬などの薬物投与により保存療法を行う．改善がない場合は，神経学的所見と画像所見が一致する場合，同部の神経圧迫を解除する外科的処置が必要な場合もある．

6 肩の痛みと変形

A 病態，考えられる原因・疾患

肩の痛みを主訴とする疾患として腱板断裂，関節唇損傷，肩峰下インピンジメント症候群，石灰性腱炎，凍結肩などがある．

1）腱板断裂（図Ⅱ-1-3）

加齢による変性や肩峰との衝突（**インピンジメント**），外傷などによって起こる．動作時痛や夜間痛を認めることが多く，上肢挙上や肩関節内外旋筋力の低下を伴うが，臨床症状を呈さない無症候性断裂も多く存在する．

2）関節唇損傷

主にスポーツ障害，とくに**投球障害**などでみられ，動作時に疼痛を生じる．上方関節唇が損傷すると投球のコッキング期（投球方向への移動が開始され，踏み込んだ足が完全に接地するまでの段階）に疼痛を訴える．

3）肩峰下インピンジメント症候群

肩峰の骨棘や上腕骨大結節の変形などによって肩峰下が狭くなり衝突が起こりやすくなる．腱板の1つである棘上筋腱や棘下筋腱は肩峰と上腕骨頭に挟まれており，繰り返し動作により炎症を引き起こすことがある．

4）石灰性腱炎

腱板に石灰が沈着する病態であるが，同部で炎症反応が亢進し，腱内圧が亢進すると強烈な疼痛を生じる．

> **腱板**
> 腱板は肩甲下筋，棘上筋，棘下筋，小円筋より構成され，肩甲骨から上腕骨頭に付着し，肩の挙上に重要である．

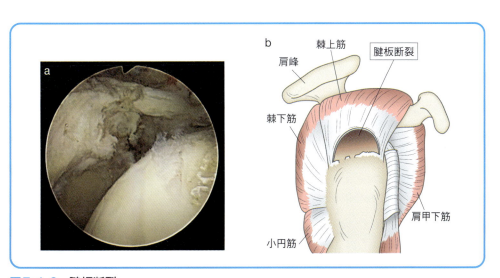

図Ⅱ-1-3　腱板断裂
a：関節鏡像，b：病態（右肩を横から見ている図）

5）肩甲骨高位症（シュプレンゲル［Sprengel］変形）

先天的に肩甲骨が高位にあり，肩関節の運動制限をきたす．

6）凍結肩

病態が明らかな疾患が除外でき，明らかな誘因がなく（一次性），肩関節痛と関節可動域制限（拘縮）をきたす疾患である．炎症期，拘縮期，回復期に分けられ自然治癒することが多い．主に中高年に発症する．

五十肩

古くから40〜50歳くらいに好発する原因不明の肩関節痛を「五十肩」と言ってきた．現在では，さまざまな病態が明らかになってきており，原因の明らかな他の疾患（腱板断裂，石灰沈着性腱板炎，インピンジメント症候群，変形性肩関節症など）を除外した上で原因不明な際に「五十肩」と診断していた．最近になり一次性特発性拘縮肩を「凍結肩」と呼ぶようになり，「五十肩」や「肩関節周囲炎」，「癒着性関節包炎」などはその同義語である．

B 鑑別，絞り込みの方法

肩関節疾患では他動と自動での可動域制限の有無を確認することが診断に有用である．肩関節周囲の炎症が強ければ自動運動での疼痛と可動域制限が必発である．また，肩関節が拘縮すると自動・他動運動共に可動域制限を認める．自動での上肢挙上が困難であるが，他動での可動域制限を認めない症例では腱板断裂や神経障害が疑われる．石灰性腱炎の疼痛は強烈で自動運動がほとんどできず，また石灰沈着部に強い圧痛を認めるのが特徴的である．石灰は単純X線検査や超音波検査で描出することができ，診断は容易である．一般的に肩関節の痛みの原因は軟部組織にあることが多く，診断には超音波やMRI検査が有用である．軽微な関節内損傷の描出や，関節唇損傷ではMR関節造影が有用である．

C 対応方法・治療方針

一般的には，まず保存療法を行う．保存療法には非ステロイド性抗炎症薬（NSAIDs）の内服や外用薬の使用などの薬物療法，ステロイド薬やヒアルロン酸の関節内・滑液包への注入，温熱療法やストレッチ，可動域訓練，筋力強化等の理学療法などがある．疼痛が強い場合には三角巾などで一時的に安静を保つこともあるが，過度の安静は関節拘縮をつくる可能性もあるため，疼痛が軽減した後は速やかに可動域訓練などのリハビリテーションを行う．投球障害による関節唇損傷の症状は，フォームの矯正や上肢・下肢の関節可動域の改善，筋力強化などで改善することが多く，手術に至る例は少ない．石灰性腱炎は症状が強烈であるが，注射針での穿刺・石灰吸引，ステロイド薬の注入が著効する．保存療法に反応しない症例については手術療法を考慮する．

肩関節においても関節鏡視下手術が数多く行われるようになってきており，さまざまな疾患が適応になっている．腱板断裂に対する腱板修復術や，反復性肩関節脱臼に対する関節唇形成術はその一例である（**図Ⅱ-1-4**）．修復しきれない腱板大断裂・広範囲断裂に対しては，大腿筋膜などを用いたパッチ法や上方関節包再建術，棘上筋・棘下筋前進術，リバース型人工肩関節全置換術（**図Ⅱ-1-5**）などで治療する．

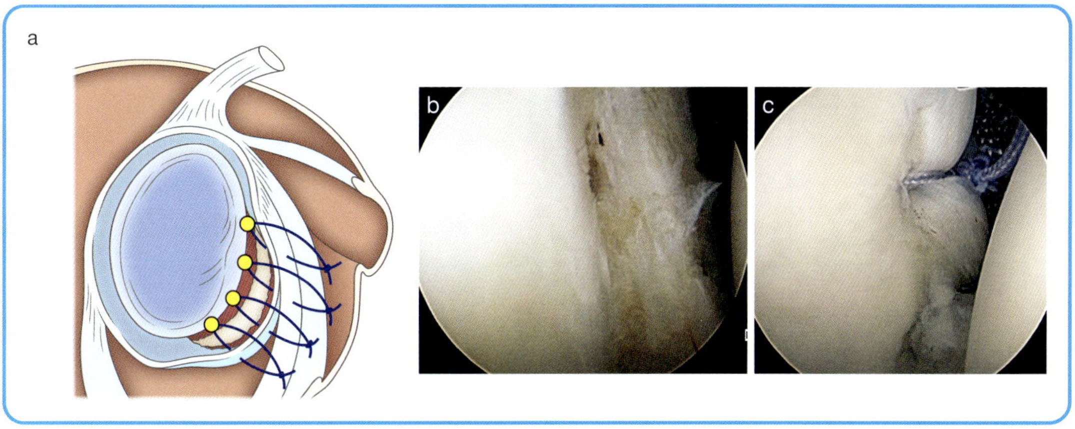

図Ⅱ-1-4　反復性肩関節脱臼に対する関節唇形成術
a：模式図（黄丸はスーチャーアンカー刺入部を示す），b：術前，c：術後

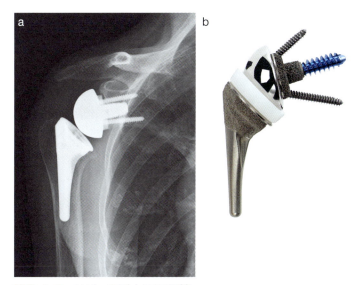

図Ⅱ-1-5　リバース型人工肩関節
a：単純X線像，b：人工肩関節［写真提供：stryker社］

7　肘の痛みと変形

A　病態，考えられる原因・疾患

　小児に特徴的な肘疾患としては肘内障や野球肘がある．**肘内障**は2〜6歳に好発し，急に手を引っぱったり，捻ったりすることで生じる．病態は，輪状靱帯が橈骨頭の近位に移動し，橈骨頭に部分的に乗り上げた状態である（図

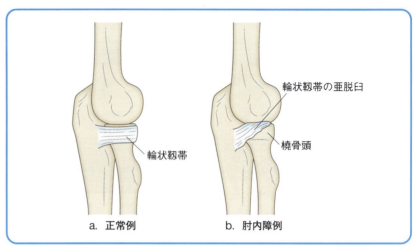

図Ⅱ-1-6　肘内障

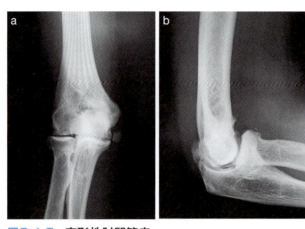

図Ⅱ-1-7　変形性肘関節症
a：正面像，b：側面像

> 野球肘
> 詳しくはp.163参照．

Ⅱ-1-6）．**野球肘**は，とくにピッチャーやキャッチャー歴のある人に発症する．症状の部位により内側型（内側側副靱帯損傷やその牽引による裂離骨折など），外側型（上腕骨小頭離断性骨軟骨炎など），後方型（肘頭疲労骨折など）に分けられる．

　成人以降では上腕骨外側上顆炎（テニス肘）や変形性肘関節症などが挙げられる．**上腕骨外側上顆炎**は短橈側手根伸筋起始部の変性や微小な断裂により，肘外側部に運動時痛をきたす疾患である．とくにタオル絞りや掃き掃除などでの疼痛を訴えることが多い．**変形性肘関節症**（図Ⅱ-1-7）の原因としては，特発性のものもあるが，肘関節内骨折などの外傷や肘関節に加わる過度の負荷によって生じるものが多い．関節の変形により可動域制限をきた

し，骨棘が関節内にはがれ落ち遊離体となることもある．肘関節の変形では内反肘や外反肘があり，上腕骨顆上骨折後の変形治癒により内反肘が生じ，上腕骨外側顆骨折後の偽関節*により外反肘が生じる．

B 鑑別，絞り込みの方法

肘内障は発症機転が明らかなことが多く，骨折などの外傷を否定できれば診断は容易であるが，患側上肢の挙上ができないと訴える患者が多く肩関節疾患と間違えないようにする必要がある．野球肘は投球時の疼痛が主な症状であり，病態の検索には超音波，単純X線，MRI検査が有用である．上腕骨外側上顆炎ではトムセン（Thomsen）テスト*やチェアテスト*，中指伸展テスト*が陽性となる．変形性肘関節症は単純X線検査で診断できるが，詳細な形態検索や遊離体の描出にはCTが有用である．

C 対応方法・治療方針

肘内障は徒手整復により容易に症状が改善する．野球肘は予防と早期発見が重要であるが，治療期間中には投球を禁止することが必要である．治療は各病態に応じて行われる．上腕骨外側上顆炎には安静や負荷をかけないような動作指導，消炎鎮痛薬の投与などの保存療法を行う．上腕骨外側上顆に負荷をかけないようにするベルトやサポーターの使用も有用である．無効例にはステロイド薬局所注射や手術療法が行われる．変形性肘関節症に対しては安静や消炎鎮痛薬などによる対症療法が基本である．関節内遊離体によるロッキング症状が出現する場合は手術により摘出し，可動域制限が高度であれば関節授動術*を行うこともある．

---

8 手関節部の痛みと変形

A 病態，考えられる原因・疾患

手関節部の痛みをきたす疾患は，腱鞘炎などの炎症性疾患，変形性手関節症などの変性疾患などがある．腱鞘炎は，使いすぎによる機械刺激で生じるものが多いが，原因がはっきりしないことも多い．そのほかに関節リウマチによるもの，結核やその他の細菌による化膿性腱鞘滑膜炎などがある．また，長母指外転筋腱と短母指伸筋腱が走行する第1区画での腱鞘炎はドゥケルヴァン（de Quervain）病と呼ばれる（図Ⅱ-1-8）．変形性手関節症は遠位橈尺関節の変形により尺骨突き上げ症候群や伸筋腱断裂を合併することがあ

＊偽関節
骨折部の癒合過程が止まってしまった状態．外側顆の偽関節に伴い，骨端線の発育障害により外反肘になることが多い．

＊トムセンテスト
患者の肘関節を伸展位にして拳を握らせ，手関節を背屈してもらい，検者は患者の手関節を掌屈するように抵抗を加える．

＊チェアテスト
肘・手関節を伸展位にして，前腕を回内位にしたまま椅子を持ち上げさせる．

＊中指伸展テスト
肘・手関節を伸展位，前腕を回内位にして，中指を伸展してもらい，検者は掌屈方向に抵抗を加える．

＊関節授動術
可動域制限の原因となっている骨棘や関節内遊離体の除去，肥厚・硬化した関節包などの切開・切除などを行い，可動域を改善させる．最近では関節鏡視下でも行われる．

腱鞘炎と職業病
美容師やパソコン作業の多い職業などで腱鞘炎は発症しやすく，職業病といえる．

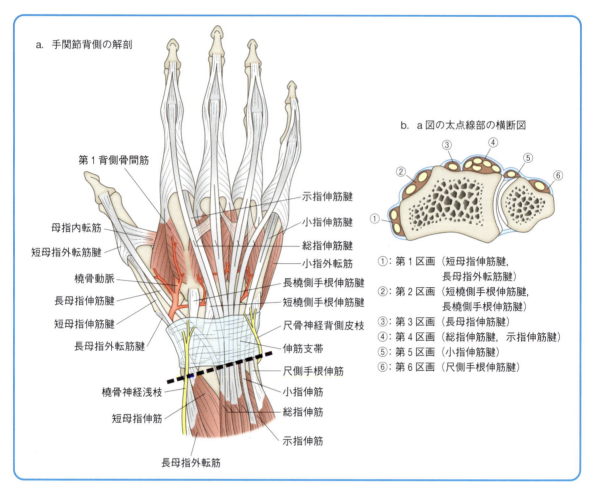

図Ⅱ-1-8 手関節背側のコンパートメント

る．関節リウマチは滑膜炎，腱鞘滑膜炎に伴い，関節変形と関節破壊を生じる．キーンベック（Kienböck）病は月状骨の無腐性壊死であり，原因としては慢性的な外力による栄養血管の途絶と考えられているが明らかになっていない．

B 鑑別，絞り込みの方法

使いすぎによる腱鞘炎は詳細な病歴聴取によりある程度鑑別できる．化膿性腱鞘滑膜炎では強い疼痛や熱感などを伴い，血液検査で著明な炎症所見を認め，関節液の細菌培養検査で確定診断に至る．しかし，結核性では発熱や熱感などの症状に乏しく，疑わないと診断に至らず漫然と対症的に治療されていることもしばしばある．ドゥケルヴァン病は第1区画に一致する疼痛と，アイヒホッフ（Eichhoff）テスト*やフィンケルシュタイン（Finkelstein）テ

*アイヒホッフテスト
母指をその他の指で握った状態で手関節を尺屈する．

1　運動器関連症状からの病態診断

＊フィンケルシュタインテスト

検者が患者の母指を握り，母指を内転し手関節の尺屈を強制する．

スト＊により診断できる．変性疾患については単純 X 線検査で容易に診断できる．キーンベック病も単純 X 線検査で診断できるが，初期では異常所見を認めないこともあり，その場合は MRI が有用である．

C　対応方法・治療方針

CM：carpometacarpal joint
MP：metacapophalangeal joint

　非感染性の腱鞘炎やドゥケルヴァン病には，安静や非ステロイド性抗炎症薬（NSAIDs）の投与による治療が第一選択である．装具を用いて手関節や手根中手関節（CM 関節），中手指節関節（MP 関節）の動きを制限し，安静を保つことも有効である．治療に抵抗する場合にはステロイド薬の局所注射を行う．保存療法が奏効しないドゥケルヴァン病では腱鞘切開術を行う．変形性手関節症では装具などによる保存療法が行われ，無効例では関節固定術や尺骨短縮術などの手術療法が行われる．

9 ｜ 手指の痛みと変形

A　病態，考えられる原因・疾患

＊ばね指

腱鞘の肥大化・狭小化と腱の肥大により，腱の通過障害が生じ，屈伸の際にバチンと引っかかる現象（弾発現象）が起こる．

腱の通過障害 → 一気に屈伸する

　手指の痛みをきたす主な疾患は，腱鞘炎や関節リウマチなどである．屈筋腱腱鞘炎は腱の通過障害が生じるようになると指の屈伸時に弾発現象がみられ，ばね指＊と呼ばれる．関節リウマチは手指の変形をきたす代表的な疾患である．関節リウマチでは近位指節間関節（proximal interphalangeal join：PIP 関節）が過伸展して遠位指節間関節（distal interphalangeal join：DIP 関節）が屈曲する白鳥のくび（swan-neck）変形，PIP 関節が屈曲して DIP 関節が過伸展するボタン穴変形などが生じる（p.178，図Ⅳ-2-6 参照）．また，MP 関節以遠が尺側に偏位する変形もみられる．デュピュイトラン（Dupuytren）拘縮は手掌腱膜の肥厚による指の伸展障害で，環指・小指に発症することが多い（図Ⅱ-1-9）．DIP 関節に生じる変形性関節症はヘバーデン（Heberden）結節と呼ばれ，PIP 関節に生じた変形性関節症はブシャール（Bouchard）結節と呼ばれる．

B　鑑別，絞り込みの方法

　腱鞘炎は患部の可動時痛，圧痛を有する．とくにばね指では MP 関節掌側に腫瘤を触れ，屈伸時に弾発現象を触知することができる．関節リウマチの手指病変は主に MP・PIP 関節に好発し，原則として DIP 関節には生じない．単純 X 線検査では，関節辺縁の骨びらん，関節裂隙狭小化，関節面の破壊な

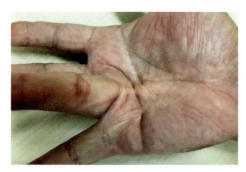

図Ⅱ-1-9　デュプイトラン拘縮

どがみられる．ヘバーデン結節やブシャール結節でも関節裂隙狭小化を認めるが，これらでは骨棘形成を伴うことが特徴的である．

C 対応方法・治療方針

　腱鞘炎の治療としては患指の安静やステロイド薬の腱鞘内注入などを行う．それらを行っても弾発現象を繰り返す場合は腱鞘切開術を行う．関節リウマチによる疼痛では，疼痛治療を行うのが原則である．手指の変形については不可逆的であるため，変形による機能障害が高度な場合には手術療法が考慮される．無効例については腱膜切除を行う．

10 股関節部の疼痛と異常歩行

A 病態，考えられる原因・疾患

FAI：femoroacetabular impingement

*FAI
臼蓋（骨盤の一部）と大腿骨頚部が，それぞれの骨の突出により衝突することで起きる障害．股関節唇損傷や変形性股関節症の原因の1つとなりうる．

*跛行
何らかの障害により正常歩行ができず，片足をひきずったりかばうように歩いたりする歩容のこと．

　股関節部の疼痛が出現する場合，その患者の年齢と発症要因により鑑別疾患が異なる．年齢が幼児から思春期の場合，ペルテス（Perthes）病や大腿骨頭すべり症，単純性股関節炎，化膿性股関節炎を考える．青年期以降では変形性股関節症，特発性大腿骨頭壊死症，関節リウマチを考える．老年期ではさらに，骨粗鬆症による骨の脆弱化が原因となる明らかな外傷のない大腿骨頚部骨折も鑑別する必要がある．また，明らかな外傷があればどの年代でも骨折や脱臼を考えるべきであるほか，スポーツ選手に特有の鼠径部痛（グローインペイン）症候群などもある（とくにサッカー選手に多いといわれている）．また，近年では臼蓋と大腿骨が衝突することで起こる大腿骨寛骨臼インピンジメント（FAI）*の概念も提唱されてきている．

　これら股関節部の疼痛が出現した場合，歩行不能にならないほどの疼痛の場合は跛行*を呈する．荷重した際の疼痛が出現する時間を短くするように

1 運動器関連症状からの病態診断　59

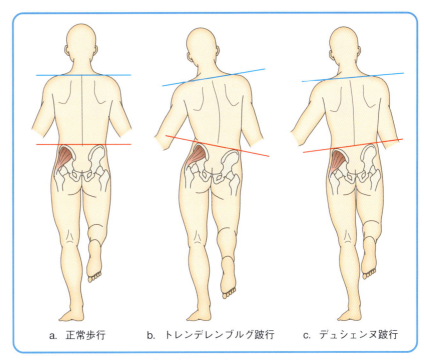

図Ⅱ-1-10　トレンデレンブルグ跛行とデュシェンヌ跛行
a：片脚起立時，股関節外転筋力で骨盤はほぼ水平となり体幹は垂直である．
b：外転筋力不全により遊脚側の骨盤が沈下し，体幹を立脚側に傾けてバランスを取る歩行状態．
c：トレンデレンブルグ跛行が陽性になるような患者において，体幹を立脚側に意図的に傾けることで骨盤沈下を防ぐ歩行状態．

跛行することがあり，これを**逃避跛行**という．そのほか，変形性股関節症などでは，患側の足で荷重した際に骨盤が反対側に傾く**トレンデレンブルグ（Trendelenburg）跛行**や，それを代償しようと体幹が健側へ傾く**デュシェンヌ（Duchenne）跛行**などがみられ（図Ⅱ-1-10），中殿筋や大腿筋膜張筋などの外転筋不全が原因で起こる．また，疼痛が軽度の場合は**随意性跛行**（無意識の際に跛行を呈し，意識すれば普通に歩ける）となることもあり，注意を要する．

B 鑑別，絞り込みの方法

　前述のように年齢，発症要因により，ある程度の疾患を鑑別する．実際の診断には身体所見のほか単純X線，CT，MRI検査を適宜利用する．小児期の股関節炎に関しては，超音波検査や股関節穿刺，血液検査での結果が考慮されやすい．

> **臨床で役立つ知識**
>
> ## 小児の股関節痛，膝関節痛
>
> 小児の股関節痛で比較的多い単純性股関節炎では，股関節痛を訴えることが一般的であるが，まれに股関節炎でも膝関節痛を主訴に病院を受診することがある．膝関節は異常がないと言ってそのまま帰宅させた場合，後日股関節炎が発見され，仮に化膿性関節炎であった場合は治療に難渋し，患者に障害が残る可能性もある．
>
> そのため，われわれ医療従事者は患者の訴えをそのまま鵜呑みにするのではなく，正確な病歴聴取と身体所見の採取が必要になってくるのを忘れてはならない．

C 対応方法・治療方針

いずれにしても疼痛が強い場合は安静が第一で各疾患における治療法に準ずるべきであるが，化膿性股関節炎は緊急的な外科的対応を迫られるため，常に念頭に置いて診断をする必要がある．

11 膝関節部の疼痛と異常歩行

A 病態，考えられる原因・疾患

膝関節部の疼痛が出現する場合，疼痛の強さによって逃避跛行が起こりうる．疼痛は外傷性か非外傷性かによってその原因は異なり，外傷性では膝靱帯損傷（前十字靱帯損傷，後十字靱帯損傷，内側側副靱帯損傷，外側側副靱帯損傷など），半月板損傷，膝蓋骨脱臼などが多い．高エネルギー外傷では，膝関節脱臼がまれに起こることがあり，動脈損傷や神経損傷を高率に合併する．非外傷性では，思春期であればオスグッド-シュラッター（Osgood-Schlatter）病，離断性骨軟骨炎などが多く，青年期以降であれば変形性膝関節症，大腿骨顆部骨壊死，関節リウマチ，痛風発作，ベイカー（Baker）嚢腫などが考えられる．また，小児期においては円板状半月に伴った半月板損傷が誘因なく発生する場合もある．

B 鑑別，絞り込みの方法

前述の外傷性か非外傷性かによりおおよそを判断する．その疾患に特有の圧痛点が股関節と異なり比較的多いことが特徴である（**図Ⅱ-1-11**）．実際の診断には身体所見のほか，単純X線，CT，MRI，血液検査を適宜利用する．

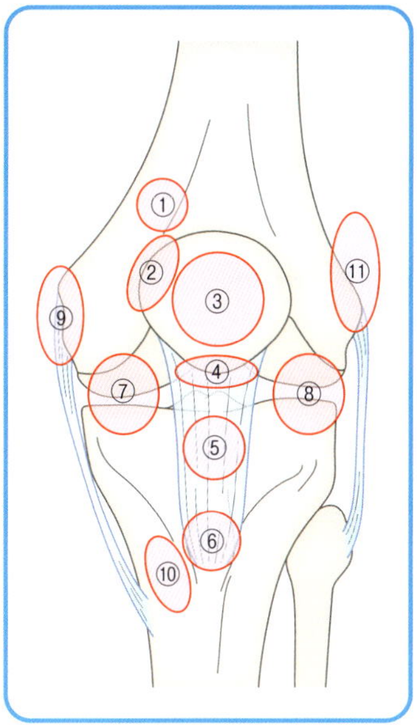

図Ⅱ-1-11　膝関節の圧痛点
①膝外上囊内側：滑膜ひだ障害（タナ障害）
②膝蓋骨内上縁：有痛性二分膝蓋骨
③膝蓋骨中央：膝蓋大腿関節障害
④膝蓋骨下極：膝蓋腱付着部炎，膝蓋骨疲労骨折
⑤膝蓋腱中央：膝蓋腱炎
⑥脛骨粗面：オスグッド-シュラッター病
⑦内側関節裂隙：内側半月板損傷，内側型変形性膝関節症，大腿骨顆部（内顆）骨壊死
⑧外側関節裂隙：外側半月板損傷，外側型変形性膝関節症
⑨大腿骨内顆内側：内側側副靱帯損傷
⑩鵞足部：鵞足炎
⑪大腿骨外顆外側近位：腸脛靱帯炎（ランナー膝）

C　対応方法・治療方針

　疼痛が強い場合は外固定（シーネなど）で関節の可動性を抑え，杖や松葉杖での歩行をさせて膝への負担を軽減させる．また，腫脹や熱感など炎症の徴候があれば，氷囊などでの冷却も効果的である．化膿性膝関節炎の場合は緊急の外科的対応が必要になるが，その他は多くが待機的であり，治療方針は各原疾患によって異なる．

12 | 下腿の痛み

A　病態，考えられる原因・疾患

　下腿部の疼痛を呈する疾患は，その上下の膝関節，足関節に比べ原因疾患は多くはない．**シンスプリント**や**脛骨疲労骨折**はスポーツ選手でとくに多く起こりうる下腿痛である．そのほか，腰部脊柱管狭窄症や腰椎椎間板ヘルニアなどによる**腰部神経根症**，**下腿静脈瘤**，**下腿浮腫**，**蜂窩織炎**で下腿痛を呈することがある．腰部神経根症の種類により，または腓骨頭の圧迫によって起こる**腓骨神経麻痺**では，下垂足により**鶏歩**と呼ばれる足背屈筋歩行を呈することがある．そのほか，症状の強さに応じて逃避跛行を呈することがある．

B 鑑別，絞り込みの方法

　診断では，身体所見において下腿由来か腰部神経根症のような他部位からの関連痛かを判断する．腰部神経根症の場合は，責任高位に応じた領域の疼痛や感覚異常，腱反射異常や筋力低下が起こる．下腿由来の場合はその異常部位に圧痛が存在することが多いので，疾患に応じて単純X線，CT，MRI，血液検査を適宜利用する．

C 対応方法・治療方針

　腰部神経根症で筋力低下，両側例で膀胱直腸障害を呈する場合は，緊急の検査や治療を要するが，その他の場合は緊急を要する疾患は少ない．適宜疾患に応じて治療を進める．

13 足関節部・踵部の疼痛と異常歩行

A 病態，考えられる原因・疾患

　足関節部の疼痛は，外傷の場合はアキレス腱断裂や足関節捻挫に伴う前距腓靱帯損傷，踵腓靱帯損傷，前脛腓靱帯損傷が多い．非外傷性の場合は変形性足関節症，距骨壊死，関節リウマチ，足根洞症候群，腓骨筋腱脱臼などがある．まれであるが，痛風発作でも足関節痛を呈することもある．踵部の疼痛は，非外傷性に伴う場合が多く，アキレス腱付着部症，足底腱膜炎など踵骨に付着する腱付着部の障害による疼痛が多い．そのほか，踵骨の骨端線離開などによって生じるシーヴァー（Sever）病，また，スポーツなどにおける足関節痛で，足関節周囲の骨棘や余剰骨（三角骨障害）などとの衝突による疼痛である足関節前方インピンジメント症候群（AAIS）や足関節後方インピンジメント症候群（PAIS）がある．いずれも疼痛が出た場合は症状の強さに応じて逃避跛行（p.59参照）を呈することがある．

AAIS：anterior ankle impingement syndrome

PAIS：posterior ankle impingement syndrome

B 鑑別，絞り込みの方法

　診断は，身体所見で圧痛部位を詳細に確かめることで鑑別していく．単純X線，CT，MRI，血液検査を適宜利用するが，足関節部や足部の疼痛は身体所見や画像所見で診断がつかないことも多々あり，その際は疑っている疾患の病態を考慮しながら疼痛出現部位に局所麻酔薬の注入を行い，注入後の症状の増減を確認して診断につなげる方法（リドカインブロックテスト）で診

断の補助をすることがある.

C 対応方法・治療方針

開放性脱臼や開放性骨折の場合は緊急で洗浄や整復・縫合などを要するが，その他で緊急を要する疾患は少ない．疼痛が出現した場合，まずはその患部の冷却などの処置を施行後，状況に応じて短下肢シーネ固定を行う．その後，適宜疾患に応じて治療を進める．

14 足・足趾の疼痛

A 病態，考えられる原因・疾患

足部・足趾部の疼痛は，外傷の場合は骨折，脱臼に伴うもの，リスフラン（Lisfranc）靱帯損傷などによるものが多い．非外傷性の場合は，変形に伴う外反母趾，強剛母趾，内反小趾，変形性関節症，骨端症に伴うケーラー（Köhler）病，フライバーグ（Freiberg）病，外脛骨障害，母趾種子骨障害，モートン（Morton）病*などがある．そのほか，陥入爪や胼胝（いわゆる"たこ"）などの皮膚疾患でも疼痛を呈することがある．疼痛が強い場合は，踵部の疼痛は呈しないため足趾を浮かせて踵で歩行する踵歩行を呈することがある．

*モートン病
主に第3・4趾間にみられる足底趾神経の絞扼性障害である．

B 鑑別，絞り込みの方法

足関節部・踵部の疼痛の場合と同じく，圧痛での鑑別とともに，単純X線，CT，MRI検査を適宜利用する．とくにモートン病などでは画像所見で診断がつかない場合も多く，リドカインブロックテストで診断の補助をすることが比較的多い．

C 対応方法・治療方針

開放性脱臼や開放性骨折の場合は，緊急で洗浄や整復・縫合を要する．その他で緊急を要する疾患は少ない．

> **臨床で役立つ知識**
>
> ## 下肢の骨端症
>
> 小児期から思春期にかけて骨の骨端部には成長軟骨が存在し，その骨端部が壊死を起こす病態の総称を骨端症と呼ぶ．骨端部はX線像上透過性が強く黒く抜けて見えやすいため，一見骨折と見間違える可能性があり注意を要する．
> 大腿骨頭に起こるペルテス病，脛骨結節に起こるオスグッド-シュラッター病，足の舟状骨に起こる第1ケーラー病，第2中足骨に起こるフライバーグ病（第2ケーラー病），踵骨に起こるシーヴァー病などがある．
>
>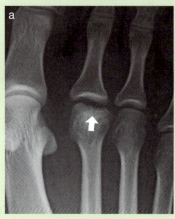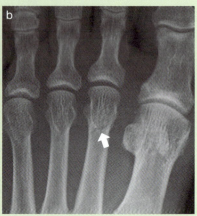
>
> **図　フライバーグ病（a）と第2中足骨骨折（b）**
> aの画像では骨頭の壊死像を確認でき，bの画像では中足骨頸部の骨折線を確認できる．

2 運動器疾患の検査

1 身体検査

運動器疾患の診察し身体所見をとるうえで，四肢などの関節可動域検査と徒手筋力テストは必須である.

1-1 関節可動域検査

ROM：range of motion

関節可動域検査
それぞれの関節の名前を知ることと，関節可動域の正常範囲を知ることが重要である.

関節が動く範囲のことを**関節可動域（ROM）**という. 測定には角度計を用い，角度で表す. 脊柱を含め各関節の正常な可動域は日本整形外科学会および日本リハビリテーション医学会で定められている（**表Ⅱ-2-1，図Ⅱ-2-1**）.

1-2 四肢長

四肢の長さ（**四肢長**）を計測する際は骨の突出した部分を目安に行う. 四肢の長さや周囲径の計測を行うことにより，視診や触診によって観察した左右差が実際にどの程度であるかを客観的に数値で把握することが可能になる. 体幹に対する四肢の長さや左右のバランスは日常生活に少なからず影響する. たとえば，骨折の治癒後などで下肢の長さに左右差が生じると歩行がしづらくなるばかりか，姿勢を保つために関節や筋肉に負荷が生じ，新たな障害につながる可能性がある.

1）上肢長
肩峰から橈骨茎状突起までの距離. 肘関節を伸展させ，前腕回外位で手掌を前方に向け，上肢が体幹に接した状態で測定する.

2）上腕長
肩峰より上腕骨外側上顆までの距離.

3）前腕長
前腕回外位での上腕骨外側上顆と橈骨茎状突起までの距離，または肘頭から尺骨茎状突起までの距離を指す.

第Ⅱ章　運動器疾患の診断と治療

表Ⅱ-2-1　関節可動域検査

部位名	運動方向・参考可動域角度（度）	基本軸	移動軸	測定肢位および注意点	参考図
肩（肩甲帯の動きを含む）	屈曲（前方挙上）0-180 伸展（後方挙上）0-50	肩峰を通る床への垂直線（立位または坐位）	上腕骨	前腕は中間位とする．体幹が動かないように固定する．脊柱が前後屈しないように注意する．	
	外転（側方挙上）0-180 内転 0	肩峰を通る床への垂直線（立位または坐位）	上腕骨	体幹の側屈が起こらないように90度以上になったら前腕を回外することを原則とする．	
	外旋 0-60 内旋 0-80	肘を通る前額面への垂直線	尺骨	上腕を体幹に接して，肘関節を前方に90度に屈曲した肢位で行う．前腕は中間位とする．	
前腕	回内 0-90 回外 0-90	上腕骨	手指を伸展した手掌面	肩の回旋が入らないように肘を90度に屈曲する．	
股	屈曲 0-125 伸展 0-15	体幹と平行な線	大腿骨（大転子と大腿骨外顆の中心を結ぶ線）	骨盤と脊柱を十分に固定する．屈曲は背臥位，膝屈曲位で行う．伸展は腹臥位，膝伸展位で行う．	

（次ページへつづく）

SMD：spina malleolar distance

TMD：trochanter malleolar distance

4）下肢長

　上前腸骨棘から内果までの距離（棘果間距離，SMD），または大転子から外果までの距離（転子果間距離，TMD）を測定する場合がある．

表Ⅱ-2-1 関節可動域検査（つづき）

部位名	運動方向・参考可動域角度(度)	基本軸	移動軸	測定肢位および注意点	参考図
股	外転 0-45 内転 0-20	両側の上前腸骨棘を結ぶ線への垂直線	大腿中央線（上前腸骨棘より膝蓋骨中心を結ぶ線）	背臥位で骨盤を固定する．下肢は外旋しないようにする．内転の場合は，反対側の下肢を屈曲挙上してその下を通して内転させる．	外転 0° 内転
	外旋 0-45 内旋 0-45	膝蓋骨より下ろした垂直線	下腿中央線（膝蓋骨中心より足関節内外果中心を結ぶ線）	背臥位で，股関節と膝関節を90度屈曲位にして行う．骨盤の代償を少なくする．	内旋 0° 外旋

肩，前腕，股の検査例を示す．
［日本リハビリテーション医学会，日本整形外科学会，日本足の外科学会：関節可動域表示ならびに測定法（2022年4月改訂）．［Jpn J Rehabil Med 58：1188-1200, 2021］，［日本足の外科学会雑誌 42：S372-S385, 2021］，［日整会誌 96：75-86, 2022］より許諾を得て転載］

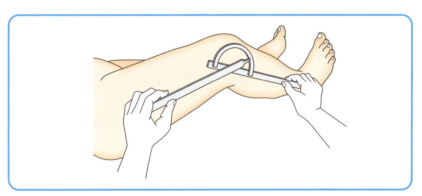

図Ⅱ-2-1　膝関節可動域の測定
角度計は東大式．

5）大腿長
大転子から膝外側関節裂隙（かんせつれつげき）までの距離．

6）下腿長
膝外側関節裂隙から外果までの距離．

第Ⅱ章　運動器疾患の診断と治療

1-3 　四肢の周囲径

1）上腕周囲径

上腕二頭筋筋腹部で最大径の部位.

2）前腕周囲径

前腕の最大の周囲径となる部位.

3）大腿周囲径

膝蓋骨近位端より 10 cm 近位の部位. 小児の場合は膝蓋骨近位端より 5 cm 近位で測定することもある.

4）下腿周囲径

下腿部で最大の周囲径となる部位.

1-4 　徒手筋力テスト

MMT：manual muscle testing

> **徒手筋力テスト**
> 個々の筋肉の名前を知ること, およびテストの意味を理解することが重要である.

個々の筋の筋力が低下しているかどうかを評価する方法として**徒手筋力テスト（MMT）**が世界中で標準的に使用されている. この徒手筋力テストは道具を用いることなく徒手で行うことができるため簡便である. 患者に, ある動きを行うよう力を加えてもらい, 関節の動きをみる. 徒手筋力テストは 0（筋肉の収縮がまったくない）から 5（正常）までの 6 段階で評価する方法である（**表Ⅱ-2-2, Ⅱ-2-3**）. 徒手筋力テストの 4, 5 では検者は反対の方向に力を加えて, 動作をみる. 四肢の場合, 左右差をみると有効なことが多い. たとえば, 前脛骨筋であれば足関節を背屈させる筋肉であるため, 足関節を背屈させ, その際の筋力を測定し左右差をみる.

表Ⅱ-2-2　徒手筋力テストの 6 段階評価

5（正常）	強い抵抗を加えても, なお重力に打ち勝って関節を正常関節可動域いっぱいに動かすことができる
4（優）	ある程度の抵抗を加えても, なお重力に打ち勝って正常関節可動域いっぱいに動かすことができる
3（良）	抵抗を加えなければ, 重力に打ち勝って正常関節可動域いっぱいに動かすことができる. しかし, 抵抗が加わると関節が動かない
2（可）	重力を除けば, 正常関節可動域いっぱいに関節を動かすことができる
1（不可）	視診・触診で筋肉の収縮は認められるが, 関節を動かすことができない
0（ゼロ）	筋肉の収縮がまったく認められない

2 運動器疾患の検査 69

表Ⅱ-2-3 徒手筋力テスト

対象筋	肢位		異常所見と評価
股関節の内転 （股関節の内 転筋群）	●坐位で行う場合 ①患者を坐位にさせて，両膝を閉じ るように動いてもらう ②検者の手を患者の大腿部の内側に 当て，抵抗を加える		内転力が弱い場 合は，内転筋群， 第2〜4腰神経の 障害を疑う
	●仰臥位で行う場合 ①患者を仰臥位にさせて，下肢を開 いた状態から閉じるように動いて もらう ②検者の手を患者の膝関節と距腿関 節の内側に当て，抵抗を加える		
股関節の外転 （中殿筋，小 殿筋）	●坐位で行う場合 ①患者は坐位のままで，両膝を開く ように動いてもらう ②検者の手は患者の大腿部の外側に 当て，抵抗を加える		外転力が弱い場 合は，中殿筋，小 殿筋，第4，5腰 神経，第1仙骨神 経の障害を疑う
	●仰臥位で行う場合 ①患者は仰臥位のままで，下腿をや や開いた状態からさらに開くよう に動いてもらう ②検者の手は患者の膝関節と距腿関 節の外側に当て，抵抗を加える		前ページ，坐位で 行う場合と同じ

（次ページへつづく）

表Ⅱ-2-3　徒手筋力テスト（つづき）

対象筋	肢位	異常所見と評価
足の背屈 （下腿伸筋群）	①患者を坐位のまま，床に両足底をつかせる ②検者の手を患者の足背に当て，患者に抵抗するように動かしてもらう ③検者も抵抗を加える	背屈力が弱い場合は，下腿伸筋群，第4，5腰神経の障害が疑われる
足の底屈 （腓腹筋）	①患者に両足を床から浮かせてもらう ②検者の手を患者の足底に当て，検者の手に抵抗するように動かしてもらう ③検者も抵抗を加える	底屈力が弱い場合は，下腿屈筋群，腓骨筋群，第4，5腰神経の障害を疑う

股関節および足のテスト例を示す．
［大久保暢子：ヘルスアセスメント．看護学テキスト NiCE 基礎看護技術，第3版（香春知永，齋藤やよい編），南江堂，p.156-159，2018 より引用］

1-5 | 神経学的検査

　神経学的検査では，徒手筋力テスト，感覚検査，腱反射（深部腱反射，病的反射），種々の誘発テストから体幹や四肢に生じた感覚障害や運動障害の障害高位を決定し，単純 X 線，MRI，筋電図検査など補助診断法にて確認し，原因と治療法，予後の判定を行う．

2 画像検査

　運動器疾患の主要な画像検査として，単純X線，CT，MRI，超音波検査が挙げられる．検査法の特性や，疑われる疾患やその部位などに応じて検査法が選択される．MRI検査はその検査環境の特性から検査制約が比較的多く，これに対する理解が必要である．運動器疾患の画像検査の概要および検査の注意点を解説する．

2-1 単純X線検査

　単純X線検査は，骨・関節疾患の画像検査では最初に行われることが多い，X線を使用した基本的検査である．**レントゲン検査**ともいわれる．骨折，骨腫瘍，骨系統疾患，炎症性疾患の多くはその異常をとらえることができ，第一選択の検査法となることが多い．1方向のみの撮影では病変を立体的に把握することができないため，最低2方向以上の撮影が一般的だが，部位によってはさらに多方向の撮影を施行する．靱帯損傷や偽関節の場合など，力学的な負荷下での撮影も比較的容易でしばしば行われる．骨折が疑われる際には，部位や転位・変形の有無などを観察し，外傷，あるいは病的骨折・疲労骨折・脆弱性骨折などの他の発生原因を示唆する情報の有無を観察する（図Ⅱ-2-2）．良性骨腫瘍では，部位・年齢，および単純X線所見から大半の病変診断が可能である．

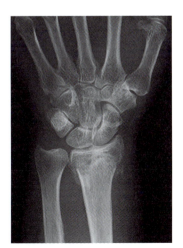

図Ⅱ-2-2　単純X線検査
左手関節像．65歳女性．転倒による橈骨遠位端骨折．

> **臨床で役立つ知識　医療被曝（患者被曝）を伴う検査に関する注意事項**
>
> X線被曝のある検査に際しては，不要な生殖腺への被曝を避けることや，小児・妊婦の被曝についての配慮が必要である．小児は成人と比較して被曝の影響が大きく，撮影時の体位保持などについて患者の協力を得られにくい．また，X線被曝を生じる検査では妊娠の有無について事前に確認せずに検査することはあってはならない．ただし，一般診療での1回のX線被曝のリスクは極めて小さいものであり，患者や家族の不安や疑問に対しては十分な説明を行い，これを理解したうえで施行することが必要となる．

2-2　MRI検査

MRI：magnetic resonance imaging

NMR：nuclear magnetic resonance

核磁気共鳴画像（**MRI**）**検査**は，核磁気共鳴現象（NMR）を用いた画像検査である．体内からのNMR信号に位置情報を与えることで身体の断面像を得ることができる．運動器疾患の検査において，骨・軟部組織の評価全般において，後述するCTよりも優れた検査である．骨組織については，X線やCTで異常がとらえられない段階の骨髄の異常を鋭敏にとらえることができる．CT検査の弱点ともいえる脊柱管内の病変の評価，靱帯・腱の損傷評価にも有用である（図Ⅱ-2-3）．軟部組織の腫瘍や炎症性疾患の内部性状や拡がりを診断するためにも欠かせない検査であり，造影剤を用いた検査ではこれらの情報をより詳細に観察可能である．被曝のない利点があるが，常に強

*T1強調像・T2強調像
T1強調像では脂肪や濃度の高い液体，造影増強効果が高信号（＝白）に，T2強調像では出血や石灰化などが低信号（＝黒）になる．組織の性状を推測することに利用される．

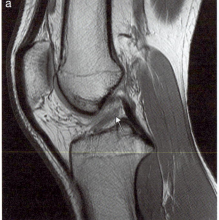 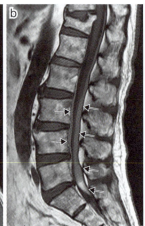

図Ⅱ-2-3　MRI検査
a：膝関節MR矢状断T2強調像*．20歳男性．前十字靱帯断裂．前十字靱帯は信号上昇し，連続性が不明瞭になっている（矢印）．
b：腰椎MR矢状断T1強調像*．76歳男性．外傷性硬膜下血腫．脳脊髄液はT1強調像で低信号であり，これを含む硬膜嚢の周囲にやや信号の高い血腫が拡がっている（矢印）．

表Ⅱ-2-4 MRI検査における禁忌および注意事項

1. 禁忌
- 非MRI対応心臓ペースメーカー
- 人工内耳，神経刺激装置などの非MRI対応埋め込み式電子機器
- 義眼などの磁性金属
- 静止の保てない状態

2. 検査を施行できないことがある場合
- MRI対応ペースメーカー・埋め込み式電子機器（確認不可能な場合）
- 閉所恐怖症
- 眉墨，アイシャドウ，カラーコンタクト，入れ墨，重要臓器近傍の金属片
- 歯科磁性アタッチメントなどの磁性体
- 人工関節，骨折後金属プレート（磁性体であれば手術直後は避ける）
- 脳動脈瘤クリッピング術後などの体内磁性金属（非磁性体の材質で検査可能である場合も多いが，材質確認が不可能な場合）

い静磁場が発生している特殊環境で行う検査であることによる検査禁忌や制約が欠点である．施設ごとにその検査制約に対する事前の確認が必要である（**表Ⅱ-2-4**）．MRI検査室には医療用酸素ボンベなどの磁性体の持ち込みをしてはならない．磁性体がガントリに引き込まれることによる死亡事故が発生している．

2-3 PET検査

PET：positron emission tomography

核医学検査の1つである **PET検査** は，そのほとんどが ^{18}F-FDG（フルオロデオキシグルコース）を利用している．PET画像と位置情報を詳細に示すCT画像を融合させてPET/CT検査としても利用されている（**図Ⅱ-2-4**）．体内でグルコースの動態を示す放射性医薬品であり，この薬剤の分布から得られる放射能を画像化することで，グルコース代謝の亢進した部位を明らかにする．悪性腫瘍の拡がりの診断や治療効果判定，炎症性疾患などに対して

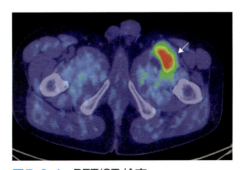

図Ⅱ-2-4 PET/CT検査
34歳男性．滑膜肉腫による下腿切断後．左大腿の再発病変とこれに一致する ^{18}F-FDG集積を認める（矢印）．

利用されている．4〜5時間の絶食や，検査前の安静を必要とする．

2-4 CT 検査

CT：computed tomography

CT検査は，単純X線検査と同様にX線を利用した検査である．撮影範囲のあらゆる部位のX線透過性をコンピューターで算出し画像化する．最近普及しているマルチスライスCTでは高精細の画像データを得ることができ，任意方向の画像再構成や三次元的画像表示が可能である（3D-CT）．この特徴を生かして，骨の重なりの多い部位の詳細な観察や，複雑な骨折の状態把握に利用されることが多い（**図Ⅱ-2-5a**）．CTデータを利用したナビゲーション手術も普及している．単純X線像と比較すると多くの情報を含むが，患者の被曝は一般的に増加する．MRIと比較して石灰化の描出に優れ，病変の鑑別に有用な情報を提供できる（**図Ⅱ-2-5b**）．悪性骨・軟部腫瘍例では病変の質的評価・転移の全身検索や経過観察に使用されるほか，術前に障害となりうる脈管の評価，合併症の評価などを目的として，造影剤を用いる検査も併せて広く利用されている（**図Ⅱ-2-5c**）．

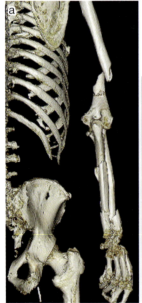
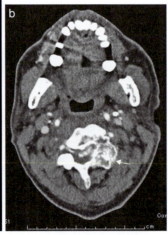
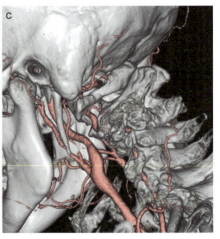

図Ⅱ-2-5　CT 検査
a：右上腕 CT VR (volume rendering) 像．77歳男性．外傷による上肢（上腕骨遠位部，尺骨2ヵ所，橈骨遠位部）の骨折．一度の撮影で，広範囲の骨折やこれに伴う骨片の位置関係を，詳細かつ多方向から観察することが可能である．
b, c：頸椎造影 CT 像．59歳男性．頸椎 C3 の転移性骨腫瘍（矢印）に対する術前検査所見．造影剤を使用し，病変の位置・進展範囲を明らかにし (b)，手術時に関与しうる近傍の血管の分布も明らかにできる (c)．

> **臨床で役立つ知識** **CT や MRI の造影検査における注意事項**
>
> CT ではヨード造影剤，MRI ではガドリニウム造影剤を経静脈的に使用することがほとんどである．造影剤使用下の撮影により血管や病変の血流情報から診療方針に有用な情報を得ることができる場合には検査適応がある．しかし，造影剤使用のリスクも少なからず存在し，事前のチェックが必要である．極めて少ない確率であるが，アナフィラキシーなどの重篤な副作用を生じる場合がある．造影剤の副作用は大半が即時的反応であるが，遅発性の副作用を生じる場合もある．検査に対しては患者の十分な理解と文書による同意が必要である．
>
> **事前のチェック項目**
> ・造影剤副作用歴
> ・腎機能（通常血液検査による）
> ・その他の禁忌事項の有無
>
> **表　CT/MRI 検査時の造影剤使用に関する注意事項**
>
> | CT 造影剤（ヨード造影剤）が禁忌となる場合 | MRI 造影剤（ガドリニウム造影剤）が禁忌となる場合 |
> | --- | --- |
> | ●ヨードまたはヨード造影剤に過敏症（アナフィラキシー反応）の既往
●ビグアナイド系経口血糖降下薬との併用，など | ●ガドリニウム造影剤に過敏症の既往
●気管支喘息
●重篤な腎障害
●人工透析導入後，など |
> | **CT および MRI 造影剤のいずれもが原則禁忌となる場合** | |
> | ●一般状態の極度の低下
●気管支喘息
●褐色細胞腫，多発性骨髄腫
●重篤な肝障害・腎障害，など | |

2-5　超音波検査

超音波（ultrasonography）**検査**は X 線被曝がなく，生体の超音波検査に使用される程度の超音波はエネルギーが低いため，検査リスクは極めて低い低侵襲な検査である．分解能に優れ，リアルタイムの画像観察が可能である．患者体位を動かしながら観察することで，動態を評価可能である．検査機器を簡便に移動することも可能で，ベッドサイドでの観察や手術時の使用・観察も容易である．観察対象領域は他の検査と比較して限られるが，軟部組織の構造評価において詳細な情報を得ることができる（**図Ⅱ-2-6**）．また，ドップラーモードを使用すると，血流もリアルタイムに知ることができ，整形外科診療において不可欠な検査のひとつになってきている．

2-6　関節造影検査

関節造影検査は関節を穿刺して造影剤や空気を注入し，単純 X 線や CT ないしは MRI の撮影を行う検査である．造影剤を注入しない検査と比較して関

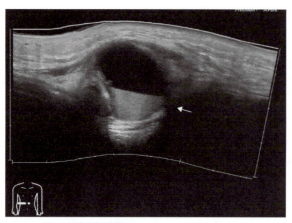

図Ⅱ-2-6　超音波検査
60歳代女性．全身性エリテマトーデス（SLE）に合併した特発性腹直筋断裂．損傷部における血腫による液体形成が観察される（矢印）．
[写真提供：北海道大学，神島 保先生]

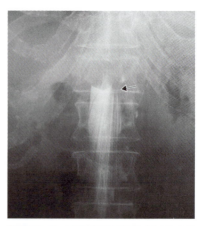

図Ⅱ-2-7　脊髄造影検査（ミエログラフィー）
正面像．60歳代女性．第12胸椎レベルに，硬膜内髄外腫瘍と注入された造影剤との境界が描出されている（矢印）．

節腔が拡大することや，造影剤が関節腔から漏出する様子を観察することができる．関節腔の形状や拡がり，関節面の不整，近接する靱帯の損傷を詳細に観察する目的で施行される．副作用の頻度は低いが，静脈注射と同様の造影剤への反応や感染のリスクがある．

2-7　脊髄造影検査（ミエログラフィー）

脊髄造影検査（ミエログラフィー）は，脊髄腔の通過障害や占拠性病変が疑われる場合に，脊髄腔に直接造影剤を注入して単純X線やCTなどの撮影を行い，脊髄腔の形状・交通性の詳細を確認する検査である（図Ⅱ-2-7）．とくに体位を変換した場合の脊髄腔の形態変化をとらえやすくなる．通常の静脈用造影剤とは異なる神経組織への影響の少ない特殊なヨード造影剤が用いられる．鋭敏な神経組織への影響を考慮して，造影剤の選択には注意が必要である．

> **看護の視点**
> 頭蓋内に造影剤が流入することによる副作用（けいれん発作）防止のため，検査中から検査後約1日程度患者の頭部を10〜15度挙上して安静を保つ必要がある（p.114参照）．

2-8　血管造影検査

血管造影検査は，鼠径部などの動静脈から目的とする血管に直接カテーテルを挿入して造影剤を注入し，X線コントラストをつけて撮影する検査である（図Ⅱ-2-8）．ガイドワイヤーとの組み合わせで必要な位置にカテーテルの先端を進める．現在ではCTやMRIの発達により，診断目的での血管造影は減少している．外科的切除を前に多量の術中出血が予想される腫瘍性病変

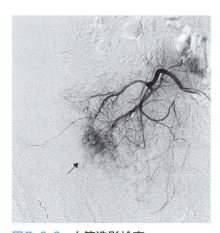

図Ⅱ-2-8 血管造影検査
20歳代男性．右腸骨の悪性骨腫瘍の外科的切除前に出血低減目的に血管塞栓術が施行された．腰動脈造影にて腫瘍の一部の造影効果が認められる（矢印）．

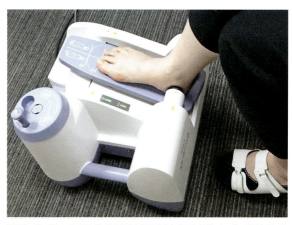

図Ⅱ-2-9 定量的超音波測定法（QUS）による踵骨の骨密度測定

に対し出血量を減少させる目的や，出血の治療として血管塞栓術などに利用されている．

3 骨密度検査（図Ⅱ-2-9）

DXA：dual-energy X-ray absorptiometry
MD：microdensitometry
QCT：quantitative CT
QUS：quantitative ultrasound

骨密度検査は骨粗鬆症の診断に用いられる．測定方法は，X線撮影を用いた正確性の高い二重X線吸収法［DXA（デキサ）］や，中手骨を撮影する簡便なMD法，CTを用いた定量的CT測定法（QCT），超音波を用いた定量的超音波測定法（QUS）などがある．正確性や簡便性などに特徴があり，基準値がそれぞれ異なることに注意を要する．骨密度の主な測定部位は腰椎，大腿骨頚部，中手骨，橈骨，踵骨であるが，骨粗鬆症の診断には腰椎骨密度測定が原則とされている．そのため，DXAを用いた腰椎骨密度測定が一般的に行われ，大腿骨頚部のDXAも併用される．QUSはDXAに比べ正確性は落ちるが，X線による被曝がないため妊婦に対しても使用可能である．持ち運び可能な機種が多く，健診の際によく用いられる．

4 電気生理学的検査

4-1 筋電図検査（図Ⅱ-2-10）

筋電図検査とは，運動単位（脊髄前角細胞，軸索，運動神経線維，神経終板，およびその前角細胞の支配筋線維）の異常の有無を筋細胞膜に生じる電位変化により測定する検査である．針電極を筋肉内に挿入し，筋肉の収縮を測定，記録する．筋萎縮性側索硬化症，重症筋無力症，腕神経叢麻痺など前角細胞疾患，筋疾患，末梢神経障害の診断，鑑別などに用いられる．

4-2 神経伝導速度検査（図Ⅱ-2-11）

神経伝導速度検査とは，主に末梢神経の障害を調べるために行い，神経の損傷状態をある程度定量的に測定できる．前述した筋電図検査と同じ測定装置を使用し，**運動神経伝導速度（MCV）検査**と**感覚神経伝導速度（SCV）検査**がある．

MCV 検査は末梢神経を刺激して，その支配筋の誘発電位反応である **M 波**を導出する．同一神経を中枢部と末梢部の 2 ヵ所で刺激して，その各々の刺激から M 波の立ち上がりまでの伝導時間（潜時）を測定する．2 点間の潜時の差は神経線維の伝導に要する時間であるため，この距離を測定することに

MCV : motor conduction velocity

SCV : sensory conduction velocity

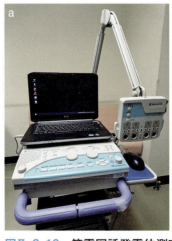
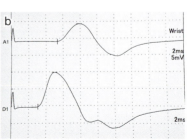

図Ⅱ-2-10　筋電図誘発電位測定装置と検査結果紙
a：筋電図誘発電位測定装置
b：検査結果紙．A1 波形は，手根管症候群患者の正中神経を手関節で刺激した際の M 波を示し，潜時の延長（5.34 msec）と振幅の低下を認める（4.4 msec 以上で手根管症候群と診断できる）．D1 波形は，健常者の正中神経の M 波を示し，潜時（3.06 msec）は正常で振幅も大きい．

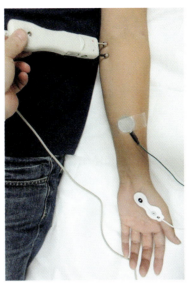 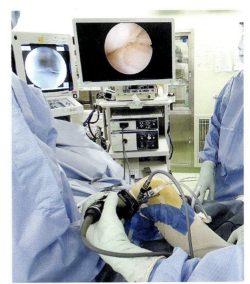

図Ⅱ-2-11　正中神経の伝導速度測定　　図Ⅱ-2-12　膝関節鏡の術中写真

より同部位の伝導速度（MCV）が算出できる（距離÷時間＝速度）．一般に伝導速度の基準値は上肢で55〜60 m/sec，下肢は約50 m/secであり，神経の障害があると伝導速度が低下する．神経の伝導速度は温度によって変化するため，検査室を一定の温度に保つ必要がある．

5　その他：関節鏡検査など

　関節鏡検査（図Ⅱ-2-12）では関節鏡を挿入するために皮膚切開が必要であり，検査のためだけに実施されることは少ない．鏡視の後に何らかの処置（**関節鏡視下手術**）が行われる．光学機器の発展に伴い画像が鮮明となり，現在は小さい関節でも関節鏡検査が可能となっている．膝関節はもちろん，肩関節，股関節，足関節，肘関節，手関節などで関節鏡による検査，治療が行われている．また，関節以外でも手根管症候群や骨腫瘍の切除に際し，低侵襲な鏡視下手術も行われている．

第Ⅱ章　運動器疾患の診断と治療

3 運動器疾患の治療

運動器の疾患には，外傷，加齢に伴う退行性疾患，腫瘍，感染症，先天性疾患，骨粗鬆症を代表とする代謝性疾患，関節リウマチを代表とする全身疾患などがあり，疾患によって治療法が異なる．また，同じ疾患でも進行度によって選択される治療法が異なるが，治療法を大別すると保存療法と手術療法がある．

治療の選択
一般的には，侵襲性の手術療法に先行して保存療法が考慮されるが，治療の選択においては前述の疾患の種類や進行度以外に患者のニーズにも配慮する必要がある．

1 保存療法

保存療法は非薬物療法と薬物療法に大別され，運動器の非薬物療法には，安静，リハビリテーションのほかに，整形外科特有の治療法として徒手矯正・徒手整復法，外固定，牽引療法，義肢・装具療法がある．薬物療法には，内服薬，外用薬（湿布，軟膏など），注射薬の各投与がある．

1-1 安静

全身もしくは患部の**安静**により，疼痛の軽減や炎症の鎮静を図る．全身の安静を長期に行うと**廃用症候群**＊を引き起こすことがあるため，とくに高齢者では注意を要する．廃用症候群の予防には，不要な過度の安静を避け，患部以外の部位は積極的にリハビリテーションなどで動かすことが有効である．

＊**廃用症候群**
長期の安静により起こる，運動量の低下による筋の萎縮や関節拘縮，循環・呼吸機能の低下による起立性低血圧や肺活量低下，静脈血栓塞栓症，せん妄や認知症などといった心身の機能低下のことをいう．

1-2 薬物療法

薬物の投与方法には，経口，経皮（湿布，軟膏など），経直腸（坐薬），注射（静脈内注射，筋肉注射，皮下注射，整形外科特有の注射法として関節内注射や腱鞘内注射など）がある．

A 疼痛・炎症に対する薬物療法

鎮痛薬には，抗炎症作用を有する**副腎皮質ステロイド薬（ステロイド薬）**，**非ステロイド性抗炎症薬（NSAIDs）**と中枢神経系に作用し鎮痛作用を示す

3　運動器疾患の治療　81

表Ⅱ-3-1　疼痛や炎症に対する薬物療法

薬物	投与法	副作用
副腎皮質ステロイド薬	経口・注射・経皮	易感染性，糖尿病，骨粗鬆症，大腿骨頭壊死など
NSAIDs	経口・注射・経皮・経直腸	消化性潰瘍，腎障害，喘息など
アセトアミノフェン	経口・注射・経直腸	嘔吐，肝機能障害など
オピオイド	経口・経皮・経直腸・注射	便秘，悪心・嘔吐，呼吸抑制，眠気など
ワクシニアウイルス接種家兎炎症皮膚抽出液	経口，注射	肝機能障害，眠気，ほてりなど
Ca^{2+}チャンネル$α2δ$リガンド（プレガバリン，ミロガバリン）	経口	めまい，眠気，体重増加など
局所麻酔薬	注射	中毒（振戦，けいれん），ショックなど

アセトアミノフェン，オピオイド，ワクシニアウイルス接種家兎炎症皮膚抽出液，神経伝達物質の放出を抑制することで神経障害性疼痛に対して鎮痛効果を示すCa^{2+}チャンネル$α2δ$リガンドがある．また，局所麻酔薬が神経ブロックやトリガーポイント注射（圧痛点への局所注射）に用いられる（表Ⅱ-3-1）．その他，抗うつ薬の中に変形性関節症や末梢性神経障害性疼痛の適応を有する薬剤もある．

B　関節リウマチに対する薬物療法

DMARDs：disease-modifying antirheumatic drugs

劇的な進歩
かつては，疼痛を軽減し，関節破壊の進行抑制しかできなかったが，生物学的製剤の開発により早期の関節リウマチでは寛解へと導くことが可能となってきている．

　関節リウマチの治療は，メトトレキサート（MTX）と生物学的製剤の開発によって劇的な進歩を遂げた．リウマチ治療薬は疾患修飾性抗リウマチ薬（DMARDs）といい，製造法により合成型（sDMARD）と生物学的製剤（bDMARD）に分類される．さらに合成型は従来型（csDMARD）と分子標的型（tsDMARD）に分類され，生物学的製剤（bDMARD）はオリジナルのもの（boDMARD）と後発医薬品のバイオシミラー（bsDMARD）に分類される（表Ⅱ-3-2）．関節リウマチの初期治療ではMTXを軸にcsDMARDから開始し，効果の有無により生物学的製剤やヤヌスキナーゼ（JAK）阻害薬の投与を検討する．DMARDsは骨・軟骨破壊の進行を抑制するが，破壊された関節の疼痛を抑制する効果はないため，補助的にNSAIDsやステロイド薬が用いられる．

　骨粗鬆症治療薬のデノスマブ（抗RANKL抗体）は，MTX等の抗リウマチ薬による治療を行っても骨びらんの進行が認められない場合，進行抑制の

表Ⅱ-3-2　関節リウマチに対する薬物療法

製造法	分類1	分類2	薬剤	投与法	投与間隔	投与時の注意	投与前の注意	副作用
合成型 (sDMARD)	従来型 (csDMARD)	免疫 調整薬	サラゾスルファピリジン	経口	毎日			腎障害，間質性 肺炎，血液障害 など
			ブシラミン					
			イグラチモド					
		免疫 抑制薬	メトトレキサート (MTX)	経口	1〜2回/週	葉酸製剤の 併用投与を 強く推奨	結核感染，肝 炎ウイルス感 染などの有無 の確認	間質性肺炎，骨 髄抑制，腎障害 など
				皮下注	1回/週			
			タクロリムス	経口	毎日			
			レフルノミド				結核感染の有 無を確認	
	分子標的型 (tsDMARD)	JAK 阻害薬	トファシチニブ	経口	毎日	生物学的製 剤や他の JAK阻害薬 との併用は しないこと	結核感染，B 型肝炎ウイル ス感染などの 有無の確認	重篤な感染症， 血液およびリン パ系障害，間質 性肺炎など
			バリシチニブ					
			ペフィシチニブ					
			ウパダシチニブ					
			フィルゴチニブ					
生物学的製剤 (bDMARD)	オリジナルの もの (boDMARD)	TNF-α 阻害薬	インフリキシマブ	点滴 静注	初回，2週後， 6週後，以降8 週間隔	MTXとの併 用必須		結核，肺炎，敗 血症，ウイルス 感染などによる 重篤な感染症， 血液およびリン パ系障害，間質 性肺炎，脱髄疾 患など
			エタネルセプト	皮下注	週1〜2回			
			アダリムマブ		2週に1回			
			ゴリムマブ		4週に1回			
			セルトリズマブ ペゴル		2週に1回			
			オゾラリズマブ		4週に1回			
		IL-6 受容体 阻害薬	トシリズマブ	点滴 静注	4週に1回			
			サリルマブ	皮下注	2週に1回			
		T細胞 共刺激 調整薬	アバタセプト	点滴 静注	3回までは2 週間隔，その 後4週間隔			

DMARDs のほとんどは，投与中の患者への生ワクチンの使用は禁忌とされている．
JAK 阻害薬のすべてと免疫抑制薬や免疫調整薬の一部は，妊娠希望者，妊婦，授乳中の患者への投与は禁忌とされている．

ために抗リウマチ薬と併用して用いることができる．

C　腫瘍に対する薬物療法

　悪性骨腫瘍の骨肉腫の手術前後に化学療法を行う．現在は，MTX，シスプラチン，ドキソルビシン，イホスファミドの4剤が用いられる．良性腫瘍の類骨骨腫（るいこつこつしゅ）は夜間痛が特徴で，この症状は NSAIDs の投与により消退する．そのほか，骨巨細胞腫（こつきょさいぼうしゅ）に対しデノスマブ（抗 RANKL モノクローナル抗体）の適用が承認されている．

骨肉腫に対するMTX

関節リウマチの場合とは異なり，高用量での投与となる．副作用として悪心・嘔吐，脱毛などのほか，骨髄抑制，急性腎不全，間質性肺炎，肝炎，肝不全などに注意する．

D　骨粗鬆症に対する薬物療法

　カルシウム吸収促進薬，骨吸収抑制薬，骨形成促進薬などに分類される．

表Ⅱ-3-3　骨粗鬆症に対する薬物療法

分類	主な薬剤	投与法	投与間隔	副作用	注意点
カルシウム吸収促進薬	活性型ビタミン D_3 製剤	経口	毎日	高 Ca 血症，結石など	
骨吸収抑制薬	ビスホスホネート薬	経口	毎日，週1回，月1回	顎骨壊死，非定型大腿骨骨折，上部消化管障害など	
		静注，点滴	月1回，年1回		
	エストロゲン製剤	経口	毎日	静脈血栓塞栓症，乳房症状など	乳がん，子宮体がんの発症リスクを増加
		貼付	2日ごと貼り替え		
	選択的エストロゲン受容体モジュレーター (SERM)	経口	毎日	静脈血栓塞栓症，肝機能障害など	
	抗 RANKL モノクローナル抗体（デノスマブ）	皮下注	6ヵ月に1回	低 Ca 血症，顎骨壊死，非定型大腿骨	低 Ca 血症には禁忌
	カルシトニン	筋注	週1～2回	顔面紅潮，肝機能障害など	投与期間6ヵ月を目安
骨形成促進薬	PTH 製剤（テリパラチド）	皮下注	毎日または週1～2回	悪心・嘔吐，高 Ca 血症など	投与期間18ヵ月もしくは24カ月まで
	抗スクレロスチン抗体	皮下注	月1回	低 Ca 血症，顎骨壊死など	投与期間12ヵ月
その他	ビタミン K_2 製剤	経口	毎日	胃部不快など	ワルファリンとの併用禁忌
	カルシウム薬	経口	毎日	高 Ca 血症，結石など	ジギタリス製剤との併用慎重投与

SERM：selective estrogen receptor modulator

PTH：parathyroid hormone

＊逐次療法
骨粗鬆症の治療は長期間に及ぶことが多く，1つの薬を長年継続することが保険で認められていなかったり，適していなかったりするために，ある程度の期間が来たら他の適切な薬に切り替えることが重要になってくる．このように骨粗鬆症の治療にあたり，薬を切り替えながら治療を継続することを逐次療法という．

閉経後早期での骨吸収亢進には選択的エストロゲン受容体モジュレーター（SERM）を第一選択とし，長期にわたる骨吸収亢進で大腿骨近位部骨折リスクを有する患者にはビスホスホネート薬などの投与が推奨されている．骨形成低下が主因の患者では副甲状腺ホルモン製剤（PTH 製剤：テリパラチド）や抗スクレロスチン抗体といった骨形成促進薬を投与することが望ましいが，骨形成促進薬は投与期間が限定されており，投与終了後は，骨密度は急速に低下するため，骨吸収抑制薬による逐次療法*が必要である．デノスマブを中止する場合も，同様に逐次療法が必要となる．なお，抗スクレロスチン抗体は骨吸収抑制にも作用する（表Ⅱ-3-3）．

1-3 整形外科的保存療法

A 徒手矯正・徒手整復法

1）徒手矯正
　骨折や手術の後の安静により生じる関節拘縮に対し他動的に可動域を拡げたり，先天性内反足などの変形に対し**矯正**を行う治療である．無理な矯正は二次的に骨折を起こしたり，腫脹による可動域制限のため再拘縮を引き起こすので注意を要する．

2）徒手整復
　骨折や脱臼，肘内障を，徒手的に解剖学的に正しい位置へ戻す治療である．骨折や脱臼の**整復**では，患部の脱力が重要で，そのために疼痛の軽減や筋弛緩を目的に麻酔を行うこともある．整復操作により**神経麻痺**を引き起こすことがあり注意を要する．また，整復前に神経麻痺の有無を確認しておくことが肝要である．

B 外固定法

　テープ，布・包帯や副子（副木，シーネ），ギプスなどで患部を皮膚の上から固定し，患部の安静を保つ治療法である．骨折の固定は骨折部の上下1関節，計2関節を固定するのが原則である．

1）テーピング
　骨折，捻挫，筋・腱・靱帯損傷などの応急処置や予防，再発防止に用いられる．

2）布・包帯による固定
　上肢の骨折や肩関節脱臼整復後に安静の目的で用いられる．三角巾固定やベルポー（Velpeau）固定（図Ⅱ-3-1）などがある．シーネやギプスと併用

> **骨折の治療の原則**
> 整復・固定・後療法が原則であり，保存療法では徒手整復後にシーネやギプスで固定するが，手術療法では整復と固定を同時に行うため観血的整復固定術という．保存的な**外固定**に対し，手術で骨を直接金属プレートなどで固定する方法を**内固定**という．**後療法**はリハビリテーションとほぼ同意と考えてよい．

> **ギプス**
> **ギプス**はかつて石膏が用いられていたが，現在では樹脂製のプラスチックが主流となっている．プラスチックギプスは水硬性（水につけることで固まる）のため，ギプスを巻くときには，水を入れたバケツ（洗面器），ストッキネット，綿包帯，プラスチックギプス，ゴム手袋を準備する．一方，石膏ギプスを用いる場合には水ではなく，ぬるま湯を準備する．また，プラスチックギプスは10分程度で固まるのに対し，石膏ギプスは完全硬化までに2日程度を要する．X線透過性もプラスチックギプスのほうがよく，石膏ギプスが用いられるのは装具の採型などに限られている．

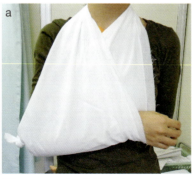
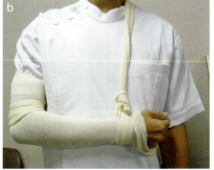

図Ⅱ-3-1　布・包帯による固定
a：三角巾固定，b：ストッキネットベルポー固定

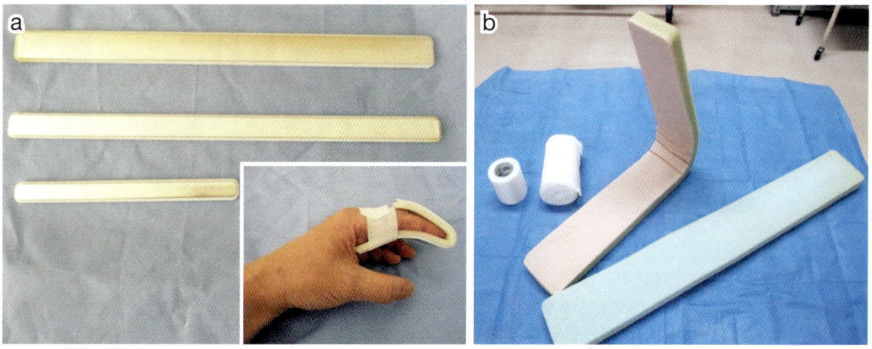

図Ⅱ-3-2　シーネ固定
a：アルミ副子, b：ソフトシーネ

されることもある.

3）シーネ固定（図Ⅱ-3-2）

骨折, 捻挫, 筋・腱・靱帯損傷などの安静や転位の防止目的で用いられる.
初期に腫脹が強い場合に有用であるが, 長期の固定には適さない.

4）ギプス固定（図Ⅱ-3-3）

骨折や捻挫（靱帯損傷）に用いられる. 外固定のなかでは比較的強固な固
定が得られるが, 神経障害や循環障害が起こることがあるため注意深い観
察が必要である. また, 浮腫の予防のための患肢挙上や筋萎縮予防のため
の等尺性運動（p.18 参照）を指導する.

5）固定用バンド・サポーター

容易に装着できる固定具として鎖骨骨折用の固定帯（図Ⅱ-3-4）や肋骨骨
折用のバンドなどが市販されている. また, 捻挫用のサポーターはスポーツ
店などでも販売されている.

> **看護の視点**
>
> 固定された部位より遠位
> の感覚や運動, 血液の戻
> りなどを観察する. また,
> ギプス辺縁部による皮膚
> の発赤や損傷がないかも
> 注意深く観察する（p.113
> 参照）.

C　牽引療法（直達, 介達）

骨・関節疾患に対し, 器具を取り付け, 直接的もしくは間接的に骨を牽引
し治療する方法で, 以下のような目的に用いられる.
- 骨折や脱臼の整復および整復位の保持
- 関節の変形や拘縮の矯正およびその予防
- 手術後の安静と固定
- 関節炎の安静と疼痛緩和
- 脊椎疾患による神経症状の軽減, など

1）介達牽引（図Ⅱ-3-5）

皮膚・軟部組織を介して骨を牽引する方法で, 直達牽引に比べ簡便で応用
範囲が広いが, 牽引の力は弱い. また, 皮膚を圧迫するため, 水疱やかぶれ
を生じやすい.

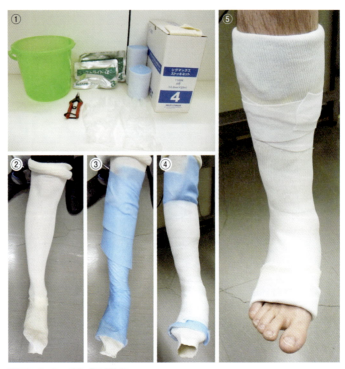

図Ⅱ-3-3 ギプス固定
① ストッキネット，綿包帯，プラスチックギプス，水を入れたバケツ，ギプスを整形するためのハサミ，ゴム手袋を準備する．② はじめにストッキネットをギプスを巻く部位より長めにかぶせ，③ 次に綿包帯を巻く．④ プラスチックギプスを水につけて軽くもみ，水を浸透させギプスを巻いていく．⑤ はみ出した綿包帯，ストッキネットを折り曲げ，ギプスにかぶせることにより，ギプスの端が皮膚に刺さらないようにする．

> **看護の視点**
> 腓骨頭近くのギプスの辺縁で腓骨神経が圧迫されていないかを注意深く観察する．腓骨神経麻痺が疑われた場合は，ギプスの辺縁をカットする．

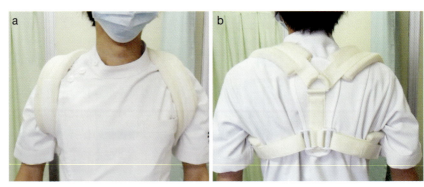

図Ⅱ-3-4 鎖骨骨折に対する固定帯

①絆創膏牽引，スピードトラック牽引

主に小児の骨折や脱臼などに用いる．ずれやすいので1日1〜2回の巻き直しが必要となる．

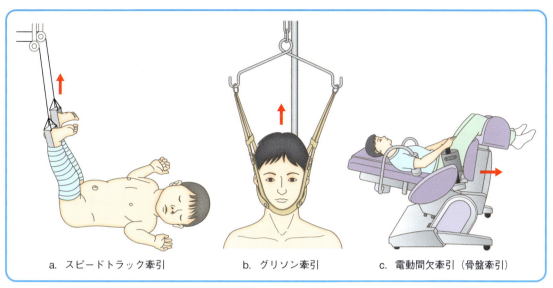

a. スピードトラック牽引　　b. グリソン牽引　　c. 電動間欠牽引（骨盤牽引）

図Ⅱ-3-5　介達牽引

②グリソン牽引

グリソン（Glisson）係蹄を用いて頸椎を牽引する方法で，頸椎症や頸椎神経根症，頸椎椎間板ヘルニアなどに用いる．

③骨盤牽引

骨盤牽引帯を骨盤にかけて牽引を行う方法で，腰痛症，腰椎椎間板ヘルニア，変形性脊椎症などに用いる．

2）直達牽引

骨に直接ワイヤーやピンを刺入し，骨に直接牽引力を加える方法で，介達牽引に比べ強い牽引力を加えることができるが，ワイヤーなどを直接骨に刺入するため局所の消毒や麻酔を必要とし，刺入後は感染防止のための管理を要する．大腿骨，下腿骨，上腕骨，骨盤などの骨折や頸椎の脱臼が適応となる．

①鋼線牽引（図Ⅱ-3-6）

骨に刺入したキルシュナー（Kirschner）鋼線に馬蹄を付け牽引する方法である．大腿骨，下腿骨，上腕骨などの骨折が適応となる．下肢牽引中は，腓骨頭の圧迫による腓骨神経麻痺に注意する．さらに，踵部の褥瘡形成や長期の牽引による足関節尖足位拘縮の予防に努める．

②頭蓋牽引（図Ⅱ-3-7）

頭蓋骨にピンを刺入して牽引する方法である．用いる器具の種類により，クラッチフィールド（Crutchfield）牽引，バートン（Barton）牽引，ハロー牽引などがある．ハロー牽引は体幹用のベストと組み合わせることにより，そのまま術後の固定として用いることができる．

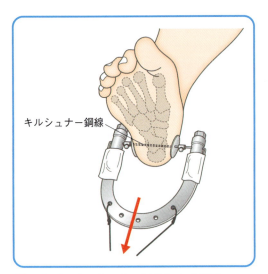

図Ⅱ-3-6　キルシュナー鋼線による牽引

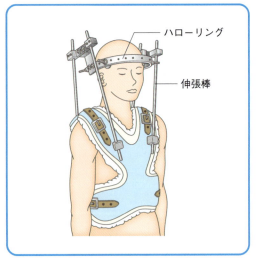

図Ⅱ-3-7　ハロー牽引
ベストを外し，頭部のハローリングのみにして直達牽引が可能．

D 義肢・装具療法

　使用する目的によって治療用装具と失われた機能を補助・代償するための装具がある．主な役割としては，関節の固定，可動域制限，安定性や関節運動の補助，機能の補助・代償などである．材料としては，金属，プラスチック，皮，ゴムなどが用いられる．

装具の分類

部位によって，体幹装具，上肢装具，下肢装具，靴型装具に分類される．

①**体幹装具**（図a〜c）：体幹の支持，局所の安静を目的とする**頸椎装具**，**胸・腰椎装具**（軟性コルセット，硬性コルセット），側弯の進行防止を目的とする**側弯矯正装具**（ミルウォーキーブレイス，アンダーアームブレイス）などがある．

②**上肢装具**（図d, e）：関節の固定，保持，矯正のための静的装具と，手の機能を補助するための動的装具に分類される．静的装具の代表的なものとしては**肩外転装具**，手関節用の**コックアップスプリント**などがあり，動的装具としては**カペナー**（Capener）**スプリント**，**ナックルベンダー**などがある．

③**下肢装具**（図f〜h）：関節の動きを補助する装具と免荷を目的とする装具に分類される．主な下肢装具には，足から膝下までの**短下肢装具**，大腿までを押さえる**長下肢装具**，膝の動きを調節する**膝装具**などがある．

④**靴型装具**：体重の加わり方や足の変形を矯正するための靴（**整形靴**）や，下肢の長さの左右差を靴底の厚みで調整する**補高装具**（図i）などがある．

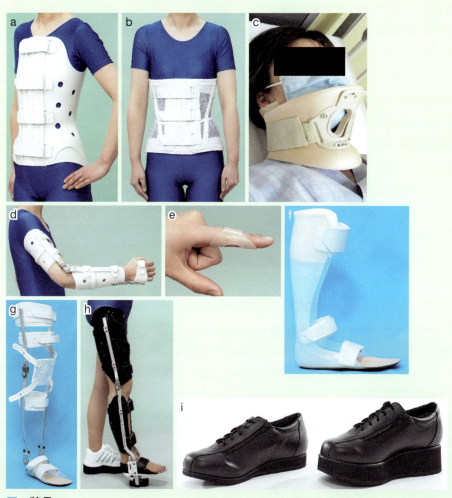

図　装具
a：胸腰椎硬性コルセット，b：腰椎軟性コルセット，c：フィラデルフィア装具，d：継手式上肢装具，e：指装具，f：短下肢装具，g：長下肢装具，h：坐骨免荷装具，i：補高装具
[a, b, d〜i図の写真提供：株式会社 P.O.イノベーション]

> **もう少しくわしく**
>
> **義肢の分類**
>
> 義手では，失った上肢の外観の復元を目的とした **装飾用義手**，外観を考えず作業に使用することを目的とした **作業用義手**，肩関節や肩甲帯の動きを力源に，電動索によって肘関節や手先具などの可動部分を動かす **能動義手**，電気や油圧など体外力源を用いる **動力義手** がある．さらに，残存した筋からの電気信号を増幅して，指を動かす義手を **筋電義手** という．
>
> 義足では，切断部位に応じて，**股義足**，**大腿義足**，**下腿義足**，**サイム**（Syme）**義足**（足関節切断用）などがある．

仮義足
断端部の形が安定するまでの間に用いる義足を仮義足という．

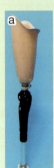
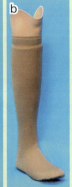
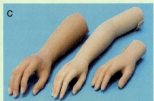

図　義肢
a：大腿義足，b：下腿義足，c：装飾用義手
［写真提供：株式会社 P.O.イノベーション］

2　手術療法

2-1　皮膚の手術

A　皮膚縫合術

　創を糸で縫い合わせることであり，縫合の方法によって断面の密着度が異なる．

B　デブリドマン

デブリドマンのゴールデンタイム
受傷後 6〜8 時間までを **ゴールデンタイム**（golden time）といい，この間にデブリドマンを行うことができれば，一期的に（その場で直ちに）閉創が可能となる．

　洗浄後に残存した異物を取り除き，血行が途絶した挫滅組織を切除し，創縁の新鮮化を行う．

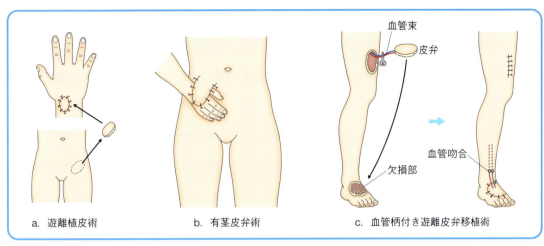

a. 遊離植皮術　　b. 有茎皮弁術　　c. 血管柄付き遊離皮弁移植術

図Ⅱ-3-8　皮膚移植術

C 皮膚移植術（図Ⅱ-3-8）

他の部位から採取した皮膚（採皮）を，欠損部に移動し被覆する方法で，採皮の方法により **遊離植皮術**，**有茎皮弁術**，**血管柄付き遊離皮弁移植術** に分類される．

> **有茎皮弁術**
> 移植部位から皮弁に血流が行くようになる3週後を目安に切り離しを行う．

2-2 腱の手術

A 腱切離術

筋・腱による関節拘縮に対し，腱の切離・切除を行う手術である．先天性筋性斜頸，先天性内反足，変形性股関節症などで行われる．

B 腱延長術

関節拘縮において腱切離では機能障害が大きいと判断される場合に，腱の延長を行う手術である．脳性麻痺のアキレス腱延長などに用いられる．

C 腱縫合術

> **腱縫合で使用する糸**
> ナイロン製やポリエステル製の糸，ステンレス製のワイヤーなどを用いる．かつては絹糸を用いていたこともあるが，現在では絹糸は使用しない．

腱の断裂には開放性の断裂と創のない皮下断裂に分けられる．開放性の断裂で腱の挫滅がない場合には一次縫合を行う．欠損を伴う場合には腱移植や腱移行が選択される．また，皮下断裂では，アキレス腱断裂を除き縫合は困難である．

D 腱移植術（図Ⅱ-3-9a）

断裂部の挫滅や変性が強い場合，受傷から時間が経過している場合に，他部位から採取した腱を欠損部に補填する手術である．採取する腱は機能的に重要でない腱（長掌筋腱など）を選択する．

E 腱移行術（図Ⅱ-3-9b）

適応は腱移植と同じである．切れた腱の遠位部を他の腱に縫合し，他の腱の機能を使って切れた腱が動くようにする手術である．

2-3 靱帯の手術

A 靱帯縫合術

断裂した靱帯を縫合する手術である．骨付着部での断裂もあり，この場合には切れた靱帯を直接骨へ縫合する．

B 靱帯再建術

切れた靱帯の代わりに腱を採取し移植する手術と，人工靱帯を移植する手術がある．膝の前十字靱帯の再建などでは関節鏡を用いた再建術（関節鏡視

> **メモ**
> 腱は関節を動かすための組織で，靱帯は関節を安定させるための組織である．腱の一方は骨に付着し，他方は筋へ移行する．靱帯は両端とも骨に付着する．

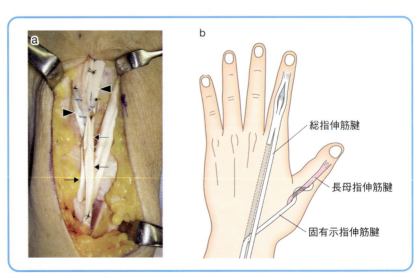

図Ⅱ-3-9 腱の手術
a：腱移植術．移植腱（矢印）と断裂した腱（矢頭）を示す．
b：腱移行術．示指を単独で動かす腱を母指に移行することで，母指を単独で動かすことが可能になる．

下手術）が行われる．

2-4 骨の手術

A 骨接合術（観血的整復固定術）（図Ⅱ-3-10；p.34 も参照）

骨折部を手術的に整復し，体内に固定材料を入れて骨接合を行う方法で，内固定材料にはスクリュー，プレート，髄内釘*，鋼線などがある．近年では非金属製で体内で吸収される材料もある．

*髄内釘
骨髄内に挿入して骨折の固定を行う金属釘．

B 創外固定（図Ⅰ-2-4c，Ⅰ-2-6b 参照）

開放骨折で感染のリスクが高い場合の骨折部の固定に用いられる．開放創から離れた部位に鋼線もしくはピンを経皮的に刺入し，体外で創外固定器を用いて骨折部を固定する．

C 骨切り術

人工的に骨を切り，骨の長さを調節（延長，短縮）したり，変形を矯正す

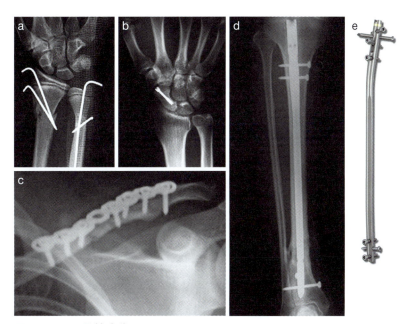

図Ⅱ-3-10 骨接合術
a：鋼線固定（橈骨，尺骨），b：スクリュー固定（舟状骨），c：プレート固定（鎖骨），d：髄内釘固定（脛骨），e：髄内釘（脛骨）
[eの写真提供：ジンマー・バイオメット合同会社]

る方法である．延長の場合は創外固定器を用いて術後に少しずつ骨切り部を延長する．

D 骨移植術

骨欠損を補うため，他の部位から採取した骨を補填する方法である．人工骨を補填したり，他の人から採取した骨を同種移植する方法も用いられている．また，特殊な骨移植法として偽関節部など血流の悪い部位に骨を移植する場合，骨を栄養血管付きで採取し，移植部位で血管を縫合して骨移植を行う方法（血管柄付き骨移植）もある．

2-5 関節の手術

A 関節鏡視下手術

さまざまな関節で行われている．半月板や靱帯損傷，軟骨損傷では侵襲の少ない関節鏡を用いた手術が行われる．

B 関節切開術

関節包を切開する手術である．主に，化膿性関節炎で関節内に貯留した膿を排膿する目的で行われ，同時に関節洗浄を行う．

C 滑膜切除術

関節リウマチ，化膿性関節炎，結核性関節炎，色素性絨毛結節性滑膜炎などで肥厚した滑膜を切除する手術である．

D 関節形成術

運動制限，変形，疼痛などの障害がある関節に対して，可動性を回復したり疼痛を除去したりするために，関節の形を変えたり生体材料や人工物に置き換えたりする手術である．

人工関節の耐用年数
耐用年数は15〜20年といわれているが，近年は改良が進み，20年以上になってきている．ただし，置換される関節の種類により耐用年数は異なる．

E 人工関節置換術（図Ⅱ-3-11a）

変形や破壊により機能が著しく悪化した関節を人工物に置き換える手術で，関節全体を置換する全置換術と一部のみを置換する部分置換術がある．

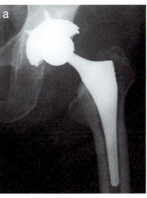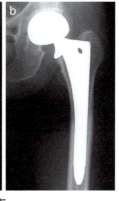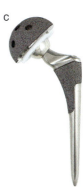

図Ⅱ-3-11　股関節の置換術
a：人工股関節置換術，b：人工骨頭置換術，c：人工股関節の例
[cの写真提供：ジンマー・バイオメット合同会社]

主に股関節や膝関節に用いられるが，足関節，肩関節，肘関節，手関節，指関節に用いられることもある．

F　人工骨頭置換術（図Ⅱ-3-11b）

大腿骨頚部骨折や上腕骨頭粉砕骨折などで，関節を形成する一方の大腿骨頭や上腕骨頭のみを置換し，対応する骨盤や肩甲骨の関節面は温存する手術である．

G　人工関節を用いない関節形成術

手関節で月状骨を腱球に置き換えたり，母指手根中手（CM）関節で大菱形骨を摘出し，中手骨を腱で固定する方法などがある．

H　関節固定術

関節軟骨を切除し，関節をスクリューやプレートなどで固定して，可動性をなくす手術である．固定位は良肢位（p.38，およびp.109，図Ⅲ-1-3参照）で固定するのが原則である．

I　関節制動術

関節の異常不安定性に対し，関節を安定させるための手術である．代表的な手術として，反復性肩関節脱臼に対する**バンカート**（Bankart）**法**が挙げられる．

> **メモ**
> 人工物による置換の利点は，術後早期の離床やリハビリテーションが可能となり，関節の可動性も比較的温存されることである．一方で，血管が入り込めないために免疫にかかわる細胞や抗体が届きにくく感染のリスクが高いこと，耐久性の問題があり，10～15年で再置換を要することがあること，関節に弛みや破損，脱臼を生じる可能性があるなどの欠点がある．

J 軟骨移植術

　損傷した軟骨を修復する手術で，他の部位から円柱状の骨軟骨を採取し移植する自家骨軟骨移植術と，軟骨片を採取し体外で培養した後に培養軟骨を移植する自家培養軟骨細胞移植術がある．

K 矯正骨切り術

　関節近傍の骨を切り角度を変化させることにより，関節の向きを矯正したり，荷重部を軟骨の残存する部位に修正する手術である．股関節に対する寛骨臼回転骨切り術や大腿骨骨切り術，膝関節に対する高位脛骨骨切り術などがある．

2-6 末梢神経の手術

A 単純除圧術

　神経を圧迫している原因を除去して神経の圧迫を取り除く方法である．手根管症候群に対する手根管開放術が代表的な手術である．

B 神経剝離術

　周囲の組織と癒着した神経を周囲組織からはがし，神経の圧迫を取り除き神経の可動性を確保する手術である．

C 神経縫合術（図Ⅱ-3-12a，b）

　切断された神経や部分的に損傷した神経を縫合する手術である．縫合には顕微鏡を用いることが多い．

D 神経移植術（図Ⅱ-3-12c）

　挫滅などで損傷部位が広範な神経は縫合ができないため，挫滅された部分を切除し，他の部位から採取した神経でギャップを架橋する手術である．採取された神経の機能は失われるため，移植神経は障害の少ない神経を選択する（腓腹神経，前腕皮神経など）．

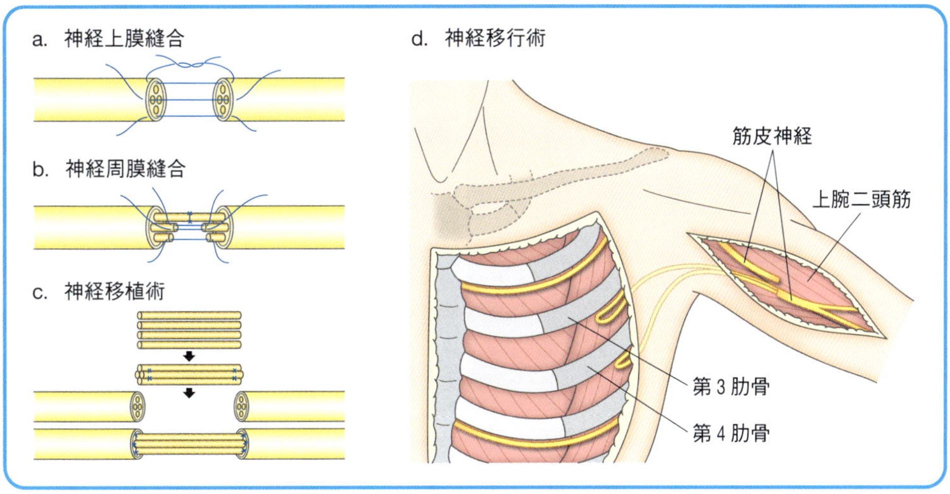

図Ⅱ-3-12　末梢神経の手術

E　神経移行術（図Ⅱ-3-12d）

　機能を失った神経に他の神経をつなぐ手術である．肋間神経を筋皮神経に移行する手術などがある．

> **メモ**
> 腕神経叢損傷後，肋間神経を移行すると，深呼吸とともに前腕が屈曲するようになるが，これはリハビリテーションで制御できるようになる．

2-7　脊椎・脊髄の手術

A　除圧術（図Ⅱ-3-13a，b）

　脊髄，神経根，馬尾神経の圧迫の原因を取り除く手術である．**脊柱管拡大術，椎弓切除術，ヘルニア摘除術，前方除圧固定術**などがある．

B　椎体固定術（図Ⅱ-3-13c）

　骨移植や金属製の器具を用いて，不安定な脊椎を固定し，安定化させる手術である．**環軸椎固定術，椎体間固定術**などがある．

C　その他の手術

　脊椎腫瘍や圧迫骨折の偽関節に対し，椎体を摘出し，移植骨や金属製の椎体ケージに置き換える**椎体置換術**や，圧迫骨折を起こした椎体をバルーンでふくらませた後にセメントを充填し矯正する**椎体形成術**などがある．

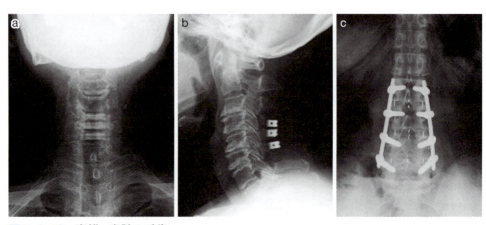

図Ⅱ-3-13 脊椎・脊髄の手術
a, b：脊柱管拡大術（頸椎後方拡大術），c：椎体間固定術

2-8 再接着術

切断された四肢の骨・筋腱・神経・動静脈・皮膚をつなぎ合わせ（欠損部が生じる場合には移植も行う），生着させる手術である．手術用顕微鏡を用いて行う．挫滅された神経や血管は縫合できないため，鋭利な切断面の切断が適応となる．切断面の挫滅があっても範囲が狭い場合には，挫滅部を切除することで再接着できることもある．

2-9 四肢切断術

四肢のいずれかの部位から遠位を切除する方法である．関節部で切断した場合を**関節離断**という．また，切断部の形を整え，疼痛のない断端を形作る処置を**断端形成**という．高度の挫滅を伴う外傷，慢性血行障害（糖尿病性壊疽，閉塞性動脈硬化症など），重症感染症，悪性腫瘍などが適応となる．術後は，断端の成熟を促進する目的で弾性包帯による圧迫を行う．

2-10 ロボット支援手術（図Ⅱ-3-14）

近年，手術支援ロボットの導入が進んでいる．下肢の人工関節置換術では，手術支援ロボットを用いることで，術前の3Dデータを基に高い精度で骨切りが可能となり，人工関節を正確な位置に設置でき，人工関節の摩擦や緩みなどを低減することが期待できる．また，脊椎固定術では，スクリュー刺入点同定のためのナビゲーションシステムと手術支援ロボットを組み合わせることで，椎弓根スクリューを正確な位置に刺入することが可能となっている．

重症感染症
ガス壊疽など生命に危険のある感染症．

幻肢，幻肢痛
術後に切断した部位が残存しているように感じることを**幻肢**といい，幻肢に痛みを感じるものを**幻肢痛**という．時に強い痛みを生じ，難治性になることもある．幻肢痛を予防するためには，切断直後から仮義肢を装着し，運動を開始し，時に心理療法などを行うこともある．

3 運動器疾患の治療 99

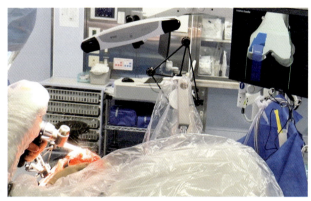

図Ⅱ-3-14 ロボット支援手術の様子

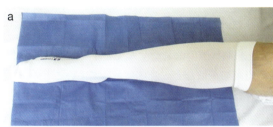
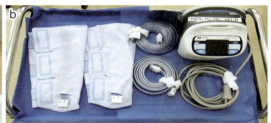

図Ⅱ-3-15 静脈血栓塞栓症の予防具
a：弾性ストッキング，b：IPC装置（カーフポンプ）

2-11 手術の合併症

A 手術部位感染症

　手術を行った部位が手術中に汚染されることで生じた感染症で，術後30日以内に起きた感染をいう．危険因子として，他部位の感染症を有する患者，ステロイド薬投与中や糖尿病の患者，生物学的製剤の治療を受けている関節リウマチ患者，喫煙，長時間の手術，術中の不潔操作，カミソリによる剃毛（ていもう）などが挙げられる．整形外科の手術では大きな人工物を体内に挿入することが多いため，とくに感染症には注意を要する．

B 静脈血栓塞栓症

　深部静脈血栓が遊離し，肺動脈を塞栓すると**肺血栓塞栓症**となり，致死的となることがある（p.33参照）．長期の臥床，高齢者，人工関節置換術，下肢のギプス固定，下肢手術などは注意を要する．予防策としては，抗凝固療法，弾性ストッキング（**図Ⅱ-3-15a**）の着用，間欠的空気圧迫装置（IPC）（**図Ⅱ-3-15b**）の使用，早期離床，術後早期からの積極的な下肢運動などがある．

> **IPC装置の種類**
> 足底型（フットポンプ），下腿型（カーフポンプ），下腿大腿型（カーフタイポンプ），足底下腿型（フットカーフポンプ）などがある．

IPC：intermittent pneumatic compression

3 | リハビリテーション

リハビリテーションは手術や投薬と同じ治療であることを認識する必要がある．治療の原則は早期診断，早期加療であり，薬剤などの効果はその用量に依存する．また，治療には必ず副作用や危険性がある．リハビリテーションも治療であるため，治療の原則である早期からの高負荷で高頻度のリハビリテーションを行う必要がある．そして，そこには必ず危険性もある．とくにリハビリテーション前後の全身状態や局所状態の変化，日々の変化に対しても気を配る必要がある．

■ リハビリテーションの支援

リハビリテーションは重要な治療である．看護師は，患者がリハビリテーションを治療として認識し積極的に取り組むことができるように支援したり，日常生活に組み込むことが大切である．土日，休日もリハビリテーションを継続することが望ましい．

3-1 | 床上でのリハビリテーション治療と早期離床

早期離床させることは，意識状態の改善やせん妄の予防，呼吸器合併症の予防，筋力低下の予防，廃用の予防など，身体にとってよいことが非常に多い（**図Ⅱ-3-16**）．一般的に普段通りの生活をしていてもヒトは30〜40歳以降，1年で1%程度筋力は低下することが判明している．また，無重力状態（安静や寝たきり状態）にしていると1週間で10〜15%程度筋力が減少することも知られている．一度低下した筋力を元に戻すには，それ相応の日数が必要となる．また近年，運動により身体にもたらされる効果は，四肢だけではなく，内臓疾患の改善（糖尿病や高血圧症に対する運動療法など）[1]や悪性腫瘍の進行抑制[2]など，さまざまな全身に及ぼす効果が判明してきている．たとえ床上であっても可能な運動は多々あるので，運動療法に努める必要がある．

■ 早期離床

荷重骨の安定は早期離床する際にとても重要である．人工呼吸管理の患者でも呼吸状態，循環動態の安定が得られている場合，かつ荷重骨の安定が得られている場合は早期から離床が可能となる．

3-2 | 義肢・装具と回復期でのリハビリテーション治療

ADL：activity of daily living

QOL：quality of life

早期離床や，患者の日常生活動作（ADL）や生活の質（QOL）を高めるためには，**義肢**や**装具**が有効である．たとえば，下肢の切断患者であれば義足（**図Ⅱ-3-17**）を用いることによって歩行可能となる．装具は関節の固定を行うことを目的に使用することが多く，麻痺患者に装具を用いることによって不可能であった活動が可能となることが多くみられる（**図Ⅱ-3-18**；義肢・装具の詳細はp.88〜90も参照）．

回復期でのリハビリテーション治療は急性期から生活期に移行する間の重要な期間に行われる治療の1つであり，急性期，生活期とともに積極的にリハビリテーション治療を行う必要がある．

3　運動器疾患の治療　101

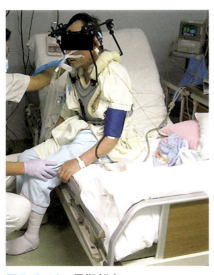

図Ⅱ-3-16　早期離床
人工呼吸器を装着した重度頸髄損傷の患者が端坐位をとっている様子.

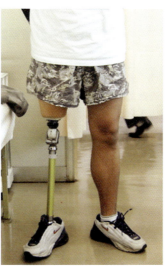

図Ⅱ-3-17　大腿義足
大腿義足の患者. 手術を行う主科, リハビリテーション科, 義足を作成する義肢装具士のそれぞれがしっかりと連携をとり治療が円滑に進むと, 独歩も可能となる.

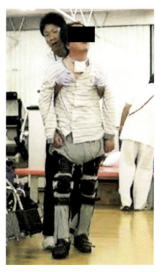

図Ⅱ-3-18　重複障害かつ重症患者に対するリハビリテーション治療
意識障害があり, 両下肢麻痺の患者. 積極的にリハビリテーション治療を行うことにより症状が回復することもある.

3-3　ロコモティブシンドロームと運動器のリハビリテーション治療

> **メモ**
> ロコモティブシンドロームについてはp.200を参照.

ロコモティブシンドロームとは, 運動器が加齢などによって障害されることによって引き起こされる病態であるので, 運動器のリハビリテーション治療とは切っても切り離せない. 運動器のリハビリテーションにおいて最も重要なもののひとつに**運動療法**がある. 四肢を動かすだけが運動なのではなく, 話すことも嚥下することも運動であり, 呼吸することなどを含め生命を維持するためにも運動は必須であるが, 随意的に運動できるところは四肢などの運動器の骨格筋であり, この骨格筋の運動が運動器のリハビリテーション治療の多くを占める. 運動は静的運動と動的運動に分けられるが, 詳しくは専門書を参照されたい.

● 引用文献

1) Pedersen KB, Steensberg A, Keller P et al : Muscle-derived interleukin-6: lipolytic, anti-inflammatory and immune regulatory effects. European Journal of Physiology **446**（1）: 9-16, 2003
2) Pedersen L, Idorn M, Olofsson GH et al : Voluntary Running Suppresses Tumor Growth through Epinephrine- and IL-6-dependent NK Cell Mobilization and Rredistribution. Cell Metabolism **23**（3）: 554-562, 2016

> **臨床で役立つ知識**　**生活援助と診療補助が同時に行える看護師だからこそ**
>
> リハビリテーションはさまざまな療養生活のなかに組み込むことができるため，看護師の機転がリハビリテーションのアウトカムに奏効することも多い．
> たとえば，足浴を通して端座位の時間を長くとらせたり，いつもより少し遠いトイレまで歩行器の患者を誘導することで少し長い距離を歩かせたり，などである．
> 患者の痛みや意欲にも気を配りながら，どのような援助がリハビリテーションにつながるかを考えられるのが，看護師の最大の強みである．

第Ⅲ章 運動器の疾患・障害をもつ患者の看護

運動器疾患・障害に応じた看護

1 装具，補助具を使用する患者の看護

　意図的な運動はどのようにして成立しているだろうか．たとえば，右手でこの本のページをめくるという動作を行おうとすると，身体のどこがどのように反応してページはめくられるのだろうか．まず，何らかの反応を起こすよう指示する器官が必要である．これが脳である．具体的には大脳の前頭葉にある運動野から指令，すなわち電気信号が発せられる．発せられた電気信号は脊髄を経由し，末梢神経を伝って筋に届く．電気信号を感知した筋は自動的に収縮する．筋の末端は関節をまたぐ2つの骨にそれぞれ固定されている．そのため，筋が収縮すれば，固定された2つの骨が互いに引き寄せられ，間にある関節が曲がる．このようにして肩と肘の関節がほどよく曲げられ，右手がこの本の右ページの上方まで到達する．次に，手首を固定し，母指を紙面に押し付けたまま示指の中ほどを紙の右上角の辺縁部にあて，紙を1枚だけとらえて持ち上げるように屈曲させ，裏側に潜り込ませた示指と母指で紙を挟み，つまみあげる．再び，肩，肘，手の関節をほどよく曲げながら，つまんだ紙を本の左ページの上方に到達させる．

　図Ⅲ-1-1のように，この一連の反応のどこか一部にでも障害が起きれば，意図した運動は成立しなくなる．脳がダメージを受ければそもそも指令が発せられない．脳が正常でも，信号を伝える脊髄や末梢神経に異常があれば，信号を筋まで届けることはできない．脳，脊髄，末梢神経が正常でも，筋が断裂していれば，いくら収縮しても2つの骨を引き寄せることはできない．脳，脊髄，末梢神経，筋が正常でも，骨が折れていれば，関節を曲げることはできない．同じく，たとえ関節以外がすべて正常であったとしても，関節そのものに異常があれば，やはり思い通りの動作はできなくなってしまう．

　このように，ある1つの動作ができない場合でもその原因はさまざまであり，その動作を補完するための適切な装具，補助具を選ぶとともに，治療によってその原因が取り除かれた場合に，犠牲となって機能できないでいた他の正常な器官がすぐ元通りに機能するよう，筋萎縮や関節拘縮といった廃用症候群を最大限予防しておくことが大切である．

　また，装具，補助具を使用する場合は，それによって新たな皮膚の障害や

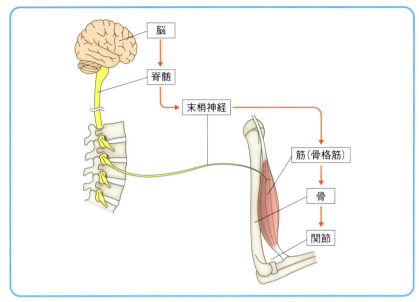

図Ⅲ-1-1　随意運動のしくみ

末梢神経，**末梢循環の障害**を引き起こさないよう，装具，補助具の成り立ちや**合併症**のリスク，それを予防するための適切な使用方法などについてわかりやすく指導するとともに，経過を観察し，異常の早期発見と早期対処に努めなければならない．

　代表的な装具，補助具とそれらの使用に伴う合併症のリスクおよび防止策は**表Ⅲ-1-1**の通りである．

2　運動器に痛みをもつ患者の看護

　痛みの感じ方は人それぞれであり，また，同じ人であってもその場，そのときの状況によって痛みの感じ方は変化する．とはいえ，大多数の人にとって痛みは不快な体験であり，1分1秒でも早く解放されたいものであることを忘れてはならない．時に，痛みはその人の人格さえも崩壊させてしまうほどであるため一刻を争う．まずは，患者の痛みに向き合うことが何よりも大切である（患者の痛みに向き合うための「やってはいけない」三箇条：**表Ⅲ-1-2**）．

　一方，痛みは生命の危機を知らせ，いち早くそれを回避する行動をとらせるための重要なアラーム機能でもあるため，迅速な**疼痛緩和**と**不安軽減**を図りつつも，並行して痛みの部位や発生機序，程度，性状，経時的変化などを的確かつ客観的にとらえ，根本的な問題解決に向けてアプローチしていくこ

第Ⅲ章　運動器の疾患・障害をもつ患者の看護

表Ⅲ-1-1　装具，補助具の用途，リスクとその予防策

装具，補助具の種類	用途	リスク	予防策
体幹コルセット	●骨折や脊椎手術後の安静保持 ●腰痛予防	●接触面の皮膚損傷 ●接触面の循環障害（褥瘡） ●辺縁部の末梢神経障害 ●筋力低下	●正確な採型 ●体型の変化に応じた装着圧の調整 ●スポンジなどによる局所的圧迫部位の除圧 ●できるだけ速やかな除去
義肢・義足	●下肢切断後の歩行 ●幻肢痛の予防	●接触面の皮膚損傷 ●接触面の循環障害（褥瘡） ●辺縁部の末梢神経障害	●下肢断端部の適切な包帯法 ●スポンジなどによる局所的圧迫部位の除圧 ●定期的な着脱
松葉杖	●骨折や下肢手術後の免荷歩行	●上肢の運動または感覚の障害 ●転倒	●腋窩を圧迫しないサイズ選択と高さ調節 ●腋窩を圧迫しない姿勢と正しい使用方法の指導 ●濡れた床の回避
歩行器	●脊椎や下肢の手術後の歩行訓練 ●筋力低下，立位バランス調整の低下に伴う転倒の予防	●筋力低下の助長 ●段差などでの転倒	●大腿四頭筋訓練による膝折れ防止の強化 ●できるだけ速やかな除去 ●平地のみでの使用
車椅子	●下肢の麻痺，骨折，手術後などにおける移動	●移乗時の転倒・転落 ●衝突	●ブレーキがかかっていることを確認して移乗する ●ゆっくり走行し，曲がり角はいったん停止する

表Ⅲ-1-2　患者の痛みに向き合うための「やってはいけない」三箇条

一，患者の痛みの訴えを疑ってはいけない
「痛みを訴えている」という事実をありのままに受け入れ，「不快な体験からの解放」を求めている患者に迅速に手を差し出すことが大切である．とくに，初動を間違えると患者からの信頼が損なわれ，不快な体験が増長し，問題解決を遅らせる結果となるので注意が必要である

一，患者の痛みの訴えがなくなるまで対応の手を止めてはいけない
痛みは1分1秒でも早く解放されたい不快な体験であり，医療者への信頼や安心が増すほど対応は奏効しやすくなるため，対応の手を緩めず安心を与え続けることが大切である

一，痛みを我慢させてはいけない
痛みへの対応は早ければ早いほど奏効しやすく，また術後疼痛やがん性疼痛は薬剤によってある程度制御可能であるため，鎮痛薬の積極的使用による疼痛予防や疼痛緩和のメリットと，我慢することによるデメリットを十分に説明しておき，痛みの発現をできるかぎり早く知らせてもらえるよう，患者自身に正しく理解しておいてもらうことが大切である

1 運動器疾患・障害に応じた看護 107

表Ⅲ-1-3 痛みを訴える入院患者のベッドサイドでの観察と対応

訴えの状況	観察	対応
●急激な痛みの発生 ・切羽詰まった訴え ・会話が困難	●全身状態のチェック ・意識：呼びかけに反応なし ・呼吸：Spo₂ 95％未満 ・脈拍：60/分未満 ・血圧：収縮期血圧 80 mmHg 未満	●異常時は急変対応を行う ●緊急コールで応援を要請する
●安静にしていても痛い ・会話はできる	●事前確認事項（記録から） ・創痛の可能性 ・術後の経過時間 ・鎮痛薬の最終投与時間 ●直接観察事項 ・安楽でない体位や肢位 ・局所の物理的圧迫 ・局所の損傷 ・局所の発赤 ・局所の熱感 ・局所の腫脹 ・局所の硬結 ・局所の圧痛 ・局所の反跳痛	●疼痛部位が手術部位と一致しており術後 48 時間以内であれば，持続している創痛と考え，鎮痛薬を投与する ●術後 48 時間以上経過している場合は，創痛を増強させるような他の要因（体位・肢位や筋の緊張，圧迫物など）がないか確認したうえで，鎮痛薬を考慮する ●創感染や薬剤の影響などによる炎症がないか確認したうえで，鎮痛薬を考慮する ●鎮痛薬を使用した後の効果を評価し，効果がなければ上位の鎮痛薬を考慮する ●疼痛部位が手術部位と一致しない場合は一般的な身体アセスメントを行う
●安静にしていれば痛くない ・動くと痛い	●事前確認事項（記録から） ・創痛の経過 ・安静度に関する医師の指示 ・離床およびリハビリテーションの進捗 ●直接観察事項 ・創部の疼痛 ・臥床による腰痛や関節痛	●術後合併症予防の観点から，鎮痛薬を予防的に投与し，医師の指示の範囲内で最大限体動を促す ●動かないことによる合併症のリスクを説明し，早期離床・早期リハビリテーションを促す

とも大切である（**図Ⅲ-1-2**）．とくに，入院中の患者に対しては，24 時間 365日ベッドサイドケアにあたる看護師が，痛みの発生を予測しながら経過を観察し，適切かつタイムリーに対応することが重要である（**表Ⅲ-1-3**）．また，薬剤の使用にあたっては，痛みの発生機序を踏まえたそれぞれの薬剤の作用機序（**図Ⅲ-1-2**）や投与経路，有効血中濃度に達するまでの時間，効果がピークに達するまでの時間，効果が持続する時間，さらに各薬剤の副作用（p.81，**表Ⅱ-3-1** 参照）を熟知しておき，バイタルサインの確認および患者状態の観察を行う．

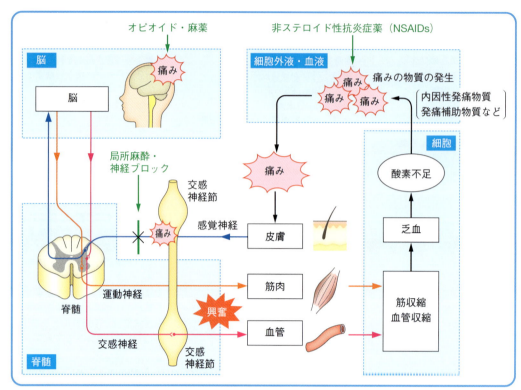

図Ⅲ-1-2 痛みの発生機序と鎮痛薬の作用機序

3 運動器の神経障害のある患者の看護

　末梢の神経障害のある患者では，障害のある側の上肢もしくは下肢の運動に支障をきたす．障害のない健常な上肢や下肢は支障なく動かせるため，日常生活動作（ADL）の大部分は保たれるものの，外傷や術後の後遺症などでは，予期せぬ事態であり，ボディイメージが変わることで精神的に深く落ち込むことも少なくない．障害が長期に及ぶ場合や麻痺が完成した場合にはなおさらであり，新たなボディイメージを受容できるようになるまでにかなりの時間を要する．精神面での支援を行いつつ，患者自身が失われた上肢や下肢の機能を代償するための新たな身体の使い方を身につけていくとともに，神経の回復を見込みながら他動運動などのリハビリテーションを根気よく行い，良肢位（図Ⅲ-1-3）が保持できるよう援助していくことが大切である．

図Ⅲ-1-3　基本肢位と良肢位

右半身が基本肢位，左半身が良肢位を示す．良肢位とは，関節が仮に拘縮しても日常生活上最も支障の少ない肢位を指す．

- 肩関節外転 10〜30 度
- 肘関節屈曲 90 度
- 前腕回内・回外中間位
- 手関節・背屈 20〜30 度
- 股関節屈曲 10〜30 度　内旋・外旋中間位外転 10〜15 度
- 膝関節屈曲 10〜20 度
- 足関節背屈・底屈 0 度

もう少しくわしく

デルマトームの見方・考え方

脊椎動物の進化のプロセスを考えると哺乳類のように四つん這いにし，魚類のように横から眺めた図のほうが位置関係は理解しやすい．同様に，鰓呼吸から肺呼吸への進化のプロセスにおいて，元来は鰓の位置にあった筋が横隔膜の位置まで下がった[i]ことを考え合わせると，横隔膜を支配する神経が第4頸髄から伸びてきたことも不思議ではない．

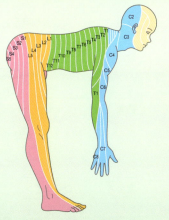

図　四つん這いで横から見たデルマトーム

● 引用文献

i）三木成夫：生命形態学序説，うぶすな書院，1992

4 麻痺のある患者の看護

　四肢麻痺と対麻痺とでは上肢が使えるかどうかという決定的な違いがあり（p.39参照），このことがADLの自立度を極めて大きく左右し，QOLに多大な影響を及ぼす．それだけに，自動運動や皮膚感覚の程度を細かく観察して損傷の高位レベルを査定し，期待できる残存機能を明らかにすることによりADLを再獲得するための訓練メニューを立てたり，そうした先の見通しを立てることを通して患者の回復への意欲を引き出しつつ，ADLが自立して行えるまでの間，十分なセルフケア援助を提供したりすることは，麻痺のある患者を看護するうえで非常に重要な実践である．

　デルマトーム（p.49，図Ⅱ-1-2参照）は脊髄の高位レベルごとにそれぞれの神経が支配している皮膚の感覚領域の分布を示した図である．脊髄の高位レベルは，ほぼ同じ高さの感覚を支配している胸髄を除き，表Ⅲ-1-4に示す3つの部位を目安に前後のレベルの感覚ならびに運動神経支配を念頭に置いてアセスメントを行う．

　脊髄損傷の患者に対する看護のポイントを表Ⅲ-1-5に示す．

表Ⅲ-1-4　脊髄高位レベルと運動，反射および感覚領域

	第6頚髄（C6）	第4腰髄（L4）	第1仙髄（S1）
運動	手関節の背屈	足関節の内反	足関節の外反
反射	腕橈骨筋腱反射	膝蓋腱反射	アキレス腱反射
感覚			
覚え方	OKサイン	打腱器	アキレス（Achille "S"）の1番の泣きどころ

表Ⅲ-1-5　脊髄損傷の患者に対する看護のポイント

ステージ	項目	看護のポイント
急性期 （脊髄ショック期）	救急搬送	●搬送時に脊柱に捻転が加わらないよう体幹を保持する
	精神面	●予期せぬ事故などによって受傷することが多く，訴えや思いを傾聴するとともに悲嘆を共感し，家族らとともに情緒的な支援を継続する
	呼吸	●横隔膜を支配する C4 以上の損傷があれば呼吸が抑制されるため，呼吸状態を注意深く観察する
	循環	●ショック（血圧低下，徐脈など）の出現に注意する
	体温	●体温中枢の異常や麻痺域の発汗障害などによって高体温になりやすいため，クーリングや室温・掛け物などの調節を適切に行う
	排泄	●膀胱が弛緩し，尿意が消失するため，膀胱留置カテーテルによって持続的導尿を行う
	体位	●感覚・運動のアセスメントを行うとともに良肢位を保持する ●関節拘縮を予防するため，他動運動により可動域訓練を行う
	皮膚	●感覚・運動異常により褥瘡のリスクが高まるため適切に予防する
	消化器症状	●精神的ストレスやステロイド薬の使用により消化管出血のリスクが高まるため注意深く観察する
慢性期	体位	●褥瘡や肺合併症を予防するため，定期的に体位変換を行う ●関節拘縮を予防するため，他動運動により可動域訓練を行う ●回復の状況に合わせて自力での体位変換や他動運動を指導する
	排尿	●排尿障害のパターンに応じた排尿訓練を行う ●自己導尿を指導する
	運動	●回復の状況に合わせて筋力強化訓練を行う ●ADL（日常生活動作）の自立に向けた装具，自助具などの選択，使用方法などの指導を行う
	退院支援	●利用可能な公的サービスを調整する ●必要に応じた自宅の改修を行う ●退院後の生活を想定したシミュレーションや試験的外泊を行う
	精神面	●新たなボディイメージや日常生活が受容できるよう，家族などとともに情緒的な支援を継続する

［加藤光宝（編）：新看護観察のキーポイントシリーズ，整形外科，中央法規，2011 を参考に著者作成］

2 運動器疾患の治療を受ける患者の看護

1 牽引を受ける患者の看護

牽引療法にはさまざまな方法があり，その効果や目的は異なる．牽引療法の種類には Kirschner（キルシュナー）鋼線牽引，頭蓋直達牽引などの**直達牽引**と，絆創膏牽引，フォームラバー牽引（スピードトラック牽引），グリソン（Glisson）牽引，骨盤牽引などの**介達牽引**がある（p.85〜88参照）．

牽引中は，**良肢位**の保持が重要である（**図Ⅲ-2-1b**）．下肢では患肢は外旋する傾向にあり，外旋位（**図Ⅲ-2-1a**）は腓骨頭部を圧迫しやすく，**腓骨神経麻痺**が生じる（p.158参照）．腓骨神経麻痺の観察として，母趾の背屈，腓骨小頭周囲の疼痛の有無などの観察を行う．また，長時間の同一体位により**褥瘡**が生じやすいため，皮膚状態にも注意する必要がある（**表Ⅲ-2-1**）．良肢位（中間位）を保つ場合は，**図Ⅲ-2-1c**のように枕を使用することは腓骨神経麻痺の予防につながる．弾性包帯やギプス辺縁により腓骨頭が圧迫され，腓骨神経麻痺が生じる可能性もあるため，定期的に確認することが大切である．

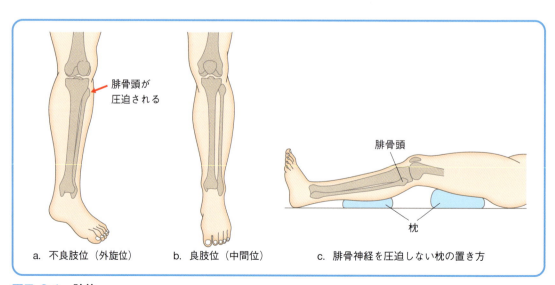

図Ⅲ-2-1　肢位
腓骨神経麻痺の予防には腓骨頭が圧迫されないよう，また膝が過伸展しないように，下腿や大腿に枕を置く．

表Ⅲ-2-1　牽引療法を受ける患者の看護時の観察ポイント

- 正しい肢位・体位の保持はされているか
- 正しい方向に牽引されているか
- 患者の安静・安楽は保たれているか
- 医師が指示した重さの重錘になっているか
- 重錘がベッドに接触していないか
- 牽引のロープがたるんだり，滑車から外れていないか
- 循環障害（末梢の腫脹の有無，チアノーゼ，冷感，しびれ，浮腫など）の徴候はないか
- 神経障害（感覚鈍麻，運動障害など）の徴候はないか
- 皮膚トラブル（発赤，水疱形成など）はないか
- 感染徴候はないか（直達牽引の場合）

2 ｜ ギプス固定を受ける患者の看護

　ギプス固定は，骨折や脱臼の整復後の固定，術後の患部の安静，変形の予防などの目的で行われる．ギプス固定中は患者がギプス固定の目的を理解し，清潔で快適に過ごせるよう配慮する必要がある．また，ギプス固定後は合併症の予防と早期発見が重要となる．ギプス内での腫脹により神経が圧迫されることで，循環障害や神経障害が生じる．そのため，手指の皮膚色，皮膚温，感覚障害の有無，手指運動が可能であるかを定期的に観察し，細心の注意を払って二次障害を予防する必要がある（表Ⅲ-2-2）．

臨床で役立つ知識

治療・療養に伴う神経障害のリスクを見張る

　運動器疾患の治療に限らず，多くの治療や療養生活では，ある程度運動が制限されるため，術中の体位固定器具や治療機器類，術後の装具や包帯類，ベッド柵や松葉杖などによっても末梢神経障害を起こしうることに注意が必要である．とくに，治療で局所麻酔薬を用いる場合は感覚が鈍麻することにより，痛みやしびれを感じないまま麻痺が進行する場合があることも忘れてはならない．また，身体の一部に強い痛みを感じている場合は，その他の部位に軽度の痛みやしびれがあっても気づかない場合もあり，知らぬ間に神経の圧迫が放置され，麻痺が完成することもまれではない．

　入院中の患者では，24 時間 365 日ベッドサイドケアにあたる看護師が，神経障害の発生を予測しながら経過を観察し，適切かつタイムリーに対応することが重要である．

表Ⅲ-2-2　ギプス固定を受ける患者の看護時の観察ポイント

- ●循環障害：浮腫，腫脹，皮膚色の異常，冷感はみられないか，末梢動脈は触知できるか
- ●疼痛：締め付けられるような疼痛はないか（ギプス固定開始から12〜24時間は頻回に観察※）
- ●神経障害：異常感覚（痛み，しびれなど），運動障害はないか
- ●出血：手術創部出血はみられないか（ギプスの下面にじみ出てくるので注意が必要）
- ●創感染：創部の瘙痒感，発熱，悪臭，分泌物の漏出，疼痛はみられないか
- ●関節拘縮，筋萎縮：動きの具合はどうか

※健側と比較し観察する.

3 脊髄造影検査を受ける患者の看護

　脊髄造影検査（ミエログラフィー，p.76 参照）は，腰椎穿刺を行い，くも膜下腔内に直接造影剤を注入して脊髄腔の形状・交通性を確認する検査である．苦痛を伴う検査であるため，できるだけ患者に不安を与えないような援助や配慮が必要である．

　検査前の看護のポイントとしては，検査にはヨード造影剤等が用いられるため，事前にヨードアレルギーの有無や，てんかん素因などの禁忌事項について確認しておく必要がある．さらに，検査前の食事は禁止であることも伝えておく．そして，検査後は床上安静が必要であり，比重の重い造影剤が脳へ流入しないよう，頭部を挙上しておくことが大切である．床上安静中の排泄は床上で行う必要があることも事前に説明しておく．

　検査直前にバイタルサインを確認し，穿刺中の患者には動かないように説明する．造影剤注入中は造影剤過敏反応※の有無を確認しながら，患者が不安になっていないかなど，全身状態をよく観察する（表Ⅲ-2-3）．検査終了後に水平仰臥位になると，造影剤が急激に頭蓋内に移動し，頭痛や悪心・嘔

*造影剤過敏反応
医療用の造影剤に対するアレルギー反応.

表Ⅲ-2-3　脊髄造影検査中・検査後の観察ポイント

1．バイタルサイン		
2．意識状態		
3．脊髄造影および腰椎穿刺の合併症		
●頭痛	●悪心	●嘔吐
●めまい	●振戦	
4．ヨード造影剤の副作用		
●かゆみ	●発疹	●発赤
●悪心	●息苦しさ	
5．穿刺部位の状態		
●出血	●血腫	●疼痛
6．感染徴候		

2 運動器疾患の治療を受ける患者の看護

吐，けいれん発作の原因となるため，ベッドを挙上し，安静臥床の時間を伝える．異常がなければ飲水・食事を許可する．その後はできるだけ水分摂取を促し造影剤が体内から排出されるよう援助する．

4 手術を受ける患者の看護

A 術前の看護（表Ⅲ-2-4）

手術を受ける患者の状況は各場面で異なり，患者が手術の目的や合併症など十分に理解をしたうえで手術が行われなければならない．そのためにも，個別性に配慮した対応が必要となってくる．術後合併症や筋力低下が生じないように，術後早期から訓練を開始する目的や必要性を術前に説明する必要がある．

また，回復期におけるリハビリテーション時には，患者の回復意欲を持続させられるようなかかわりが重要である．

床上リハビリテーション

患者には，術前より，術後に実施する**床上リハビリテーション**について説明をする．

目的としては，①**早期離床**をめざした**関節拘縮・筋力低下の予防**，②術後の**深部静脈血栓症（DVT）予防**，③関節を自動的または他動的に動かすこと

> **筋力低下**
> 術後，1週間未満の臥床でも健側大腿四頭筋の等尺性収縮筋力は半分に減少すると研究されており，その筋力を回復するためには同様の時間がかかる．とくに高齢者は，1日の臥床で筋力が3.0%も衰えるため，3週間の臥床を伴うことになると，筋力が半分に低下することにつながる．そのためにも，術前からのリハビリテーションに対する意識づけが重要である．

表Ⅲ-2-4 手術を受ける患者の術前看護

1. 不安の緩和
   - 患者とのコミュニケーションと信頼関係の構築
2. 検査の介助
   - 苦痛を伴う検査への援助や配慮
3. 手術の関する情報の提供
   - 術前オリエンテーションやビデオの視聴
   - 手術についてのイメージ化
4. 合併症予防のための患者教育
   4-1. 呼吸の練習
   - 深呼吸
   - 呼吸訓練器具
   - ネブライザー
   - 排痰法：体位排痰法，ハッフィング*
   4-2. 患側の肩および上肢の運動
   - 頸部の回旋，肩関節の回転，上肢の掌上→筋肉の萎縮予防，肩関節の拘縮予防
   4-3. 床上リハビリテーション
   - 早期離床をめざした関節拘縮や筋力低下の予防
   - 術後の深部静脈血栓症（DVT）を予防

> *ハッフィング
> 患者自身で痰を出しやすくする方法の1つであり，気道内分泌物の移動を目的として，喉元に上がってきた痰を外へ出すため，「ハッ！ハッ！」と声を出さずに勢いよく息を吐き，「ハッ」と強く速く4〜5回ほど咳をして，その後，痰などを出す方法である．

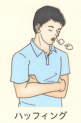

ハッフィング

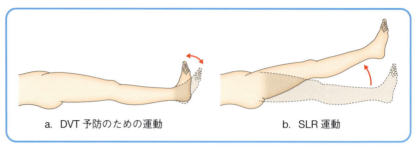

図Ⅲ-2-2　床上リハビリテーション
a：足関節の底背屈動作を行う．
b．膝関節を伸ばしたまま，脚を上下させる．

による**関節拘縮・筋力低下の予防**が挙げられる．そのために，患者が床上でのリハビリテーション（筋力増強訓練）を安全・安楽に実施できるよう配慮する必要がある．訓練中の患者の様子として，疼痛の増強や気分不快の有無，バイタルサインの変化や，患者の表情，疲労度などをしっかりと観察していくことが重要である．

> **メモ**
> さらに医師は，Dダイマー検査や超音波検査を行うことがある．

1) DVT予防のための運動（図Ⅲ-2-2a）

以下の手順で行う．
①両方の足関節をしっかりと背屈してもらい，その状態を10秒間保持する．
②しっかりと底屈を促す．
③背屈と底屈を数回〜数十回繰り返す．
　そのうえで以下を観察する．
- 下肢痛，腫脹，チアノーゼの有無と程度
- 表在静脈の怒張の有無
- ホーマンズ（Homans）徴候*の有無
- ローエンバーグ（Lowenberg）徴候*の有無

> **＊ホーマンズ徴候**
> 足関節の背屈によりふくらはぎの部分に痛みが生じる．

> **＊ローエンバーグ徴候**
> ふくらはぎの部分をマンシェットで加圧すると痛みが生じる場合は，すでにDVTが発生している可能性が高い．

2) 下肢伸展挙上（SLR）運動（図Ⅲ-2-2b）

以下の手順で行う．
①片方の膝を真っすぐ伸ばす．
②もう一方の足を真っすぐに伸ばし，15cmほど挙げ，5秒静止する．
③力を抜き，5秒休む．
④この動作を左右交互10回ずつ繰り返す．

SLR：straight leg raising

臨床で役立つ知識	深部静脈血栓症（DVT）

DVT（p.33 も参照）は 40 歳代後半〜50 歳代，男性よりも女性に起きやすく，とくに整形外科領域では脊椎や下肢の手術による発症頻度が高い．さらに，脊椎手術時の 4 点フレームによる腹部・大腿静脈の圧迫，人工股関節全置換術（THA）における脱臼肢位，下肢手術におけるターニケットの使用などで DVT のリスクが高くなる．そして，DVT によって血栓が肺動脈に詰まると肺塞栓症が起こり，呼吸困難や心停止をきたす恐れがある．

THA：total hip arthroplasty

B 術後の看護

術後の状態観察と主な術後合併症

1）手術侵襲からの回復過程

手術を受けたことによる侵襲はさまざまな生体反応を引き起こす．「呼吸」「循環」「代謝」「凝固能」「免疫機能」の変化は著しく，この生体反応について，ムーア（Moore）は 4 相（第 1 相［傷害期］：術後 2〜3 日ごろ，第 2 相［転換期］：術後 3 日ごろから 1〜2 日間，第 3 相［筋力回復期］：術後 1 週間〜数週間，第 4 相［脂肪蓄積期］：第 3 相後〜数ヵ月）に分類している．さらに患者は手術から生じるストレスも抱えているため，生体反応のみにとらわれるのではなく，その心理的ストレスにも着目して観察していくことが大切となってくる．

2）主な術後合併症

手術を受けた患者の状態は変化が著しく，術直後より患者の状況に気をつけて観察することが術後合併症の早期発見につながる（**表Ⅲ-2-5**）．

表Ⅲ-2-5 主な術後合併症

術直後より	術後 1〜2 日目から
●麻酔覚醒遅延 ●気道閉塞 ●急性循環不全（ショック）：出血などによって循環血流量が減少し，末梢血管に虚脱が生じ血圧低下を起こす（循環血流量減少性ショック）．心拍出量が減少し，血液が全身にいきわたらなくなる（心原性ショック） ●術後出血：100 mL/時間以上の場合は出血性ショックの可能性もある ●急性腎不全 ●低体温（シバリング*）	●呼吸器合併症（無気肺）：深呼吸ができない場合や分泌物で気道が閉塞され肺胞が虚脱して生じやすくなる ●深部静脈血栓症（DVT）：下肢の血液がうっ滞し血栓ができやすい状態になる ●急性疼痛 ●腸管閉塞（イレウス）：腸蠕動運動の回復の遅れで生じる ●術後せん妄：幻想や妄想，危険行動など ●術後感染：手術部位からの感染など

＊シバリング

体温が 32〜35℃の軽度低体温に陥ると，骨格筋が戦慄（シバリング，shivering）し，熱を産生しようとする．

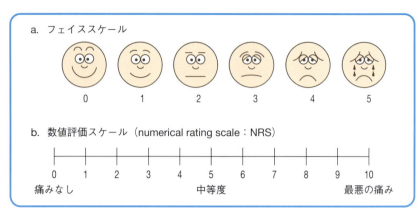

図Ⅲ-2-3　痛みの評価スケール

3）術後疼痛の評価スケール（図Ⅲ-2-3）

患者は術前から少なからず不安を抱えており，その**不安**をしっかりと傾聴し，十分に説明することで患者自身が**疼痛コントロール**をできるようなる．さまざまな合併症を引き起こす原因となる疼痛は治癒遅延につながる可能性もあるため，疼痛コントロールを積極的に行っていく必要がある．その疼痛を評価する指標として**痛みの評価スケール**を用いる．

4）術後の状態観察（図Ⅲ-2-4）

術前・術中の患者の状況をとらえたうえで，患者の術後を観察する必要があり，術後の患者の状態をすばやくアセスメントしていくことが重要である．とくに術直後の患者は，手術による侵襲や麻酔による影響，筋弛緩薬の使用などで急変しやすい状態にあるため，絶えず状態を観察して，患者の変化を見逃さないようにする必要がある．

臨床で役立つ知識　**医原性の尺骨神経麻痺に注意**

手掌を下にして寝ると，肘部管は真下を向くため圧迫を受けやすい．集中治療室（ICU）での長期臥床や手術中など，抑制された状態で長時間圧迫されると医原性に**尺骨神経麻痺**が発生することがある．肘部管を圧迫しないよう，肢位に注意が必要である．

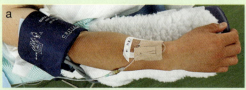 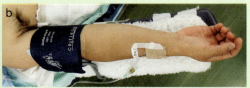

図　不良肢位と良肢位
a：不良肢位．掌を下に向けると肩が内旋して肘の内顆が下を向くため，肘部管が圧迫される．
b：良肢位．掌を上に向けると肩が外旋し，内顆は圧迫されにくくなる．

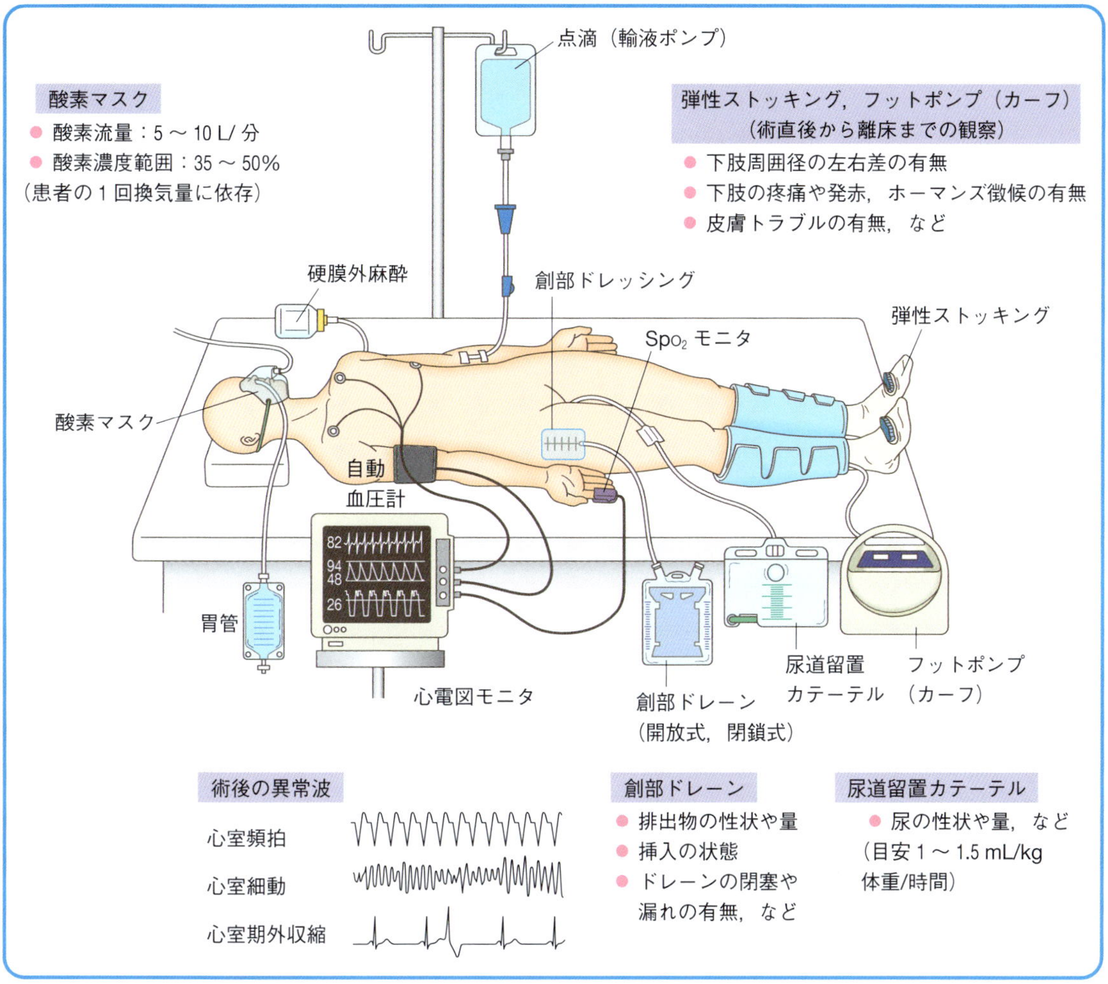

2 運動器疾患の治療を受ける患者の看護 **119**

酸素マスク
- 酸素流量：5 ～ 10 L/ 分
- 酸素濃度範囲：35 ～ 50%
（患者の 1 回換気量に依存）

点滴（輸液ポンプ）

弾性ストッキング，フットポンプ（カーフ）
（術直後から離床までの観察）
- 下肢周囲径の左右差の有無
- 下肢の疼痛や発赤，ホーマンズ徴候の有無
- 皮膚トラブルの有無，など

硬膜外麻酔

創部ドレッシング

弾性ストッキング

Spo₂ モニタ

酸素マスク

自動
血圧計

82
94
48
26

胃管

心電図モニタ

創部ドレーン
（開放式，閉鎖式）

尿道留置
カテーテル

フットポンプ
（カーフ）

術後の異常波

心室頻拍

心室細動

心室期外収縮

創部ドレーン
- 排出物の性状や量
- 挿入の状態
- ドレーンの閉塞や
漏れの有無，など

尿道留置カテーテル
- 尿の性状や量，など
（目安 1 ～ 1.5 mL/kg
体重/時間）

図Ⅲ-2-4　術後の状態観察

5）早期離床への援助

　術前から早期離床の重要性を患者に理解してもらい，看護援助につなげることが大切である．そのためには，早期離床の目的である，①呼吸器合併症の予防，②DVT の予防，③イレウスの予防，④術後せん妄の予防，⑤創部の治癒促進などの目的をしっかりと術前に説明し，患者が積極的に離床に取り組めるような配慮も必要となってくる．

　さらに術後，初めて離床を進める際は転倒のリスクが高くなるため，次の観察項目を重視する必要性がある：①迷走神経反射に伴う冷汗・顔面蒼白・意識レベルの低下，②起立性低血圧に伴うふらつき・耳鳴り・視野狭窄，③肺塞栓症に伴う急激な呼吸困難・胸痛，④ベッド周囲の環境要因．術後いきなり立位の体勢をとると，迷走神経反射や起立性低血圧を生じてしまい転倒のリスクにつながってしまうため注意する．

6）大腿骨近位部骨折時の看護

①大腿骨近位部骨折とは（p.136も参照）

高齢者に多い骨折の1つである．**大腿骨近位部骨折**は，骨頭下骨折および中間部骨折の大腿骨頸部骨折と，転子間骨折および転子貫通骨折の大腿骨転子部骨折とに分類される．高齢者の骨は老人性骨粗鬆症になっていることが多く，70歳以上の骨折の発生率は上昇している．

②大腿骨近位部骨折の治療

- **大腿骨転子部骨折**：治療法としては，ネイルプレート法，ネイルスクリュー法，エンダー（Ender）法などが用いられる．
- **大腿骨頸部骨折**：転位が小さい場合はスクリュー固定が用いられる．転位が大きい場合は人工骨頭置換術を用いられる．人工骨頭置換術の場合，大量の出血を伴う．骨頭栄養血管が損傷されるため，貯血式自己血輸血が実施される場合もある．

③人工骨頭置換術の術後看護

人工骨頭置換術の術後の問題点として挙げられることは，人工骨頭の脱臼と感染である．**脱臼予防**として術直後より，患肢は軽度外転，中間位，屈曲90度までの良肢位を保つことが重要であり，患肢の内転を予防する目的で枕などを挟む．その際は，腓骨神経を圧迫しないよう注意を払う必要がある．また，創部は**吸引式ドレーン**が挿入されているため，排液の量や性状を観察し，ドレーン抜去後も**感染予防**に努める必要がある．

さらに術前から退院に向けて，生活時の注意点を繰り返し指導することにより，術後合併症予防につなげていくことが大切となってくる（**表Ⅲ-2-6**）．

貯血式自己血輸血の実施基準

貯血式自己血輸血を行う場合，80歳以上の高齢者は慎重に判断することが望ましい．実施する際の1回の採血量は，上限400 mLまたは循環血液量の10%以内が原則である（体重50 kg以下の者は400 mL×体重/50 kgを参考に算出する）．その他に血液中のヘモグロビン値11 g/dL以上，ヘマトクリット値33%以上が望ましい．血圧管理にも注意し実施する必要がある．

表Ⅲ-2-6　人工骨頭置換術の術後生活指導

1．脱臼予防
- 股関節の可動域制限を守るように指導する
- 前傾姿勢にならないように工夫する
- トイレなど腰をかけて行う動作の際に外旋・外転を保つように説明する

2．感染予防
- 人工骨頭などのインプラントを挿入している場合は，感染を起こすと抜去につながることを説明する
- 創部に熱感，腫脹，痛みの出現や，しびれがみられる場合は，早めの病院受診を指導する

3．摩耗予防
- 股関節に負担がかかるような重い物は持たないよう指導する
- 体重の増加も股関節に負担がかかるため，体重コントロールの必要性を説明する

4．社会資源の活用
- 身体障害者手帳などの公的支援が必要な際は支援が受けられるよう説明する

5 | リハビリテーションを受ける患者の看護

A リハビリテーションを受ける患者の看護

運動器疾患の手術が終わり急性期を脱すると，リハビリテーションが開始となる．リハビリテーションは，障害された機能の回復，残存機能の向上を目的として行われる．

病棟生活のなかでも，看護師による日常生活動作（ADL）の援助もリハビリテーションにつながる．ケアでは，患者ができることは自分でやってもらい，できないところだけを援助する役割を担うということが大切となってくる．そして，術後の床上生活においても，残存機能を最大限に伸ばすことができるようにかかわることが重要である．

とくに高齢者においては，病棟生活のなかでの活動量を増加させることは，障害された機能の回復と手術によって低下した筋力の向上につながる．そのためにも，看護師は常に在宅復帰を想定してADL援助に時間をかけることが必要であり，見守ることが大切である．

B 回復期における多職種連携のチーム医療

回復期における患者は身体・心理・社会的側面において，さまざまなニーズを抱えている．個別性の高いニーズを達成するために重要なカギとなることは，他職種と連携を図り，患者に合ったリハビリテーションを進めていくことである．そのためにも，共通の目標に向けて多職種が協働・連携し，専門性を発揮することが重要となってくる．さらに，退院を見据えた情報収集（表Ⅲ-2-7）を患者や家族から行い，それぞれの立場からの思いを傾聴することも必要となってくる．

> **退院と家族**
>
> 退院を見据えたかかわりのなかで必要になってくることの1つに，患者一人の希望のみではなく，家族の希望も取り入れていくことがある．そのためにも，家族からも早い段階から情報を収集し，家族も患者が退院した後の生活がイメージできるように家族介入していく必要がある．

表Ⅲ-2-7 退院を見据えた情報収集

- 全身状態のアセスメント
- 入院前の生活背景（家族背景も含め，どのように普段過ごしていたかなど）
- 入院前の歩行状態やADL（杖を使用し歩行していたなど）
- 左右可動域（日常生活スタイルに合わせた禁忌の体位など）
- 疼痛・しびれなどの感覚
- 病気や治療に対する思い（患者の家族を含めて）
- 手術やリハビリテーションに対する理解度
- 社会資源の利用状況
- 住んでいる家（階段や寝具など）
- 主な交通手段
- 今後の望み
- 社会的役割

第Ⅳ章 運動器疾患各論

1 外傷

1 | 骨折・脱臼

1-1 | 成人の上肢の骨折・脱臼

1-1-1 | 肩関節部の骨折・脱臼

A 上腕骨近位端骨折

病態

転倒して手をついたり肩から落ちた後，肩関節に強い痛みが出現し動かせなくなった際に多くみられるのが**上腕骨近位端骨折**である．高齢者の転倒により生じる四大骨折の1つでもある．

診断

肩関節の腫脹と動作時痛がある．肩関節周辺の皮下出血を伴う場合が多く，単純X線像で診断する．

治療

転位が小さい場合には保存療法を行う．転位が大きい場合には手術療法となりうる．

> **骨粗鬆症を基盤とする骨折**
>
> 上腕骨近位端骨折は骨粗鬆症を基盤とする骨折の代表的なものである．四大骨折としては，他に脊椎圧迫骨折，大腿骨近位部骨折，橈骨遠位端骨折がある．

B 外傷性肩関節脱臼

病態

肩関節は肩甲骨の関節窩と呼ばれる小さなお皿に，上腕骨頭という大きなボールが載っている格好をしており，人体のなかで最大の可動域をもつ球関節である．肩関節の解剖学的な特徴として骨頭に比べて関節窩が非常に小さいことが挙げられ，可動域が大きく，外力により脱臼しやすい関節となっている．**肩関節脱臼**は脱臼した骨頭の位置によって前方脱臼，後方脱臼，下方脱臼の3型に分類されるが，ほとんどが転倒した際に体を支えようとした腕が外後方に強制された際に生じる前方脱臼である．

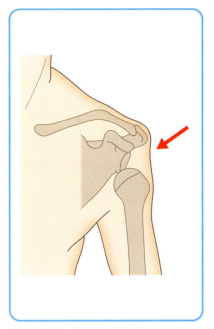

図Ⅳ-1-1　外傷性肩関節脱臼時の肩峰下陥凹

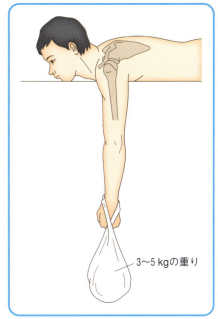

3〜5 kgの重り

図Ⅳ-1-2　スティムソン法による肩関節脱臼整復

診断

　肩関節の痛みと運動制限が主な症状であるが，局所の所見として典型的な前方脱臼では三角筋の膨隆がなくなり，肩甲骨の一部である肩峰（けんぽう）の下方に空虚感（陥凹）（かんおう）を認める（**図Ⅳ-1-1**）．単純X線像で診断する．

治療

　整復方法では**ヒポクラテス**（Hippocrates）**法**や**コッヘル**（Kocher）**法**が代表的な方法であるが，全身麻酔や静脈麻酔下に行わないと整復されないことが多い．そのため，無麻酔で上肢をゆっくり挙上していく**ミルヒ**（Milch）**法**や，ベッドの上に腹ばいになった患者の手首に5 kg程度の重りを持たせて牽引する**スティムソン**（Stimson）**法**のような愛護的方法（**図Ⅳ-1-2**）が選択されることも多い．

　また，肩関節脱臼では関節包の損傷を伴っているために，整復後の不十分な固定では反復性肩関節脱臼に移行する可能性が高い．少なくとも3週間程度の外固定を必要とし，従来内旋位固定を行っているが，最近では前方関節包や前方関節唇（しん）が整復された位置（外旋位）での外固定が推奨されている．

1-1-2 上腕骨骨幹部骨折

病態

　上腕骨骨幹部骨折とは上腕骨大胸筋付着部から顆上部の間の骨折である．転倒などで上腕骨に直達外力が加わったときに起こりやすい横骨折や，腕相撲などの介達外力が原因の螺旋骨折が多い．特殊なものとして長い螺旋骨折が，野球の投球時に生じることもある．

診断

　上腕の運動障害，変形，腫脹，疼痛が主な症状である．骨折部の位置により上腕の変形は異なる．

治療

　従来，ハンギングキャストなどによる保存療法が原則であった．長期固定による肩関節や肘関節などの拘縮を引き起こさないようにすることが重要である．近年，固定材料の進歩により髄内釘やプレートによる手術療法を行うことも多くなった．

> **ハンギングキャスト**
> ギプスと腕の重さを利用して介達牽引を行うもので，転位の方向により頚からの紐の長さを調節することで矯正が可能である．その反面，変な回旋力が働いたり半坐位での就寝姿勢を強いられるなど管理が難しい固定法である．

1-1-3 肘関節部の骨折・脱臼

　肘関節部の骨折は，上腕骨外顆骨折，上腕骨内上顆骨折，上腕骨顆上骨折，上腕骨通顆骨折などの上腕骨遠位端に発生する骨折と，前腕近位端の橈骨頭骨折，橈骨頚部骨折と尺骨近位端の肘頭骨折に大別される．

A 上腕骨遠位端骨折

病態

　上腕骨遠位に発生する骨端骨折のうち，骨折線が関節にかからず小児に多い上腕骨顆上骨折，骨折線が関節にかかり高齢者に多い上腕骨通顆骨折が代表的である．上腕骨通顆骨折は骨粗鬆症のある高齢女性に多く発生し，ささいな転倒などで上腕骨遠位部を直接強打された場合に発生する．

診断

　臨床症状として肘関節部に腫脹が起こり，著しい疼痛，肘関節部の圧痛がある．単純X線像で診断する（**図Ⅳ-1-3**）．

治療

　上腕骨通顆骨折は解剖学的に脆弱な部位の骨折であり，骨折部の接触面積も小さいことから不適切な処置で偽関節を生じやすい．長期間のギプス固定では肘関節拘縮を引き起こしやすく，手術療法を検討することも多い．

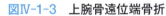

図Ⅳ-1-3 上腕骨遠位端骨折

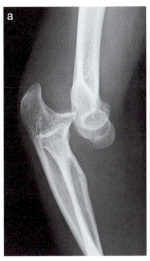

図Ⅳ-1-4 肘関節脱臼
a：肘関節脱臼, b：脱臼整復後

B 肘関節脱臼

病態

肘関節脱臼は肩関節脱臼に次いで多く発生し，活発な11〜15歳男児に好発する．多くは肘関節伸展位で手をついたかたちで転倒したときに発生し，上腕骨に対して尺骨肘頭が後方に脱臼（肘関節後方脱臼）するかたちで生じる．

診断

患者は肘関節を軽度屈曲し健側手で保持し，肘関節の完全伸展は不能である．また，疼痛と腫脹があり，肘関節後方に肘頭の突出を認める．単純X線像で診断する（図Ⅳ-1-4）．

治療

前腕を軸方向に牽引し，肘関節を屈曲することで簡単に整復されることが多い．肘関節周囲の合併損傷として側副靱帯損傷，内側上顆骨折，橈骨頸部骨折を引き起こしていることが多く注意が必要である．

肘関節脱臼では関節包の損傷を伴っているため，少なくとも3週間程度の外固定を必要とする．固定後は，異所性骨化に配慮したリハビリテーションが必要である．

> **異所性骨化に配慮したリハビリテーション**
> 自動運動を中心として行い，無理やり曲げ伸ばしをしないというのが重要となる．

C 橈骨頭骨折，橈骨頸部骨折

病態

肘関節伸展位・前腕回外位で手をついて転倒・転落した際に，橈骨頭・橈骨頸部に外力が加わり，その方向や外力を受けた骨軟骨の状況により橈骨頭

もしくは橈骨頚部が骨折する．**橈骨頭骨折**の多くは成人に発生し，**橈骨頚部骨折**の多くは小児に発生するとされる．内側側副靱帯や内側上顆骨折，肘頭骨折などを合併することもある．

診断

臨床症状として肘関節動作時痛があり，肘関節外側部の疼痛，腫脹，皮下出血を認める．診断には，肘関節の多方向X線撮影が必要となることが多い．

治療

橈骨頭の転位角度や粉砕状況，さらには受傷年齢により治療方法が異なってくる．関節内骨折である成人の橈骨頭骨折はできるだけ正確な整復をして内固定またはギプスによる外固定を行う．

D 肘頭骨折

病態

肘頭骨折の多くは肘の直達外力により発生するが，まれに上腕三頭筋の牽引力でも発生することがある．

診断

肘頭骨折の多くは上腕三頭筋が付着している骨片が離開し，肘頭部の疼痛，腫脹，皮下出血を認める．肘関節の単純X線像で診断する（**図Ⅳ-1-5**）．

治療

転位がない場合はギプス固定での保存療法となるが，多くは手術療法が必要となる．

1-1-4 前腕部の骨折

A 前腕骨骨折

病態

前腕骨骨折の多くは直達外力によって発生するが，転倒や転落の際に手を強くつくときの介達外力でも発生する．腫脹が強い前腕骨骨折を放置すると**フォルクマン**（Volkmann）**拘縮**（p.33参照）を引き起こす恐れがあり，注意が必要である．

診断

受傷機転と局所の臨床所見から骨折を疑い，前腕の単純X線像で診断する．橈骨・尺骨は近位・遠位橈尺関節と骨間膜を介して相互に影響し合うので，橈骨・尺骨の単独骨折は少ない．一見単独骨折のようでも肘関節や手関節を含めた正確なX線撮影を行うことで，尺骨骨幹部骨折に橈骨頭脱臼を伴う**モンテジア**（Monteggia）**骨折**（**図Ⅳ-1-6**）や，橈骨骨幹部骨折に遠位橈

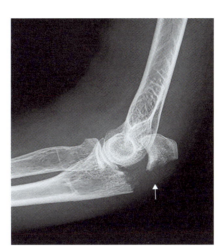

図Ⅳ-1-5 肘頭骨折

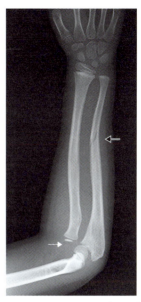

図Ⅳ-1-6 モンテジア骨折
黒い矢印は尺骨骨折，白矢印は橈骨頭脱臼を示す．

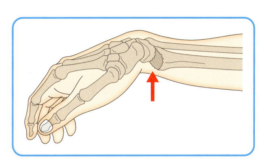

図Ⅳ-1-7 橈骨遠位端骨折（フォーク状変形）

尺関節脱臼を伴う**ガレアッツィ**（Galeazzi）**骨折**の見逃しを予防できる．

治療

　転位が小さいなど整復位が容易に保たれる骨折であれば保存療法の適応となるが，筋や骨間膜と骨との関係で整復も固定も難しい両前腕骨折では手術療法を要することが多い．また，橈骨頭脱臼の整復やその整復位保持の難しいモンテジア骨折でも手術療法を要することが多い．

B 橈骨遠位端骨折

病態

　橈骨遠位端骨折は高齢者に頻発する骨折であり，全骨折の約10%ともいわ

フォーク状変形

フォークを伏せて置いたような形からこう呼ばれる.

*若木骨折

骨が若木や竹のように弾力性があることから，しなるように折れる骨折（p.27,およびp.146，図Ⅳ-1-28も参照）.

れる．多くは手関節背屈強制により遠位骨片が背側に転位し，外見上**フォーク状変形**（**図Ⅳ-1-7**）を呈する**コレス**（Colles）**骨折**のかたちとなる．古くは受傷機転に違いにより**スミス**（Smith）**骨折**や**バートン**（Barton）**骨折**と分類されていたが，最近は粉砕の程度や関節に至る骨折かどうかで分類することが多くなった．年少者では**若木骨折***の形態をとることが多い.

│診断

受傷機転と局所の臨床所見から骨折を疑い，手関節の単純 X 線像で診断される.

│治療

転位が小さく整復位が容易に保たれる骨折であれば，保存療法の適応となる．近年はプレートが改良され良好な整復保持が可能となったことにより，手術療法を行って早期関節可動域訓練を施行することで治療成績の改善がみられる.

1-1-5 │ 手の骨折・脱臼

A 舟状骨骨折

│病態

舟状骨骨折は 10 歳代後半から 20 歳代の青年がスポーツや交通事故などで手首を背屈して手をついたときに発生しやすいといわれ，見逃されて治療が遅れ，偽関節になりやすい骨折である（**図Ⅳ-1-8**）.

舟状骨

舟状骨は手関節にある 8 つの手根骨の 1 つで近位列母指側にあり，その形が船のようであることから舟状骨と呼ばれる.

│診断

母指（親指）側の手関節痛を訴えることで疑うが，小さな骨で症状が強く出ないことから，捻挫と思い込んで診断が遅れることが多い骨折である．一度の単純 X 線検査で発見されずに，数週間後に診断されるということもある．単純 X 線検査で発見できず舟状骨骨折を疑う場合は，MRI 検査が有用である.

│治療

転位の少ない場合には肘関節から母指に至るギプス固定で治療を行うが，6 週間以上の固定を必要とする．骨癒合が得られにくい骨折であることから，最近では骨折部に圧迫が加わるようなさまざまなスクリューが開発され，積極的に手術療法が行われるようになってきている.

B 中手骨骨折

│病態

手は人が生活しているなかで最も使用する頻度が高く，けがをしやすい部

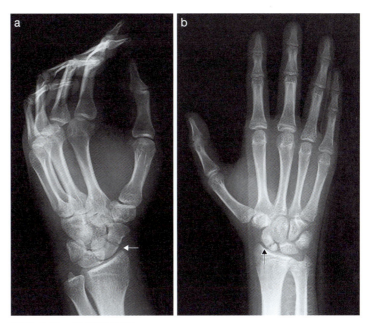

図Ⅳ-1-8 舟状骨骨折
a：舟状骨骨折, b：舟状骨骨折の偽関節例

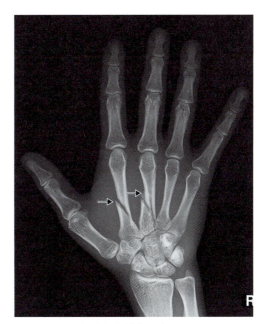

図Ⅳ-1-9 中手骨骨幹部骨折

位である．**中手骨骨折**は発生する頻度が高く，物が手の甲にあたって発生する**中手骨骨幹部骨折**（**図Ⅳ-1-9**），パンチ動作後に小指のこぶしがへこんで見えることがある**ボクサー**（boxer）**骨折**とも呼ばれる**第5中手骨頸部骨折**

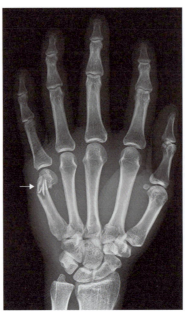
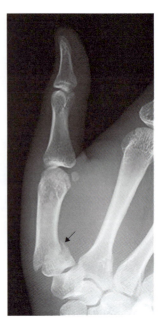

図Ⅳ-1-10　第5中手骨頚部骨折（ボクサー骨折）　　図Ⅳ-1-11　ベネット骨折

が多い（図Ⅳ-1-10）．母指の先端から根元に向かって強い力が加わることで母指中手骨基部が骨折して脱臼する**ベネット**（Bennett）**骨折**（**母指手根中手［CM］関節脱臼骨折**）は特殊な骨折として知られている（図Ⅳ-1-11）．

診断
受傷により手の甲が腫れ，指の動作で痛みがある．単純X線像で診断する．

治療
転位がある場合，まずは徒手的に整復する．中手骨骨幹部骨折では不十分な整復で指の回旋変形が残存することがあり注意が必要である（図Ⅳ-1-12）．整復位の保持のため，ギプス固定や鋼線による固定のほか，骨折の程度によってはプレートでの固定を要することもある．

1-2　成人の体幹・下肢の骨折・脱臼

体幹の骨折・脱臼は胸郭骨折や骨盤骨折などがあり，**高エネルギー外傷***により生ずることが多く，多発外傷の一部として認められることも多い．骨折だけでなく臓器損傷やその他の骨折も検索する必要がある．

下肢の骨折・脱臼は高エネルギー外傷でも引き起こされるが，高齢者の軽微な転倒でも引き起こされ，長期の臥床は機能障害だけでなく廃用症候群や肺炎を惹起し，健康寿命や生命予後を低下させることも多い骨折である．

***高エネルギー外傷**
身体に大きな力（高いエネルギー）が加わって起こった外傷である．スピードの速い交通事故，落下事故などが該当する．身体内部の広い範囲で組織が破壊されている恐れがあり，目に見える徴候がなかったとしても生命に危険を及ぼす可能性が高い．

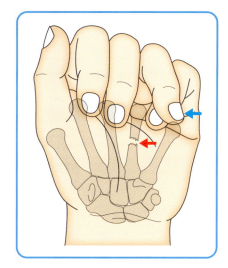

図IV-1-12　中手骨骨幹部骨折による指の回旋変形
指屈曲により環指が小指方向に転位している（青矢印）．赤矢印は骨折部を示す．

1-2-1 胸郭の外傷

病態

　胸郭は生命維持に必要な心臓，肺，大血管などの臓器を外力より保護している．多発肋骨骨折や胸椎骨折，臓器損傷胸郭を構成しているのは，胸椎，肋骨，胸骨，鎖骨，肩甲骨であり，これらが損傷された高エネルギー外傷では**臓器損傷**や**臓器不全**を念頭に置かなければいけない．また，軽微な外力での**肋骨骨折**や**鎖骨骨折**などもみられ，頻度の高い損傷部位でもある．

　症状においては，肋骨骨折や胸骨骨折は損傷部位の呼吸痛や圧痛，体動痛を生じる．鎖骨骨折や肩甲骨骨折の場合は，圧痛のほかに，上肢を体動させることによっても疼痛が生じる．

診断

　外力の大小にかかわらず，臓器損傷の有無についてバイタルサインのチェックが必要である．最も多いのは**気胸**である．高エネルギー外傷の場合は，胸郭の動揺性，奇異性呼吸，チアノーゼや気胸の所見などを『外傷初期診療ガイドライン』[1]（以下ガイドラインと略す）に沿って診療し，超音波，X線，CT検査の施行と同時に治療を進めていく（**図IV-1-13**）．軽微な外力の場合は，触診や打診を元に肋骨骨折や胸骨骨折の部位を特定し，胸部X線像や超音波像を用いて診断する．

治療

　肋骨骨折は，ほとんどの場合は保存療法で治癒することが多いが，動揺性

『外傷初期診療ガイドライン』に基づく講習会

日本外傷診療研究機構（JTCR）が主催するもので，医師のためのJATEC（Japan Advanced Trauma Evaluation and Care）コースだけでなく，看護師のためのJNTEC（Japan Nursing for Trauma Evaluation and Care）コースや，救急隊や病院前救護のためのJPTEC（Japan Prehospital Trauma Evaluation and Care）コースが存在する．外傷診療や救急診療を深めたい医療関係者に必須のプロバイダーコースとなっており，ぜひ受講をお勧めする．

超音波診断

近年は骨・軟部組織における超音波診断が発達してきている．肋骨骨折や鎖骨骨折においても感度が高く，気胸の診断にも優れ，低侵襲であり，今後広まっていく検査の1つである．

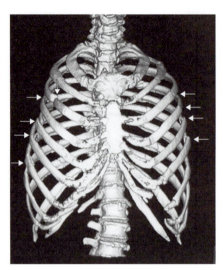

図Ⅳ-1-13　動揺性胸郭の3D-CT像
矢印は右第3-8，左第3-6肋骨骨折による動揺性胸郭を示す．

胸郭で呼吸不全を併発している例では人工呼吸管理が必要となる場合もある．また，疼痛による呼吸機能低下は肺炎の発症リスクとなり，疼痛管理が必須である．肋骨が肺に刺入している場合は，整復固定や除去術の適応となる．胸骨骨折も同様に，転位が大きい場合に手術適応となる．鎖骨骨折の場合は，転移が軽微な例ではクラビクルバンドなどによる保存療法で治癒可能であるが，1cm以上の転位や短縮は手術適応となることが多い．若年の場合は，ほとんどが保存療法で治癒可能である．

1-2-2　骨盤の骨折

病態

骨盤骨折の多くは，転落外傷や，交通事故などの高エネルギー外傷により発症する．多発外傷を併発していることも多く，多臓器損傷や骨折の検索が必要であり，しばしば致死的となる．骨盤骨折は骨盤輪骨折と寛骨臼骨折に分けられる．骨盤輪は仙骨，腸骨，恥骨，坐骨で構成され，骨盤輪骨折ではこれらが破綻する．安定型，部分不安定型，不安定型に大きく分類され（図Ⅳ-1-14），不安定性が大きいほど重篤となる．出血量は1,000〜4,000mLといわれショックの一因となり，時に致死的である（図Ⅳ-1-15）．寛骨臼骨折は股関節の関節内骨折であり，しばしば骨盤輪骨折との併発や股関節脱臼を伴う．

診断

診察と診断はガイドラインに沿って行い，骨盤の動揺性や下肢の短縮を認

> **メモ**
> 近年，超高齢社会を迎え，高齢者の転倒による脆弱性骨盤輪骨折が増加傾向にあり，トピックスの1つである．単純X線像だけでは見逃しが多く，詳細な身体所見やCT検査が有用である．

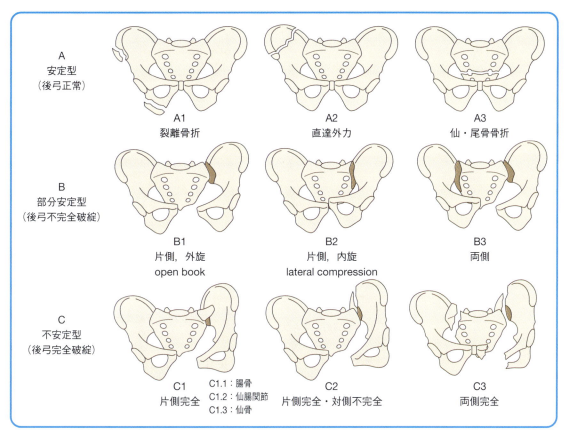

図IV-1-14　骨盤骨折の分類
[Rüedi TP, Buckley RE, Moran CG (eds)：AO法骨折治療, 第2版, 糸満盛憲（日本語版総編）, 医学書院, p.506, 2010より引用]

めれば，骨盤骨折を疑い単純X線像にて大まかな診断と治療を行う．骨盤輪骨折の20％程度に神経損傷が認められる．バイタルサインがある程度安定した後，CT検査で活動性出血を確認し，必要であれば経皮的動脈塞栓術を施行する．全身状態が安定した後に骨盤骨折の手術を行う．

治療

　骨盤輪骨折の場合や全身状態が悪い場合は，創外固定を行い骨盤の不安定制御と出血制御を行う．全身状態の安定化後に不安定性のあるものは，前方固定術または後方固定術の適応となる．仙骨骨折であれば後方固定，腸骨骨折であれば前方固定を選択する場合が多い．

　寛骨臼骨折の場合は，股関節脱臼を伴うものは大腿骨頭壊死に陥る恐れがあるため至急での整復を要する．臼蓋の転位が大きいものは観血的整復固定術の適応となる．

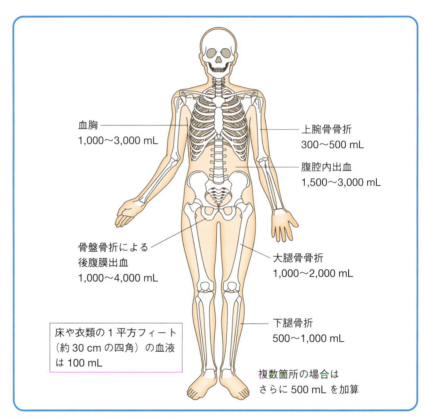

図Ⅳ-1-15　損傷部位と出血量
[日本外傷学会外傷初期診療ガイドライン改訂第6版編集委員会（編）：外傷初期診療ガイドラインJATEC, 第6版, へるす出版, p.44, 2021 より許諾を得て転載]

1-2-3 股関節部の骨折・脱臼

病態

　股関節部の骨折は寛骨臼骨折と大腿骨近位部骨折に分けられる．寛骨臼骨折は骨盤骨折で記述した通りである．大腿骨近位部骨折は，骨頭骨折，頚部骨折，転子部骨折，転子下骨折に分けられる（**図Ⅳ-1-16**）．骨頭骨折は股関節後方脱臼や寛骨臼骨折に伴うことが多く，高エネルギー外傷に起因することが多い．頚部骨折，転子部骨折は骨粗鬆症の背景にある高齢者の転倒により発症し，頻度の高い骨折の1つである．転子下骨折は高齢者の転倒でも起こるが，若年者の高エネルギー外傷を原因とした多発外傷の一部として認められることが多く，粉砕骨折の形状を認めることもある．

診断

　多くは股関節痛と歩行困難で受診するが，歩行して受診する場合もある．単純X線像を用いて診断を行うが，骨折が不明瞭な場合も多く，疑わしい場合はCTやMRI検査を施行する．

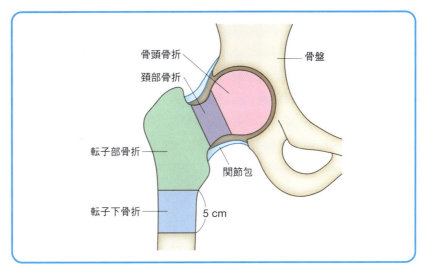

図Ⅳ-1-16 大腿骨近位部骨折の部位別分類

> **看護の視点**
> 大腿骨頸部骨折と人工骨頭置換術後の看護については p.120 参照.

> **メモ**
> 人工骨頭置換術を施行した場合は，脱臼肢位に注意し，看護・リハビリテーションを施行する必要がある.

治療

　大腿骨頭骨折は骨折型によりさまざまであるが，多くは陥入骨片の摘出や整復固定術，高齢者であれば人工骨頭置換術を選択する場合もある.

　大腿骨頸部骨折および頸基部骨折は，転位が少なければ骨頭温存骨接合術を行うが，転位が大きければ骨頭への血流障害により癒合率は低いため，**人工骨頭置換術**を選択することが多い. 転子部骨折は骨頭への血流が保たれており，ガンマネイルなどの骨接合術が選択される.

　転子下骨折では髄内釘での骨接合術を行うことが多い. 粉砕骨折では偽関節となることが多く，注意深い経過観察が必要である.

　これらの骨折患者が高齢者の場合，長期臥床は**運動機能低下**や**廃用症候群**を惹起するだけではなく，認知症の発症や進行，深部静脈血栓症や肺血栓塞栓症（p.33 参照），肺炎や尿路感染症を引き起こすため，患者の1年以内の致命率は10％以上に上る. よって24〜48時間以内に手術を行い，翌日からリハビリテーションを行う必要がある. また，骨粗鬆症が背景にあることが多く，同時に精査と治療が必要である.

1-2-4 大腿骨骨幹部骨折

病態

　大腿骨は人体最大の長管骨である. 交通事故などの強い外力により損傷し，**大腿骨骨幹部骨折**は多発外傷の一部としても認められることもある（図Ⅳ-1-17a）. 活動性の高い青壮年層に多くみられる. また，軽微な外力により生じた場合は**病的骨折**を疑い，原発性または転移性を含めた悪性腫瘍の全

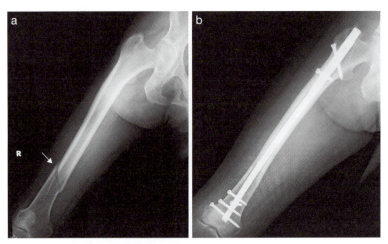

図Ⅳ-1-17　大腿骨骨幹部骨折の術前・術後
a：術前，b：術後（髄内釘による治療後を示す）

身検索を行う必要がある．外傷直後より自動運動・起立が不可能となり，自発痛が著明となる．また，変形や短縮が認められ，動揺性を確認できる．骨折箇所により筋肉の作用で特有の肢位と転位をとる．出血量は1,000 mL程度といわれショックの一因となりうる．時には開放創となり持続出血が存在する場合は，それ以上の出血が見込まれる（図Ⅳ-1-15）．

診断

高エネルギー外傷であればガイドラインに沿って診療を行う．ガイドラインでは，四肢の骨折の精査は状態が安定化してから行うことになっている．症状があれば必要に応じて単純X線像で診断する．下肢主要動脈損傷（浅・深大腿動脈や膝窩動脈）損傷を合併していることもあり，冷感の左右差や足背動脈の触知を怠ってはいけない．必要であれば造影CT検査を行い出血部位を確認する必要がある．

治療

ガイドラインでは四肢の骨折治療の優先順位は低く，症状や変形短縮があればシーネ固定のみを行い，体幹部の臓器損傷や骨折の治療と診断を優先する．全身状態が悪い場合は創外固定を行い，全身状態が安定化後に髄内釘やプレートによる観血的整復固定術を施行することが多い（図Ⅳ-1-17b）．全身状態が良好であれば直達牽引を行い，早期の手術とリハビリテーションを開始するのが望ましい．開放骨折の場合は初期診療時にデブリドマンと洗浄を追加し，抗菌薬の投与を行う．血行は良好で偽関節になりにくく，筋肉に覆われており機能障害を残すことが少ない骨折部位である．

●引用文献
1) 日本外傷学会外傷初期診療ガイドライン改訂第6版編集委員会（編）：外傷初期診療ガイドライン JATEC，第6版，へるす出版，2021

1-2-5 膝関節部の骨折・脱臼

膝関節部の骨折・脱臼では，代表的なものとして大腿骨顆上骨折，大腿骨顆部骨折，膝蓋骨骨折，脛骨近位端骨折，外傷性膝関節脱臼，外傷性膝蓋骨脱臼などが挙げられる．

A 大腿骨顆上骨折，大腿骨顆部骨折（図Ⅳ-1-18）

病態

大腿骨遠位端付近への直達外力や高所からの転落では**大腿骨顆上骨折**が生じやすく，関節周囲への外反・内反力が加わった場合には**大腿骨顆部骨折**が生じやすい．顆上骨折では骨折部は後方凸変形を生じやすく，顆部骨折では内反・外反変形が生じやすい．

診断

一般的に単純X線撮影が用いられ，前後・側面像で診断がつくことが多い．骨折線が膝関節面に及ぶ顆部骨折では，CT検査を追加することも重要である．

治療

保存療法では変形を矯正する必要があり，脛骨粗面からの鋼線牽引を6週間程度施行したのちギプス固定を行う．手術療法ではプレート固定が選択されることが多く，術後早期から他動運動による膝関節可動域訓練を開始する．

B 膝蓋骨骨折（図Ⅳ-1-19）

病態

膝関節の打撲による直達外力や，膝関節の屈曲強制による介達外力により生じ，直達外力では粉砕骨折，介達外力では横骨折のかたちをとりやすい．

診断

一般的に単純X線撮影が用いられ，前後・側面像で診断がつくことが多い．CT検査を追加すると術前の計画が立てやすくなる．

治療

骨片の離開が少ない場合には保存療法も選択肢となる．骨折が横骨折や粉砕骨折の場合には，表面締結法や引き寄せ締結法と呼ばれる手術療法が選択されることが多い．

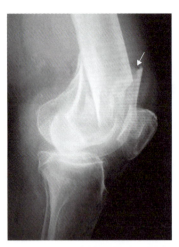
図Ⅳ-1-18　大腿骨顆上・顆部骨折

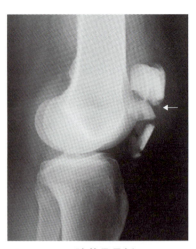
図Ⅳ-1-19　膝蓋骨骨折

C　脛骨近位端骨折（図Ⅳ-1-20）

病態
　膝関節部の外側から外力が加わった際に，脛骨外側関節面に生じる頻度の高い骨折である．内側側副靱帯損傷，半月板損傷，十字靱帯損傷を伴うことがある．

診断
　一般的に単純X線撮影が用いられ，前後・側面像のほか，ストレス撮影により靱帯の評価を行うこともある．関節面の陥没の評価にはCT検査が有用である．

治療
　転位が少ない症例では4週間程度のギプス固定の後，屈伸運動を開始するが，関節面に5mm以上の陥没を認める症例では手術療法が選択される．二次的に膝関節の拘縮や変形性膝関節症を生じやすい．

D　外傷性膝関節脱臼（図Ⅳ-1-21）

病態
　交通事故など強い外力が生じた際に，周囲の靱帯損傷を伴い生じる．

診断
　膝関節に著しい動揺性を認め，単純X線撮影により骨折の合併も評価する．

治療
　膝窩動脈損傷を合併していることがあり，直ちに整復を行う必要がある．

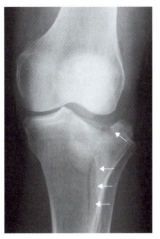 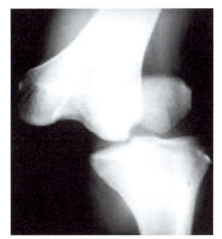

図Ⅳ-1-20　脛骨近位端骨折　　図Ⅳ-1-21　外傷性膝関節脱臼
矢印は骨折線を示す．

E 外傷性膝蓋骨脱臼

病態
スポーツなどで膝関節の外反と大腿四頭筋の収縮が加わった際に生じる．

診断
自然整復されていることも多いが，単純X線，CT検査を施行し，膝蓋骨外側の軟骨骨折の評価を併せて行うことが重要である．

治療
伸展位で膝蓋骨を内方に圧迫し整復する．再発例では手術も考慮する必要がある．

1-2-6 下腿骨骨折（図Ⅳ-1-22）

下腿は外傷を受けやすい部位であり，また被覆する軟部組織も少ないため，開放骨折*になりやすく，治療に難渋することの多い部位である．

病態
交通事故などによる直達外力によるものと，スキーでの捻転などによる介達外力によるものがあり，直達外力では軟部組織損傷を伴う横骨折や粉砕骨折になりやすく，介達外力では螺旋骨折になりやすい．

診断
一般的に単純X線撮影が用いられ，前後・側面像で診断がつくことが多い．骨折の形態やアライメント，回旋異常を正確に判断することが大切である．

＊開放骨折
開放骨折とは，骨折した骨が皮膚を突き破って外に露出してしまっている状況をいい，一般には複雑骨折とも呼ばれる．骨髄炎を起こしやすく，緊急手術が必要になる．

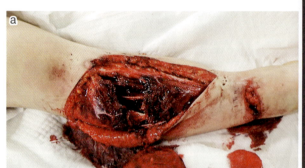
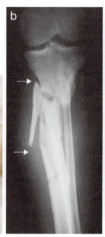
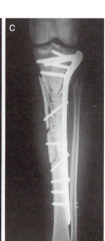

図Ⅳ-1-22　下腿開放性骨折
a：術前の外観，b, c：X線像（b：術前，c：プレート固定術後）

治療

　骨折部の転位が少ない症例では保存療法が選択される．大腿から足尖までのギプス固定を数週間施行したのち，膝蓋腱支持ギプスに変更し膝関節拘縮を予防するためリハビリテーションを励行する．転位が強い症例では手術療法が選択される．脛骨骨幹部の横骨折や螺旋骨折，粉砕骨折には髄内釘固定が選択されることが多く，脛骨近位や遠位の骨折にはプレート固定が選択されることが多い（**図Ⅳ-1-22c**）．軟部組織損傷を伴う開放骨折では，骨癒合と感染防止のため，早期に骨折部を軟部組織で被覆することが重要となる．受傷後6〜8時間以内（ゴールデンタイム；詳細はp.90参照）に被覆を行えた症例では早期に髄内釘やプレート固定も可能であるが，創外固定が選択されることも多い．重篤な開放骨折では切断に至ることもある．

1-2-7　足関節部の骨折・脱臼

　足関節の骨折・脱臼では，代表的なものとして足関節果部骨折，ピロン（pilon）骨折（脛骨天蓋骨折），外傷性足関節脱臼などが挙げられる．

A　足関節果部骨折

病態

　足関節に過大な内・外反が加わった際に生じ，骨折とともに周囲の靱帯損傷や靱帯付着部の剥離骨折が生じることがある．

診断

一般的に単純X線撮影が用いられ，前後・側面像で診断がつくことが多い．脛骨後面の後果骨折や脛腓靱帯損傷を伴っていることがあり，ストレス撮影やCT検査を追加することがある．

治療

転位の少ない症例には下腿から足尖までのギプス固定を行い，2週後より徐々に荷重歩行を開始する．転位のある症例では手術療法が選択される．外果はプレート固定，内果はスクリューか鋼線締結法で固定する．

B ピロン（pilon）骨折（脛骨天蓋骨折）（図Ⅳ-1-23）

病態

高所からの転落など下腿長軸方向に外力が加わった際に，距骨の突き上げにより脛骨遠位関節面に骨折が生じる．

診断

一般的に単純X線撮影が用いられるが，骨折部は粉砕していることが多く，前後・左右側面の4方向から撮影した正確な骨折部の把握が必要で，CT検査を追加することがある．

治療

転位の少ない症例にはギプス固定を行うが，関節面の骨折であり，整復目的に手術を選択することが多い．骨折部に骨欠損が生じることがあり，自家骨や人工骨移植が必要になることがある．

C 外傷性足関節脱臼（図Ⅳ-1-24）

病態

足関節の生理的運動範囲を超えて外力が加わり生じる．外方・内方脱臼が多い．外方脱臼は過度の外反と外旋により生じ，腓骨骨折と内果の開放性骨折を伴うことが多い．

診断

一般的に単純X線撮影が用いられ，前後・側面像で診断がつくことが多い．内果開放創から三角靱帯の断裂が確認されることがある．脛腓靱帯損傷を伴っていることがあり，ストレス撮影やCT検査を追加することがある．

治療

徒手的に整復し，開放創の状態が落ち着いた後，外果および内果の内固定術を行う．その後3〜4週間のギプス固定が必要となる．靱帯損傷を伴う症例では，靱帯再建術を併せて行うことがある．

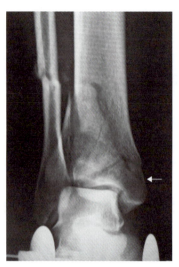 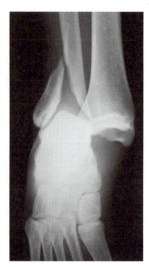

図Ⅳ-1-23　ピロン骨折（脛骨天蓋骨折）　　図Ⅳ-1-24　外傷性足関節脱臼

1-2-8　足部の骨折・脱臼

足関節の骨折・脱臼では，代表的なものとして踵骨骨折，中足骨骨折，リスフラン（Lisfranc）関節脱臼などが挙げられる．

A　踵骨骨折（図Ⅳ-1-25）

病態
高所からの転落により生じることが多く，腰椎の圧迫骨折を合併することがある．

診断
一般的に単純 X 線撮影が用いられ，前後・側面像で診断がつくことが多い．脛骨後面の後果骨折や脛腓靱帯損傷を伴っていることがあり，ストレス撮影や CT 検査を追加することがある．

治療
1）徒手整復法
転位が少ない骨折では徒手整復を行って弾性包帯で圧迫し，数日後から自動運動を開始する．6〜8 週後から足底板をつけて荷重する．

2）ヴェストゥエス（Westhues）法
ヴェストゥエス釘を経皮的に踵骨隆起に刺入し，陥没した骨片を整復する．ギプス固定後 10〜12 週で荷重歩行を行う．

3）観血的整復術
内側あるいは外側からの進入で直視下に距踵関節面の整復を行い，骨欠損

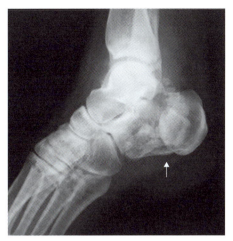

図Ⅳ-1-25 踵骨骨折

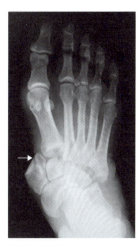

図Ⅳ-1-26 リスフラン関節脱臼

部に骨移植を行った後にプレートで内固定する．

B 中足骨骨折

病態
重い物が足に落ちるなどの直達外力によるものと，前足部が機械に巻き込まれるなどの介達外力によるものがある．

診断
一般的に単純X線撮影が用いられ，前後・斜位像が有用である．

治療
転位の少ない症例にはギプス固定を行うが，第1中足骨の転位のある症例や各中足骨の転位の大きい症例は整復後鋼線固定が必要となる．

C リスフラン関節脱臼（図Ⅳ-1-26）

病態
足根中足関節はリスフラン関節と呼ばれ，リスフラン関節脱臼は高所からの転落や交通事故などで前足に強い捻転力が働いた際に生じる．

診断
一般的に単純X線撮影が用いられ，前後・側面像に加え斜位像で診断がつくことが多い．足背動脈損傷を合併していることがあり，足趾の循環に注意する必要がある．

治療

静脈麻酔などを用いて鎮静した後，前足部を牽引し徒手的に整復する．整復後に不安定性が残存する場合には鋼線固定術が必要なことがある．

1-3 小児の骨折

1-3-1 小児骨折総論

A 病態

骨幹部骨折と骨端線損傷に分けられる．

1）骨幹部骨折

小児は骨に柔軟性があり，骨膜が厚いため（図Ⅳ-1-27），骨膜下の骨折である膨隆骨折や若木骨折（p.27参照）を起こす（図Ⅳ-1-28）．自家矯正能力*があるが，骨癒合後過成長を認めることがある．

2）骨端線損傷

幼少期は骨端軟骨が多く，単純X線像に写る部分が少ないため，診断が難しい場合がある．成長軟骨での損傷のため，成長障害や変形を起こしうる．

B 診断

1）病歴

乳児，幼児では外傷歴がはっきりしないこともある．

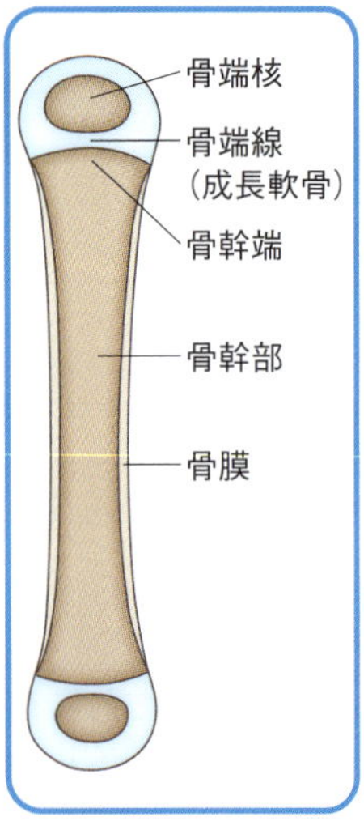

> **小児の骨の特徴**
> 小児には骨端部に骨端線と呼ばれる成長軟骨があり，そのために長軸方向に成長能力を有している．横径の成長は骨膜が関与している．

*自家矯正能力
変形治癒した骨折は，成長とともに変形が自然に矯正される．

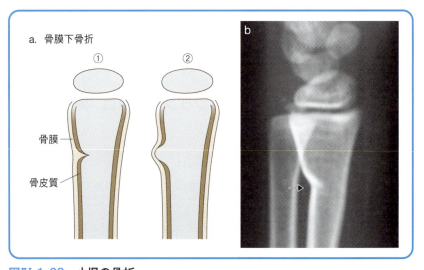

図Ⅳ-1-27 小児の骨の構造

図Ⅳ-1-28 小児の骨折
a：①若木骨折，②膨隆骨折，b：橈骨遠位の若木骨折のX線像

2）症状

年齢によっては痛みをうまく伝えられない場合があるが，疼痛のため患肢を動かさない様子がみられる．

3）臨床所見

圧痛，腫脹，皮下出血や変形を認める．神経，血流障害の症状に注意する．

4）画像所見

骨幹部骨折では皮質骨の連続性の破綻を認めるが，成人のようなはっきりした骨折ではなく，膨隆骨折のように骨折部での皮質骨の盛り上がりのみを認めることもある（膨隆骨折：**図Ⅳ-1-28a②**）．骨端線損傷では，骨端核の転位，骨端線の連続性の破綻を認める．なお，小児骨折は単純X線像での診断が困難なことも多く，健側も撮影したうえで比較すれば診断しやすい．

> **乳児・幼児のX線撮影のプレパレーション**
>
> 乳児，幼児にとって病院の器械や白衣は脅威そのものである．正しい検査を行うためにも安心して身を委ねられるための，こころの準備が求められる．

C 治療

1）骨幹部骨折

成人と違い自家矯正能力が旺盛で，拘縮することも少ないため，牽引や徒手整復ギプス固定などの保存療法が選択されることが多いが，期待される自家矯正能力を超えて転位短縮が強い例や，回旋転位を伴う例，開放骨折，神経血管損傷を伴う例などは手術適応である．また，近年は入院期間を短縮し，早期の家庭復帰をめざす目的で手術が選択されることもある．

2）骨端線損傷

成長軟骨板での損傷のため，解剖学的に正確に整復しないと変形や成長障害をきたすため，保存的に整復不能な場合は手術療法が選択される．

3）合併症

①神経・血管障害

骨片により直接神経・血管が圧迫される場合と，コンパートメント症候群による場合がある．

②成長障害（関節変形）

骨端線損傷で，骨端線の損傷の度合いが強い場合や，解剖学的に正確に整復されないと起こしうる．

③過成長

骨幹部骨折では，骨折側が健側に比して過成長することがあり，脚長差の原因となる．

1-3-2 小児の上肢骨折

A 上腕骨顆上骨折

肘をついて転倒することにより受傷する．治療については転位が少なければ保存療法だが，転位の強い例では手術療法を行う（**図Ⅳ-1-29**）．

外傷自体や治療の侵襲による腫脹のために，前腕部の**コンパートメント症候群**を起こすと，前腕筋組織の阻血性壊死により，不可逆的な手の機能障害を残す．これを**フォルクマン**（Volkmann）**拘縮**（p.33参照）という．

B 上腕骨外顆骨折

小児の上腕骨外顆は，軟骨成分が多いため，単純X線像で見逃しやすい．転位している場合は手術が必要である．転位を残すと外反肘となり，遅発性

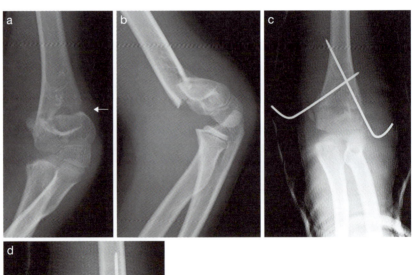

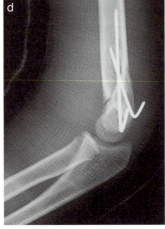

図Ⅳ-1-29　上腕骨顆上骨折
a：受傷時正面，b：受傷時側面．遠位骨片の後方への強い転位を認める．
c：術後正面，d：術後側面．経皮ピンニングが行われた骨片は整復されている．
12歳男児．転位が強いため手術を行った．

尺骨神経を起こすことがある.

C モンテジア（Monteggia）骨折

尺骨骨幹部骨折による変形・短縮のため橈骨頭が肘関節から脱臼する.尺骨の骨折だけに注意を向けていると,橈骨頭の脱臼を見逃すことがある.保存療法で橈骨頭の脱臼が整復できない場合は,手術療法を行う.

1-3-3 小児の下肢骨折

A 大腿骨，下腿骨の骨幹部骨折

＊病的骨折

何らかの疾患により骨質がもろくなり,軽微な外力で起こる骨折をいう.小児では,腫瘍に伴う病的骨折や,骨形成不全症などの全身性の骨代謝疾患による病的骨折,ステロイド薬長期大量投与などの薬剤性の病的骨折が挙げられる.

多くが交通事故などの高エネルギー外傷に伴うが, 病的骨折＊や虐待も原因となる.自家矯正能力が高く,牽引やギプスなどで保存療法が行われることが多いが,近年,日常生活への早期の復帰のために手術療法が選択されることもある.

B 骨端線損傷

膝関節,足関節の骨端線損傷も高エネルギー外傷やスポーツ外傷に伴うものが多い,転位がない,もしくは徒手的に矯正可能であれば保存療法,矯正不能や骨折が不安定な場合は手術療法が行われる.

虐待を疑った場合の対応

虐待が疑われた場合,「入院治療が必要な外傷があった」などの虐待者が納得しやすい理由をつけて入院させる.保護のため,虐待者から一時的に分離させる必要がある.同時に児童相談所に通告し,連携して対応していく.証拠として,詳細な記録や写真等の画像を残しておくことも重要である.

臨床で役立つ知識　虐待による骨折

虐待は,医療者側に「虐待の可能性がある」との認識がないと,死を含む重大な転帰をとることもありうる.
①虐待を疑う骨折
新旧入り交じった複数の骨折,骨幹端損傷,肋骨骨折,胸骨骨折,脊椎棘突起骨折,肩甲骨骨折,外傷機転の不自然な骨折（歩行不可能な1歳以下の児の大腿骨骨折など）は虐待の可能性がある.
②骨折以外の虐待を疑う所見
骨折以外では,不自然な病歴（寝返りもできない乳児がベッドから転落するなど）,体表の不自然な傷（手や道具の形をしている）や熱傷の跡,通常露出していない部位の挫傷,年齢・月齢相当よりも低い体重（食事が与えられていない）,頭部外傷の合併（高エネルギー外傷）なども虐待を疑う所見である.また,被虐待児は,表情に乏しく,ちょっとしたことで過度におびえることがある.家族の特徴としては,説明が何度も変わる,重症なのに受診が遅い,病状に対し関心をもたない,泥酔している,などが挙げられる.

2 脊椎・脊髄損傷

脊椎損傷（spinal injury）は，整形外科領域の外傷のなかでも重篤な状態になる可能性が高く，その治療は急務である．脊髄損傷（spinal cord injury）も併発した場合は，上下肢の運動麻痺や感覚障害，膀胱直腸障害をきたし，症状が残存した場合は日常生活が著しく障害される．

交通事故や高所転落事故などの高エネルギー外傷によるものがあるが，近年は超高齢社会に伴い，骨折や脱臼を伴わない高齢者の転倒による頸髄損傷が増加している．

また，骨粗鬆症患者においては転倒（尻もちをつく）など軽微な外力により生じる胸腰椎椎体骨折などもある．

2-1 脊椎損傷

A 上位頸椎損傷

上位頸椎は環椎後頭関節から第2から第3頸椎間までに相当する．この部位の損傷は受傷時に頸髄損傷で死亡する例が多い．

環椎骨折

環椎は前弓，外側塊，後弓から構成されており，それぞれの部位で骨折が生じる．とくに破裂骨折はジェファソン（Jefferson）骨折（図Ⅳ-1-30）と呼ばれ，頭部からの圧迫外力により発生する．前弓と後弓が各々左右で骨折し，その結果，環椎が破裂したようになる．

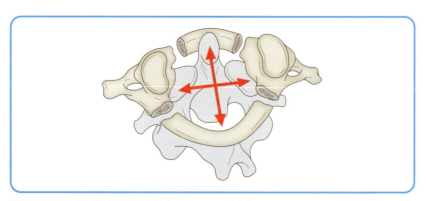

図Ⅳ-1-30 環椎破裂骨折（ジェファソン骨折）
矢印は頭部からの圧迫外力の方向を示す．

軸椎骨折

1）軸椎歯突起骨折

骨折部位から，Ⅰ型（剝離骨折），Ⅱ型（基部骨折），Ⅲ型（底部骨折）に分類される（アンダーソン［Anderson］分類：**図Ⅳ-1-31**）．Ⅱ型が最も多く，骨癒合不全（偽関節）になりやすく手術治療の適応となる場合が多い．

2）軸椎関節突起間骨折（ハングマン［hangman］骨折*）（図Ⅳ-1-32）

伸展圧迫力により発生し，両側の椎弓根部（関節突起間部）が骨折して椎体と椎弓が離開するのが特徴である．交通事故，転落，首吊りなどにより発生する．

> ***ハングマン骨折**
> 絞首刑や首吊りでは，頚部伸展位での伸展圧迫力がかかり同部骨折が多くみられることが由来とされている．

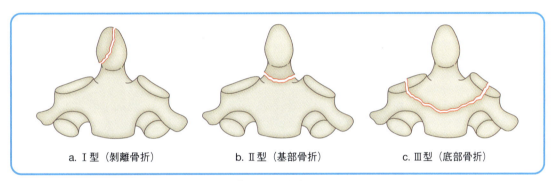

図Ⅳ-1-31　軸椎歯突起骨折の分類（アンダーソン分類）

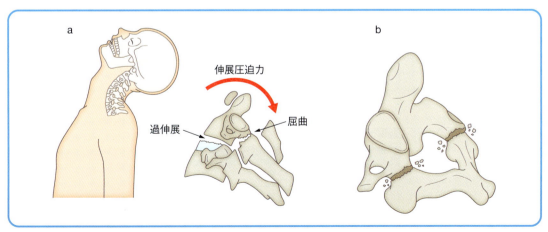

図Ⅳ-1-32　軸椎関節突起間骨折（ハングマン骨折）
a：上位頚椎過伸展，環椎関節突起間屈曲により生じる．
b：両側の椎弓根部が骨折して，椎体と椎弓部が離開する．

B 中下位頸椎損傷

頸椎に何らかの外力が加わり，第3頸椎（C3）から第7頸椎（C7）で骨折，脱臼，靱帯損傷，椎間板損傷が引き起こされたものをいう．損傷の部位や種類は，外力の大きさ，外力を受けたときの頭部の位置により異なる．加わった外力により脊髄が損傷されると頸髄損傷が生じ（**図Ⅳ-1-33**），脊髄損傷の有無が治療方針を立てるうえで重要になる．

2-2 脊髄損傷

病態

脊髄損傷は，交通事故，転落や転倒によって起こることが多く，頸髄損傷が最も多い．損傷の程度から大きく**完全損傷**と**不完全損傷**に分類され，**麻痺**の評価には**フランケル**（Frankel）**分類**（**表Ⅳ-1-1**）などが用いられる．脊

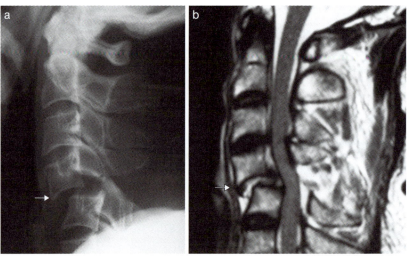

図Ⅳ-1-33 頸椎脱臼による頸髄損傷
a：X線像，b：CT像

表Ⅳ-1-1 フランケル分類

分類	麻痺の程度
A	運動，感覚の完全麻痺
B	運動は完全麻痺，感覚はある程度温存
C	運動機能はあるが，実用性はない
D	運動機能に実用性があり，補助歩行ないしは独歩可能
E	運動，感覚は正常である．反射の異常があってもよい

表Ⅳ-1-2 脊髄損傷高位と ADL 能力

脊髄損傷高位[*1]	運動機能・感覚機能[*2]	移動	生活
C1~C3	●自力で呼吸ができない ●四肢麻痺 ●首から上を動かすことができる．口・舌を動かすことができ，表情がある ●頭部～首もとの感覚がある	●全介助	●人工呼吸器が必要 ●ベッドで生活する ●全介助．介助によって飲食可能 ●声は出ないが口の動きでコミュニケーション可能
C4	●横隔膜が動くため，自力で呼吸ができる ●肩をすくめることができる	●電動車椅子に乗り，チン（顎）コントロール式電動車椅子で移動することもできる ●ベッドから車椅子への移乗は全介助	●全介助 ●マウススティックを使用してPC，スマートフォン，各種スイッチなどを操作できる ●会話ができる
C5	●肩関節の外転，肘関節屈曲ができる ●肩の感覚がある	●電動車椅子で自立	●BFO（balanced forearm orthosis），自助具を用いて自分で食事，歯磨き，整容ができる
C6	●肩関節の内転，肘関節の回内，手関節の背屈ができる ●母指の感覚がある	●車椅子（ハンドリムにゴム）使用 ●ベッド，トイレ（高床式トイレ），埋め込み式浴槽などへの直角移乗ができる	●自助具を用いて食事・整容・更衣・ベッド上起居ができる ●寝返り，起き上がることができる
C7	●肘関節の伸展，手関節の屈曲ができる．手指を伸ばす，握ることができる ●中指の感覚がある	●車椅子（ハンドリムにゴム）使用．自動車運転ができる人もいる ●車椅子とベッドへの移乗が自立	●食事，整容，トイレ（洋式トイレ，手すり）動作，入浴，移動，更衣，ベッド上起居動作など ADL 自立
C8~T1	●対麻痺 ●指の屈曲ができ，手指の巧緻運動ができる ●小指，前腕内側の感覚がある	●普通型車椅子使用	●ADL 自立
T2~T6	●上部体幹が安定し，座位を保つことができる．深呼吸ができる ●胸部の感覚がある	●骨盤帯付き長下肢装具を着用し，松葉杖を用いて歩行可能であるが，車椅子が実用的	
T7~T12	●骨盤を引き上げることができ，体幹を屈曲できる ●腹部の感覚がある	●長下肢装具と松葉杖で歩行可能であるが車椅子が実用的 ●階段昇降可能	●咳嗽ができる
L1~L3	●股関節の屈曲，膝の伸展ができる ●鼠径部の感覚がある	●杖と短下肢装具で歩行可能で，実用的	
L4~L5	●足関節の背屈，股関節の伸展，膝関節の屈曲ができる ●足の前面の感覚がほぼある	●車椅子なしで，移動可能 ●短下肢装具と一本杖で歩行できる	
S2~4	●足関節の底屈ができ，跳ぶことができる ●肛門周囲の感覚はない	●装具なしで歩行できる	●膀胱・直腸・性機能（男性）に障害がある ●便秘がちである

[*1] 脊髄損傷高位：損傷高位は残存する機能の最尾側の高位を指す（脊髄の解剖については p.19，図Ⅰ-1-11 参照）．たとえば「C3 脊髄損傷」とは C3 が障害をまぬがれていて，C4 以下が障害されていることを意味する．

[*2] 感覚機能：デルマトーム（p.49，図Ⅱ-1-2 参照）で示された部分の感覚の有無を示す．

表IV-1-3 脊髄損傷の障害部位による運動麻痺と感覚障害の違い

	完全損傷 （横断性障害）	不完全損傷	
		中心部障害	ブラウン-セカール症候群 （半側障害）
障害部位			
障害のパターン	●障害レベル以下の全感覚低下	●障害レベルでの温度・痛覚低下（宙吊り型温度・痛覚障害）	●障害レベルの同側の全感覚低下 ●障害レベルより下の同側の位置・振動覚低下と対側の温度・痛覚低下 ●障害レベルより下の同側の痙性麻痺 ●障害レベルの同側の弛緩性麻痺

凡例：
- ■ ：障害部位
- ── ：温度・痛覚の経路
- ── ：位置・振動覚の経路
- ── ：運動系（錐体路）の経路
- ■ ：全感覚の障害
- ■ ：温度・痛覚の障害
- ■ ：位置・振動覚の障害
- ■ ：運動系の障害

脊髄
脊髄については p.19，図 I-1-11，および p.49，図 II-1-2 も参照．

髄横断面での障害範囲により，横断性障害，中心部障害，半側障害（ブラウン-セカール［Braun-Séquard］症候群）（p.20 参照）などに分類され，損傷部位によって運動麻痺や感覚障害に違いがある（**表IV-1-2，IV-1-3**）．

診断
画像検査を速やかに行い，脊椎および脊髄の損傷程度を評価する．

治療
脊椎損傷では，装具固定やギプス固定による保存療法のほか，脊椎に不安定性やアライメント（配列）異常を認めた場合は内固定材料を用いた固定術が必要となることもある．

脊髄損傷においては，神経の圧迫を解除する除圧術が必要となることもある．また，受傷後早期より残存機能の維持と強化を目的とし，リハビリテーションを行うことが合併症予防と治療促進につながる．

3 末梢神経損傷

A 病態

脳と脊髄を**中枢神経**と呼ぶのに対し，脊髄神経が硬膜外に出た部位からは**末梢神経**と呼ぶ（p.21参照）．神経には感覚を脳に伝える求心性の線維と，脳からの命令を筋肉に伝える遠心性の線維があるため，損傷を受けるとその両方が障害される．求心性線維の障害としてはしびれや物に触れたときの感覚障害がある．遠心性線維の障害では運動麻痺がある．また，自律神経機能も障害され，支配領域の血流の調節障害や発汗異常などが認められる．

発生機序

神経障害は外傷や長時間の圧迫などで急に発生するものと慢性的に発生するものに大別される．慢性的なものとしては，神経が骨や靱帯などで囲まれた狭い空間で圧迫を受けることにより生じる**絞扼性神経障害**があり，代表的なものには**手根管症候群**，**肘部管症候群**，**胸郭出口症候群**などがある．そのほかに，腫瘍による圧迫，化学療法や放射線療法後の神経障害がある．

分類

損傷の程度により以下に分類される（**セドン［Seddon］の分類**；図Ⅳ-1-34）．

1）一過性伝導障害

異常がないか，髄鞘のみが損傷している病態で，正座の後に起こる足のしびれがこれに相当する．損傷部より末梢の変性は生じず，短期間で完全回復する．

2）軸索断裂

髄鞘に加え，軸索が断裂している病態で，損傷部より末梢に変性を起こし完全麻痺となる．次第に軸索が末梢に再生していき回復していくが，再生の速度は約1mm/日である．損傷部位では**チネル（Tinel）徴候***が認められ，軸索の再生とともにチネル徴候も移動するため回復の目安となる．回復が不良の場合は神経剥離などの手術が必要となることもある．

> ***チネル徴候**
> 神経の障害部位を叩打すると神経の支配領域に放散痛（痛みやしびれ）を訴える．

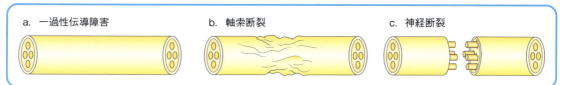

図Ⅳ-1-34　神経損傷（セドンの分類）
a. 一過性伝導障害　　b. 軸索断裂　　c. 神経断裂

3）神経断裂

神経の連続が絶たれた状態で，開放性の損傷や変位の大きい骨折により発生する．自然回復は認めないため神経縫合術が必要となる．神経縫合術後も回復に長期間を要し，十分な機能の改善が得られないことが多い．

B　診断

神経損傷に対しては感覚検査，筋力検査，神経伝導速度検査（p.78 参照）などが行われる．末梢神経損傷では自律神経機能も障害されるため，障害部位は発汗が低下する．これを利用して発汗機能検査が行われる．また，お湯の中に手指を浸すと正常では皺が生じるが，障害神経の支配領域では皺が生じない．これを利用した指尖部皺テストは他の検査が行いにくい幼少児に行われることが多い．

C　治療

薬物療法

末梢神経損傷（peripheral nerve injury）に対しては，ビタミン B$_{12}$ 内服やステロイド薬注射などが行われる．神経障害による疼痛には非ステロイド性抗炎症薬（NSAIDs）やオピオイド，プレガバリンなどの投与が行われる．

手術療法

保存療法に抵抗するものに行われる．圧迫や絞扼性神経障害に対しては神経の圧迫を除去し，神経を剝離する手術が行われる．神経断裂に対しては神経縫合術や神経移植術が行われ，移植する神経は下腿の腓腹神経が一般的に使用される．

> **人工神経**
> 2013 年に人工神経が日本で承認され，神経の欠損に対して使用されている．

D　疾患

腕神経叢損傷

腕神経叢損傷（brachial plexus injury）は，オートバイの転倒などにより肩を強打もしくは腕を牽引されて発生する高エネルギー外傷によるものと，新生児において出産に伴い発生する分娩麻痺に大別される．オートバイ事故で発生したものは脊髄から神経が引き抜かれて発生するものが多く，機能障害が強く残る．

治療には神経縫合術，神経移行術，筋移行術，筋肉移植術などが行われる．神経移行術は，肘を屈曲させる筋皮神経が麻痺しているときによく行われ，肋間神経や尺骨神経などが使用される．時間が経過した例では，肘屈曲再建に広背筋移行術，上腕骨内側上顆を移行するスタインドラー（Steindler）法

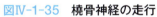

図Ⅳ-1-35　橈骨神経の走行

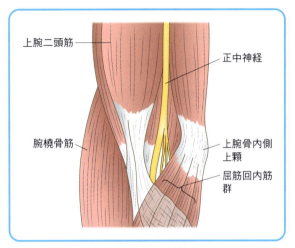

図Ⅳ-1-36　正中神経の走行（肘部）

などの筋肉移行術，大腿の薄筋を血管と神経を付けて移植する筋肉移植術などが行われる．

胸郭出口症候群

　腕神経叢は，腋窩に至るまでに斜角筋部や鎖骨と肋骨の間を走行するが，その部位で圧迫を受けることがある．胸郭出口症候群（thoracic outlet syndrome）はその圧迫により生じる疾患で，手のしびれや脱力感，痛みなど症状は多彩である．原因は頸肋という異常な突起や線維性索状物による圧迫で，なで肩の女性に多い傾向がある．また，野球などのオーバースローのスポーツに伴い発生することもある．

橈骨神経損傷（p.223 も参照）

　橈骨神経は手関節，指を伸展させる神経で，麻痺すると下垂手（p.224，図Ⅳ-3-11 参照）を呈する．橈骨神経は上腕骨を後ろから前方に巻き付くように走行しているため（図Ⅳ-1-35），上腕骨骨幹部骨折，上腕骨顆上骨折に伴って発生することが多い．また，腕を枕にして寝たときなど，圧迫によっても発生する．

正中神経損傷（p.225 も参照）

　正中神経は，肘部においては肘の掌側の上腕動脈の尺側に位置し，肘内側1/3 を走行し（図Ⅳ-1-36），母指から環指橈側までの感覚と，示指，中指の屈筋，母指球筋を支配する．正中神経が損傷を受けると猿手（p.225，図

> **注射・採血時の橈骨神経の損傷に注意**
> 橈骨神経は手関節部では橈骨茎状突起橈側を走行する．骨上に索状物として触知できるため，静脈と間違って誤穿刺することがある．索状物を触れても血管が確認できない場合，それは神経の可能性があり針を刺入してはならない．

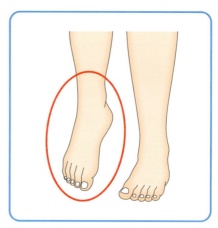

図Ⅳ-1-37　腓骨神経麻痺（下垂足）

Ⅳ-3-12参照）と呼ばれる母指球筋の萎縮を生じ，手のつまみ動作が障害される．上腕骨顆上骨折に伴って発生することもある．代表的な疾患に手関節部で絞扼される**手根管症候群**がある．

尺骨神経損傷（p.226も参照）

尺骨神経は環指尺側から小指までの感覚と，環指，小指の屈筋，手の骨間筋を支配する．損傷を受けると骨間筋が麻痺し，手がやせ，**鷲爪変形（鉤爪変形）**が発生する（p.227，図Ⅳ-3-13参照）．尺骨神経は肘部では内側にある隆起（上腕骨内側上顆）と肘後方に存在する肘頭の間（肘の後内側）を走行する．その部位は肘部管と呼ばれ，絞扼されやすく**肘部管症候群**という**尺骨神経麻痺**が発生しやすい．

腓骨神経麻痺

足関節の背屈ができなくなり，下腿の外側から足背にかけてしびれを訴え，感覚が鈍くなる（図Ⅳ-1-37）．**坐骨神経**は**脛骨神経**と**腓骨神経**に膝窩部で分かれ，その後，腓骨神経は**腓骨頭**の直下を走行する．この部位は圧迫に弱く，1～2時間で麻痺が発生する．

意識が悪い患者や，高齢者などで下肢が**外旋位**にあるときに麻痺が発生しやすい．とくに大腿骨頸部骨折の受傷後や術後の患者は下肢が外旋位になりやすく，また疼痛で下肢を動かせないため肢位に注意が必要である．人工股関節全置換術の術後患者も同様に肢位に注意が必要である．腓骨神経麻痺の予防には腓骨頭が圧迫されないよう，また膝が過伸展しないように下腿や大腿に枕を置く（p.112，図Ⅲ-2-1c参照）．

麻痺が発生した場合には治りにくく，効果的な治療はない．腓骨神経麻痺が発生した際には足関節は**尖足拘縮**となりやすく，拘縮予防が重要である．麻痺の患者では，歩行時につまずくことを防ぐために，足関節を中間位に保持する装具を装着する．

注射・採血時の正中神経の損傷に注意

正中神経の走行する部位は皮静脈も走行するため採血を行うことが多いが，その際に正中神経の医原性損傷を起こすことがある．血管がわかりにくい場合は深く刺さないように気をつける必要がある．

メモ

p.118，コラム「医原性の尺骨神経麻痺に注意」を参照．

足関節のアセスメント

麻痺が発生すると足関節の背屈力が低下する．しかし，底屈は可能なため足関節は動くように見える．そのため背屈と底屈の両方が十分にできることを確認する必要がある．

背屈　底屈

注意

腓骨神経麻痺を予防する看護についてはp.112参照．

副神経損傷

　副神経は頚部の外側後面を走行する神経で，頚部リンパ節生検に伴い生じることがあり，ほとんどが医原性である．肩の重苦感や肩こりを訴える．

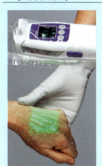

非接触型静脈可視化装置の例（AccuVein）

［写真提供：センチュリーメディカル株式会社］

> **臨床で役立つ知識　注射・採血時に起きうる神経損傷**
>
> 　静脈注射の誤穿刺で裁判事例が多いのは，肘の正中皮静脈と手関節部の橈骨皮静脈である．
> 　肘の掌側では正中神経は上腕動脈の尺側に位置し，肘尺側1/3のごく浅い皮下を走行する（図Ⅳ-1-36）．そのため動脈の尺側において見えにくい静脈を穿刺する際には，正中神経を誤穿刺する可能性があるので気をつけなくてはならない．
> 　橈骨神経浅枝は手関節橈側において索状物として触知できる．同じ部位を走行する橈骨皮静脈は血管が見えやすい人においては最も穿刺しやすい部位の1つだが，血管が見えない人に対して触診で索状物を穿刺した場合は橈骨神経浅枝を誤穿刺することがある．手関節橈側の穿刺では太く確認できる血管のみを注意深く穿刺すべきで，触診で索状物をねらって穿刺するのは避ける．
> 　誤穿刺にて神経損傷が起こった場合は，穿刺部や神経支配領域の疼痛やしびれが出る．通常は時間の経過で改善されるが，なかには耐えがたい疼痛や灼熱痛（カウザルギー），ほんの少し触れただけでも強い痛みを感じてしまう異痛症（アロディニア）が発症する場合がある．肘や手関節の穿刺部位を動かすと疼痛が誘発されるため手がまったく使えなくなることがあり，仕事や人生にも大きな影響が出る．現在では誤穿刺を避けるために非接触型静脈可視化装置がある．

4　スポーツ傷害

　スポーツ傷害（sports injury）は，スポーツ外傷とスポーツ障害の総称である．スポーツ中のけがで骨や関節，靱帯や腱などの運動器を受傷することを**スポーツ外傷**と呼び，前十字靱帯損傷やアキレス腱断裂などがある．一方，繰り返す負荷や使いすぎによって発生する障害を**スポーツ障害**と呼び，野球肘やジャンパー膝などの疾患がある．

4-1　前十字靱帯損傷

A　病態

1）前十字靱帯損傷とは

　前十字靱帯損傷（anterior cruciate ligament injury）とは，膝関節内にある重要な靱帯である前十字靱帯が損傷を受けて生じるスポーツ外傷の1つである．

2）発生機序

ジャンプの着地時や急な方向転換時に膝関節が強くねじられ，前十字靱帯を損傷することが多い．膝関節に直接大きな外力を受けて発生する**接触型損傷**と，ジャンプの着地時に発生する**非接触型損傷**に分けられる．サッカーやバスケットボールに比較的多い．

3）症状

受傷時に膝関節の疼痛を認め，断裂音や脱臼感を体感することがある．関節内に出血した血液が貯留し，膝関節の腫脹を認める．また，膝関節の不安定性が強くなり，**膝くずれ**＊を起こす．

> ＊膝くずれ
> 前十字靱帯が損傷されることで膝が不安定となり，歩行時や階段を下りるときなどにガクンと抜けて落ちるような症状を「膝くずれ」と呼ぶ．別名「giving way」とも呼ばれる．

B 診断

1）どのような症状から前十字靱帯損傷が疑われるか

外傷時のエピソードや膝くずれ，膝不安定感などの身体所見から本疾患が疑われる．ラックマン（Lachman）テスト，前方引き出しテスト，ピボットシフト（pivot shift）テストなどが前十字靱帯損傷に対する特徴的な診察方法である．関節穿刺を行い，関節内に血液が貯留（**関節血症**）していることも本疾患を疑う重要な所見となる（図Ⅳ-1-38）．

2）診察の進め方・確定診断の方法

前十字靱帯損傷の診断は，とくにスポーツ時の膝関節の受傷歴や特徴的な診察所見からその存在を強く疑うことができる．画像検査ではMRI検査が有用である．膝関節鏡検査（図Ⅳ-1-39a）で前十字靱帯損傷を認めれば確定診断となるが，侵襲的な検査であるため手術加療を兼ねて行われることが多い．

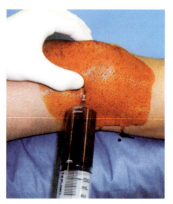

図Ⅳ-1-38 膝関節血症
膝関節の靱帯損傷や膝関節内骨折などでは膝関節内に血液が貯留し，膝関節穿刺により血液が排液される．

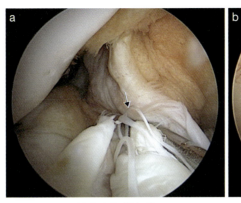 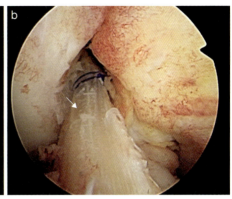

図IV-1-39　前十字靱帯損傷
a：再建前．前十字靱帯が損傷されており，連続性が途絶えた前十字靱帯（矢印）が膝関節鏡像で確認できる．
b：再建後．骨付き膝蓋腱（矢印）による前十字靱帯再建術後を示す．

C 治療

1）保存療法

　スポーツ活動を望まない中高齢者の場合は，装具療法や運動療法などの保存療法を行う．膝関節の不安定性が残存しているため，経年的に半月板損傷や軟骨損傷が発生し，二次性の変形性膝関節症となることがある．その際は変形性膝関節症に準じた治療が行われることになる．

2）手術療法

　スポーツ活動を希望する場合や日常生活でも膝くずれを繰り返す場合などは，手術療法が行われる．手術は侵襲の少ない関節鏡視下に前十字靱帯の再建術が行われている．靱帯再建には，骨付き膝蓋腱や半腱様筋腱，薄筋腱などの膝屈筋腱が用いられる（**図IV-1-39b**）．競技により異なるが，術後半年から1年くらいでのスポーツ復帰が目標となる．

4-2 アキレス腱断裂

A 病態

1）アキレス腱断裂とは

　アキレス腱断裂（rupture of Achilles tendon）とは，足関節の後面にあるアキレス腱が損傷を受けて生じるスポーツ外傷の1つである．

2）発生機序

　腓腹筋が強く自動収縮することや，アキレス腱の過伸展，直達外力などにより発生する．スポーツ時や階段の踏み外し，転倒などで発生する．

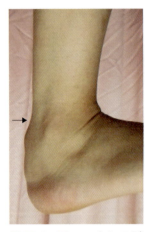

図Ⅳ-1-40　アキレス腱断裂部の陥凹

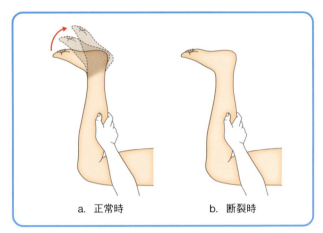

a. 正常時　　b. 断裂時

図Ⅳ-1-41　下腿三頭筋の把持テスト（トンプソンテスト）
足関節が動かなければ，アキレス腱が断裂している可能性がある．

3）症状

受傷時に足関節後面を蹴られた，または物をぶつけられたような感覚を認める．アキレス腱部に疼痛を認め，足関節の底屈が不可能となり，つま先立ちが困難になる．

B　診断

1）どのような症状からアキレス腱断裂が疑われるか

アキレス腱部の疼痛や身体所見から本疾患が疑われる．アキレス腱断裂部の陥凹の触知や下腿三頭筋の把持テスト（トンプソン［Thompson］テスト）などは特徴的な身体所見である（図Ⅳ-1-40，Ⅳ-1-41）．

テストでは，患者をベッドの上で腹臥位（腹ばい）または立て膝をした状態とし，検者が下腿三頭筋をつかんで足関節が底屈する場合を正常（陰性），動かない場合を陽性とする．

2）診察の進め方・確定診断の方法

アキレス腱断裂は，受傷時の特徴的な症状の自覚や身体所見から診断することができる．超音波検査や単純X線検査なども診断の補助的な検査として有用である．

C　治療

1）保存療法

ギプス固定や機能装具を用いて保存療法を行う．足関節を底屈位にすることでアキレス腱断裂部の断端を接触させ，アキレス腱の癒合を待つ．

2）手術療法

活動性の高い例には手術療法が行われる．アキレス腱縫合術が行われるが，アキレス腱断裂部を展開し断端部を直接縫合する直視下縫合術や，手術侵襲を少なくするためにアキレス腱断裂部を展開しないで経皮的に縫合する経皮的腱縫合術などがある．

4-3 野球肘

A 病態

1）野球肘とは

野球肘（baseball elbow）とは，投球動作の繰り返しによって肘関節に障害が発生するスポーツ障害の1つである🖊．障害の発生部位により内側型，外側型，後方型に分類される．

2）発生機序

投球動作により肘関節の内側部，外側部，後方部に負荷がかかり，障害が発生する．**内側型**は前腕の筋群の張力や内側側副靱帯への牽引力が加わることにより障害が発生し，肘関節の内側側副靱帯損傷や上腕骨内側上顆の裂離骨折が生じる．**外側型**は橈骨頭の圧迫により障害が発生し，上腕骨小頭離断性骨軟骨炎や関節内遊離体（関節ねずみ）が生じる．**後方型**は肘頭への牽引力により肘頭の疲労骨折や骨端線離開，上腕三頭筋炎などが生じる．

3）症状

投球時や投球後の肘関節の疼痛を認め，障害部位には圧痛を認める．関節内遊離体がある場合は引っかかり感や肘関節の**ロッキング症状**＊を認める．

B 診断

1）どのような症状から野球肘が疑われるか

投球動作のあるスポーツ選手（とくに投球回数の多い野球のピッチャーやキャッチャー）で投球動作を行う利き手側の肘関節部の疼痛や圧痛を認める場合，本疾患が疑われる．

2）診察の進め方・確定診断の方法

問診や診察所見から本疾患を疑い，超音波，単純X線，CT，MRI検査などを施行して診断する🖊（**図Ⅳ-1-42**）．

野球肩

繰り返す投球動作により障害が肩関節に発生したものを**野球肩**と呼ぶ．野球肘と同様に投球数の制限や投球フォームの矯正が必要である．

＊ロッキング症状

関節内に発生した骨や軟骨のかけらを関節内遊離体や関節ねずみと呼び，これらが関節内で嵌頓して関節の動きが制限されることを「ロッキング症状」と呼ぶ．

野球肘検診

早期発見が重要であるため，持ち運びが可能な超音波診断装置を用い体育館や試合会場などで野球肘の有無をチェックする野球肘検診が広く行われるようになってきている．

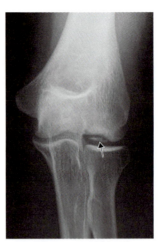

図Ⅳ-1-42 野球肘
外側型の野球肘の単純X線像．上腕骨小頭離断性骨軟骨炎（矢印）を認める．

C 治療

1）保存療法
　発育期（高校生ごろまで）では変化球の投球禁止や投球数，登板回数などの制限に関する指導が重要である．筋力増強，ストレッチ，投球フォームの矯正も必要である．

2）手術療法
　上腕骨小頭離断性骨軟骨炎や関節内遊離体に対して手術が行われることがある．

4-4 ジャンパー膝（膝蓋腱炎）

A 病態

1）ジャンパー膝とは
　ジャンパー膝（jumper's knee）とは，ジャンプやダッシュなどの繰り返し動作により膝関節に障害が発生するスポーツ障害の1つである．

2）発生機序
　ジャンプ，ダッシュ，ターン，ストップなど膝関節の急激な屈伸動作が繰り返されることにより，膝蓋腱部に微細な損傷や炎症が起こって発症する．

3）症状
　膝蓋腱の近位部（膝蓋骨との付着部）の疼痛や圧痛を認めることが多い．

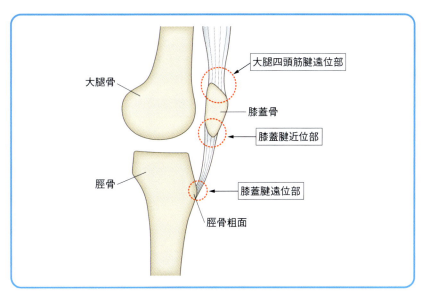

図Ⅳ-1-43　ジャンパー膝
点線丸で囲んだ部位は疼痛の出現部位を示す.

膝蓋腱の遠位部（脛骨粗面との付着部）や大腿四頭筋腱の遠位部（膝蓋骨との付着部）に疼痛が出現することもある（**図Ⅳ-1-43**）．スポーツプレー後にのみ疼痛が起きる軽症から，疼痛のためスポーツ活動が困難な重症例まである．

B　診断

1）どのような症状からジャンパー膝が疑われるか

バスケットボール，バレーボール，サッカー，ハンドボールなどジャンプやダッシュを繰り返すことの多いスポーツ選手が膝蓋腱部の疼痛や圧痛を認める場合に，本疾患が疑われる．

2）診察の進め方・確定診断の方法

問診や診察所見から本疾患を疑い，超音波検査やMRI検査で膝蓋腱の変化の有無を確認する．骨折や腱・靱帯損傷などの他疾患を除外できれば，本疾患と診断される．

C　治療

1）保存療法

使いすぎ（オーバーユース）症候群の1つであるため，初期は症状が出現する動作は避けて負荷を減らす必要がある．症状が強い場合はスポーツ活動

の中止が必要な場合もある．アイシングや消炎鎮痛薬の使用，大腿四頭筋や
ハムストリングなどのストレッチで膝蓋腱への負担を減らし，再発や重症化
を避けることが重要である．

2）手術療法

　保存療法が基本であるが，膝蓋腱の断裂例や慢性例などで手術療法が行われることがある．

2 非外傷性疾患

1 先天性および小児の運動器疾患

1-1 骨・関節に由来する疾患

A 先天性内反足

1）病態

先天性内反足(ないはんそく)（congenital clubfoot）とは前足部の内転，後足部の内反，足全体の凹足(おうそく)と尖足(せんそく)の4つの主な変形を伴う先天性疾患である．足根骨(そっこんこつ)の先天性の配列異常と距骨(きょこつ)の変形，腱や靱帯などの軟部組織の拘縮により，生下時より足が内反変形する．原因は不明である．発生頻度はおよそ1,500人に1人である．

2）診断

前足部が内転，踵骨(しょうこつ)が内旋位をとることによる，特徴的な外観（図Ⅳ-2-1）により診断は容易である．新生児では足根骨の多くが骨化しておらず，生後3ヵ月ごろになると距骨や踵骨の骨化部分を対象に変形の評価が可能になる．単純X線像では足根骨の配列異常と尖足を認める．

3）治療

なるべく早期にギプスによる矯正を開始する．保存療法で変形が残る症例には手術を行う．

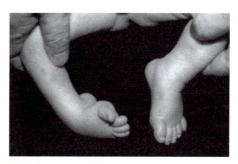

図Ⅳ-2-1　先天性内反足

B 骨形成不全症

1）病態

骨形成不全症（osteogenesis imperfecta）では，骨の主要成分であるⅠ型コラーゲン形成の遺伝的異常により，軽微な外傷で**病的骨折**を起こす．発生頻度は2〜3万人に1人である．程度はさまざまで，重傷例では周産期に死亡することもある．

2）診断

生下時より繰り返す骨折，長管骨の変形，低身長，青色強膜，難聴の存在，骨化障害などの単純X線所見により診断するが，軽症例では所見に乏しく，診断困難な場合もある．虐待との鑑別が重要になる．

3）治療

骨癒合は正常であり，それぞれの骨折に応じて治療する．頻回の骨折による長管骨の変形に対しては，矯正手術が行われる．易骨折性に対しては，ビスホスホネートによる薬物療法が行われている．

C 軟骨無形成症

1）病態

軟骨無形成症（achondroplasia）では，成長軟骨での骨形成の先天的異常により，**四肢短縮型低身長**をきたす．椎弓も低形成となり，**脊柱管狭窄**をきたすこともある．発生頻度は2万人に1人である．

2）診断

四肢短縮型の低身長，前額部および下顎部の突出，椎体の扁平化，前弯および後弯変形，骨盤低形成などにより診断する．

3）治療

長管骨の短縮に対しては，ホルモン投与におる薬物療法や骨延長手術が行われる．脊柱管狭窄に対しても手術が行われる．また，2022年より新しい軟骨無形成症治療薬としてボソリチドが日本でも承認されている．

1-2 全身性の疾患

A くる病（p.190 も参照）

くる病（rickets）は，小児科疾患ではあるが，O脚変形で整形外科を初診することがある．単純X線所見の特徴として，成長軟骨板の不整や骨幹端中央部の杯状陥凹を認める．治療は小児科で薬物療法が行われる．

B 脳性麻痺

1）病態

脳性麻痺（cerebral palsy）は，胎生期および新生児期における何らかの原因による脳の虚血性障害である．程度はさまざまだが，痙性麻痺や不随意運動が起こる．整形外科的に問題になるのは，麻痺による運動障害や麻痺性の脱臼や変形，脊柱側弯である．

2）診断

運動発達の遅れや姿勢異常，筋緊張の異常などにより疑い，頭部 MRI 検査で確定診断する．

3）治療

整形外科では四肢の運動障害に対し，装具やリハビリテーション，薬物療法や痙性コントロール手術，選択的脊髄後根切断術等が行われる．

> **産科医療補償制度**
> 分娩に関連して重度脳性麻痺となり所定の要件を満たした場合に，経済的補償をするとともに，脳性麻痺発症の原因分析を行い，再発防止の情報を提供する制度である．

C 二分脊椎

1）病態

二分脊椎（spina bifida）では，胎生期における神経管癒合不全および脊椎癒合不全により，先天性に下肢の弛緩性麻痺を生じる．顕在生および潜在性に分かれる．

2）診断

顕在性二分脊椎は，腰部の囊胞で生下時にすぐ診断される．潜在性二分脊椎は，腰部の陥凹などの皮膚異常により疑われ，超音波や MRI 検査により確定診断される．詳しくは脳神経外科専門書を参照されたい．

3）治療

水頭症や脊髄髄膜瘤，膀胱・直腸障害の治療は脳外科，泌尿器科で行う．整形外科的に問題になるのは麻痺による運動障害と下肢の麻痺性脱臼であり，装具の着用，リハビリテーションや脱臼に対する手術が行われる．

1-3 小児の運動器疾患（非先天性）

A 発育性股関節形成不全

1）病態

新生児，乳児期の疾患である．股関節は内転すると不安定になりはずれやすい性質をもつ．とくに新生児期，乳児期においては，股関節周囲の筋力が十分発達していないため，脱臼しやすい．そのため，股関節の外転が妨げられる状況が続くと脱臼するリスクが高くなる．

「先天性」から「発育性」に	

以前は「先天性股関節脱臼」と呼ばれていたが，実は脱臼の大半が後天性であり，誤解を与えるため，「発育性股関節形成不全」と呼ばれるようになってきた．

発育性股関節形成不全（developmental dysplasia of the hip）は冬生まれの女児に多い．冬生まれに多い理由は，厚着により股関節の運動を妨げられるためである．また，家族歴があることが多い．これは，遺伝性の臼蓋形成不全がリスク要因となるためである．近年は育児教育により発生数は減少してきているが，重症例の割合は増えてきている．

臨床で役立つ知識　股関節脱臼の予防：両親への指導のポイント

新生児，乳児では股関節は開いている形が自然であり，無理に閉じることで脱臼リスクが増加する．股関節を開くための両親への指導として，足は開くようなかたちで向かい合わせに抱っこする．おむつや服装は足の自由な動きを妨げないように着用させる．きつすぎるおむつや足が動きにくくなる服装は脱臼リスクを増加させる．毛布で足をくるむのもハイリスクである．向き癖も脱臼リスクを増加させるので，片方ばかり向くようなら，反対側からミルクを与えるようにする．

2）診断
①身体所見
皮膚の皺の左右差をみる．ただし，浅い皺の左右差まで陽性とすると偽陽性が多くなるので，深く，大腿前面より後面まで続く長いものを陽性とする．
②開排制限
股関節を開排して，床と大腿の角度が30度以上を陽性とする．
③アリス（Allis）徴候
臥位で膝を立てた状態で膝の高さをみる．左右差（脚長差をみている）があれば陽性である．
④クリック徴候

＊クリック	

骨頭が脱臼，整復されるときの手先に伝わるカクッとした感覚である．

骨頭が脱臼，整復することによるクリック（click）＊を認めることがあるが，頻回に行うと骨頭を傷つけることがあるので注意する．
⑤画像所見
新生児，乳児では時期によって大腿骨頭核の骨化が未熟なため，単純 X 線像ではわかりにくいことが多い．正面像では大腿骨の外方化と臼蓋形成不全を，フロッグレッグポジション像では大腿骨と臼蓋の位置関係の破綻を認める（**図Ⅳ-2-2a, b**）．単純 X 線像で骨頭核が出現していなくても，超音波像では骨頭と臼蓋の位置関係がはっきり見えるため，診断に有用である．

3）治療

＊リーメンビューゲル装具	

スリングにより足の自由な動きを妨げず股関節の開排位を保つことにより，骨頭が自然に整復されることを目的とした装具である．

生後6ヵ月以内であればリーメンビューゲル（Riemenbugel）装具＊で約90％が整復される（**図Ⅳ-2-2c**）．生後6ヵ月を過ぎると装具での治療成績が不良のため，全身麻酔下徒手整復や牽引による整復，観血的整復などが行わ

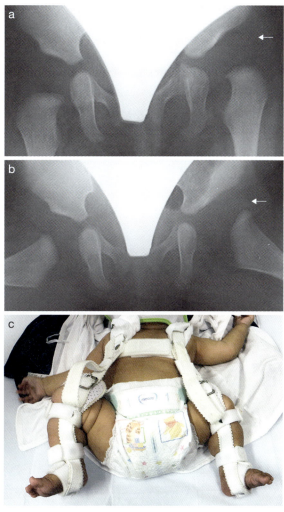

図Ⅳ-2-2 発育性股関節形成不全
a, b：左股関節が脱臼している（矢印）．c：リーメンビューゲル装具

れる．

B 肘内障

1）病態
肘内障（pulled elbow）は幼児期の疾患である．幼児期の橈骨頭は小さいため，輪状靱帯が容易に脱臼する（p.54，**図Ⅱ-1-6**参照）．そのため転倒しそうになるなどで保護者が幼児の肘を引っぱることにより発症する．症状としては，肘を痛がり動かさなくなる様子がみられる．

2）診断

問診により，手を強く引っぱった後に手を動かさないなどの病歴があれば本症を強く疑う．転倒などの病歴があれば肘関節周囲の骨折の可能性もあるので注意する．

3）治療

肘を曲げながら回内することにより，容易に整復される．年長になるにつれ，橈骨頭が成長するため容易には脱臼しなくなってくる．

C ペルテス病

1）病態

ペルテス病（Perthes disease）は，学童期にみられる疾患である．大腿骨頭の阻血性壊死による骨頭圧潰である．外傷や炎症が原因と考えられているが，はっきりした原因は不明である．圧潰した骨頭は2〜3年で修復されるが，修復過程で骨頭の扁平化や巨大骨頭化が起こると，将来的な変形性関節症の原因となる．6〜7歳の男児に好発する．股関節痛がみられる．

2）診断

進行すれば単純X線検査で骨端核の壊死による硬化や透亮像がとらえられ診断は容易だが，発症初期では単純X線検査での診断は困難で，MRI検査が初期の診断に有用である．

3）治療

手術療法と保存療法がある．保存療法では股関節を牽引し，装具などで外転位に保つ．手術療法では大腿骨や臼蓋の骨切り術を行う．どちらも目的は同じであり，壊死した骨頭はいずれ修復されるため，なるべく球形に近い形に修復させる目的で，骨頭の壊死部を臼蓋深くに包み込ませることである（図Ⅳ-2-3）．

D 大腿骨頭すべり症

1）病態

大腿骨頭すべり症（slipped capital femoral epiphysis）は，学童期にみられる疾患である．軽微な外傷を契機に大腿骨頭が骨端線で後方にすべり，そのため股関節の適合性が悪くなり，可動域低下や将来的な変形性股関節症の原因となる．はっきりした原因は不明である．ホルモン異常が原因と考えられている．小学校高学年から中学校までの，太った男児に多い．症状としては股関節痛，股関節可動域制限がみられる．

2）診断

股関節を屈曲していくと，股関節が自然に外転外旋するドレーマン（Dreh-

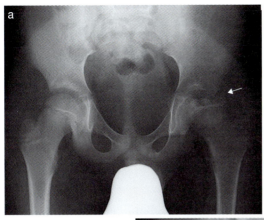
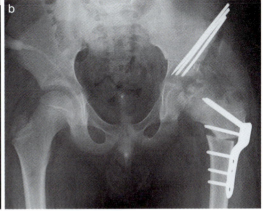
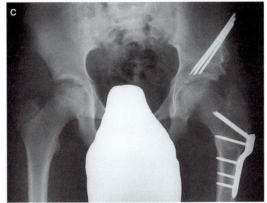

図Ⅳ-2-3　ペルテス病
a：術前．大腿骨頭が壊死圧潰している（矢印）．
b：術直後．骨切りにより壊死部を臼蓋の奥深くに入り込ませることで，骨頭が球形に修復されるように誘導している．
c：術後2年．骨頭は修復された．

mann）**徴候**がみられる．単純X線検査の正面像では，すべりが軽度だとわかりにくいこともある．側面像のほうが骨頭のほうがすべっている所見がよくとらえられ，わかりやすい．CTでは大腿骨頭が後方にすべっている所見が立体的に把握できる．

3）治療

　保存療法は無効で，手術療法が必要となる．すべりが軽度な場合は，ある程度のリモデリングが期待できるため，(*in situ* pinning*)が行われる．すべりが強い場合は，股関節の適合性が悪くなり将来的な変形性股関節症の原因となるため，矯正骨切り術や観血的整復固定術などが行われる（**図Ⅳ-2-4**）．

*___in situ_ pinning**
解剖学的な整復を行わず，そのままの状態でピンやスクリューによる固定を行う（図Ⅳ-2-4b）．

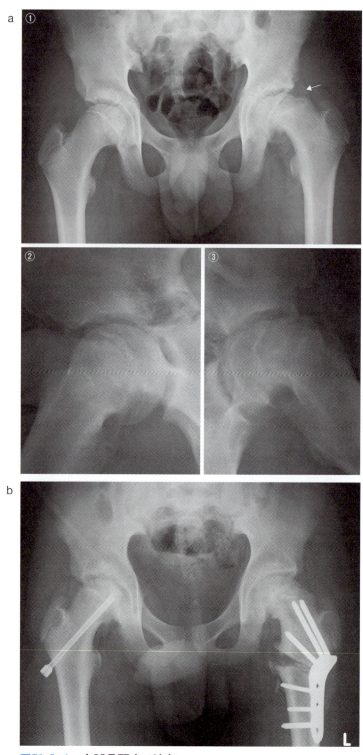

図IV-2-4 大腿骨頭すべり症
a：術前（①両側像，②右側拡大像，③左側拡大像．左側のほうがすべり［矢印］の程度が大きい），b：術後．右側はすべりが軽度で in situ pinning を施行した．左側はすべりが大きく，大腿骨骨切り術を行った．

2 非外傷性疾患 175

1-4 炎症性疾患

A 単純性股関節炎

1）病態

　急性上気道炎などのウイルス感染や激しい運動が引き金となり，股関節に関節水腫が生じ股関節痛を引き起こす．詳しい原因は不明である．

2）診断

　単純X線像では，関節水腫による骨頭の外方化を認めることがまれにあるが，それ以外は正常である．超音波像では関節水腫を認める．血液検査では，単純性股関節炎自体ではCRP上昇などの炎症所見は認めないが，先行する急性上気道炎による軽度の炎症所見を認めることがある．

3）治療

　経過観察のみで軽快し，予後は良好である．ただし，化膿性股関節炎やペルテス病との鑑別が問題になる．CRPが10 mg/dL以上あるなど強い炎症を認めるときは，化膿性股関節炎を疑ったほうがよい．

B 急性骨髄炎，化膿性関節炎

1）病態

　小児は，骨幹端に栄養血管がループを作っているため，同部の骨髄炎になりやすい．それが関節内に波及すると化膿性関節炎を起こす．症状としては強い関節痛があり，痛みの性状は自発痛である．罹患関節は腫脹し，発赤，熱感を伴うことがある．関節炎を起こした足は痛みのため動かせず，外転位のまま麻痺したように患肢を動かさなくなる．これを仮性麻痺という．

> **注意**
> ただし，乳児，新生児期は痛みを自分で訴えることができないため，不明熱で小児科を受診することがある．

2）診断

　血液検査ではCRP上昇，白血球の左方移動を認める．単純X線像では初期は異常を認めないことが多く，進行すれば関節内の膿汁貯留による亜脱臼を認め，さらに進行すれば骨破壊像を認めるが，ここまで進行すれば関節に相応の障害を残す．MRIでは，関節内の膿汁の貯留や骨幹端の骨髄炎を認める．確定には関節穿刺が必要で，穿刺すれば膿汁が引け，細菌培養検査が使用薬剤の選択に有用である．

3）治療

　可能なかぎり早期に手術を行い，関節切開，ドレナージ，洗浄が必要である．手術療法と同時に抗菌薬の投与も開始する．培養結果が出るのを待っていると，関節破壊が進行するため，セフェム系などの広域スペクトラムの抗菌薬を直ちに開始し，培養結果が出次第，適切な薬剤に変更する．

　予後は早期にドレナージが行われれば良好だが，診断が遅れ関節破壊が進

行すると予後不良で，関節の痛みや，関節可動域低下，脚長差などにより歩行障害を残す．

C 骨端症

1）病態，治療

スポーツなどの繰り返される骨端部に対する負荷により，骨端軟骨の血行障害や剝離が起こり，痛みを起こす．

①オスグッド-シュラッター（Osgood-Schlatter）病

膝関節脛骨のアキレス腱付着部に繰り返される負荷による骨端軟骨の剝離である．過剰な運動が原因になることが多く，安静を指示する．予後良好なことが多い．

②シーヴァー（Sever）病

踵骨のアキレス腱付着部に繰り返される負荷による骨端部の血流障害である．安静指示や装具の装着で治療し，予後良好である．

2）診断

単純 X 線検査による．骨端部の不整や分節を認める．

2 炎症性疾患

> **rheumatism**
>
> 語源となった「rheuma（リウマ）」はギリシャの医聖ヒポクラテスの文献の中に見出され，「流れ」を意味する．痛みがいろいろな関節に移動することからリウマチの造語につながった．

リウマチ（rheumatism 🖊）またはリウマチ性疾患（rheumatic disease）とは，関節を中心とした運動器の疼痛を起こす疾患をいう．

1942 年，クレンペラー（Klemperer）により提唱された膠原病（collagen disease）の概念は，結合組織である膠原線維のフィブリノイド変性という病理組織学的変化が共通してみられる原因不明の疾患群をまとめて名付けたものである．最近，欧米では「結合組織病（connective tissue disease）」のほうが頻用されている．

膠原病は自己の免疫が，自分の体の一部に反応する自己免疫疾患と考えられている．本来，外来の細菌やウイルスを認識し排除するための免疫が，何らかのきっかけで自分の身体の一部に反応するリンパ球や抗体を作り出してしまい，これが自己の組織を攻撃し破壊する．暴走する免疫により，関節が攻撃されると**関節リウマチ**，皮膚が攻撃されると**乾癬**，**全身性強皮症**，**皮膚筋炎**，血管が攻撃されると**血管炎症候群**，腺組織が攻撃されると**シェーグレン（Sjögren）症候群**を発症する[1]．

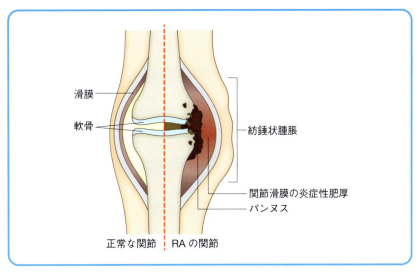

図Ⅳ-2-5 RAの病態

2-1 関節リウマチ

A 病態

関節リウマチとは

RA：rheumatoid arthritis

関節リウマチ（RA） は，全身の関節が慢性，進行性に侵される炎症性の疾患である．初発症状は，手指，手関節，膝，足趾にみられることが多い．ある関節の症状が治らないうちに他の関節症状が加わる付加的関節炎で発症し，最終的に多関節が対称的に障害される．

病態

RAの病変の中心は関節包を内張りする**滑膜**である．滑膜が絨毛状に増殖し，骨・軟骨境界領域から骨を侵食していく．軟骨は菲薄化し，軟骨下骨が部分的に露出する．関節液は，炎症性細胞の滲出や壊死してはがれ落ちた滑膜デブリで黄濁色に濁っている．腫脹が続くことにより靱帯が脆弱になり，関節の亜脱臼が起きる（図Ⅳ-2-5）．

発症機序

EULAR：European League Against Rheumatism

ACR：American College of Rheumatology

RAは，疾患感受性遺伝子を有する個体がいくつかの環境因子を引き金として起こるのではないかといわれている．環境因子として知られているのは，喫煙，歯周病，ストレス，妊娠・出産である[3]．欧州リウマチ学会（EULAR）と米国リウマチ学会（ACR）が合同で発表した2010年分類基準のなかには，抗シトルリン化ペプチド抗体（抗CCP抗体）*という血液検査対象が含まれており，抗CCP抗体は骨破壊や関節滑膜の炎症を引き起こすという報告がされている．

*抗CCP抗体
体のなかで生じるタンパク質反応の1つがシトルリン化であり，喫煙者の肺のように慢性の炎症の場で免疫細胞がシトルリン化タンパクに対して作る抗体が抗CCP抗体である．

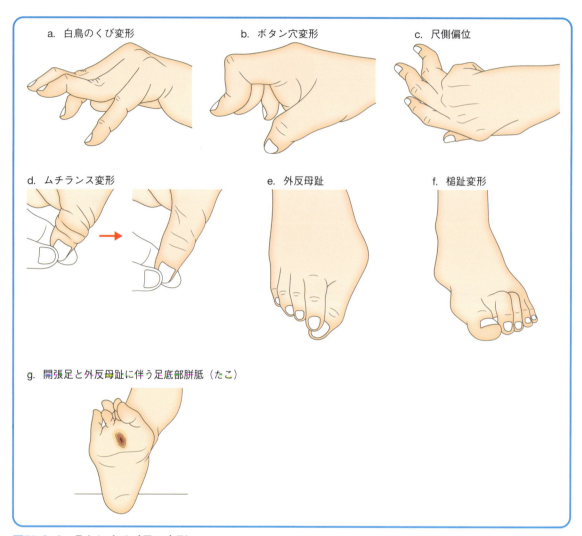

図Ⅳ-2-6 RAによる手足の変形

PIP：proximal interphalangeal joint

DIP：distal interphalangeal joint

MP：metacarpophalangeal joint

> **ムチランス変形**
>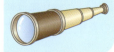
> オペラグラス手指ともいわれる．指先をつまんで伸ばすと昔の望遠鏡のように伸びるためこの名がついた．

症状

1）関節症状（図Ⅳ-2-6）

　起床時，手および身体全体の重苦しい現象を認める．**朝のこわばり**（morning stiffness）と呼ばれる．

　手指の変形は，白鳥のくび（swan-neck）変形，ボタン穴変形，尺側偏位，ムチランス変形，下垂指などがある．**白鳥のくび変形**は，近位指節間関節（PIP関節）の過伸展，遠位指節間関節（DIP関節）の屈曲変形で，横から見ると「白鳥のくび」に見えるためこう呼ばれている．**ボタン穴変形**はPIP関節屈曲，DIP関節伸展．**尺側偏位**は中手指節関節（MP関節）で示指から小指まで小指側に曲がってしまった状態である．**ムチランス変形**はIP関節で

骨が吸収され関節包と靱帯，腱だけで連続している状態であるため，安定性がなくブラブラな状態を呈する．**下垂指**は伸筋腱が断裂し伸展できなくなることをいい，病態の悪化とともに小指から環指，中指まで順番に起こる．

　足の変形は**外反母趾**，足趾の PIP 関節が屈曲する**槌趾変形**(つちゆび)に伴う**有痛性難治性胼胝**(べんち)（たこ），足の横のアーチが消失する**開張足**(かいちょうそく)(しょうこつ)，踵骨が外反する**外反扁平足**(がいはんへん)(べいそく)などがある．

　大関節にも変形をきたす．肘，膝関節は屈曲拘縮を起こしやすい．

　脊椎病変は頚椎に多く，とくに第 1 頚椎（環椎）が第 2 頚椎（軸椎）に対し，前方にずれる**環軸椎亜脱臼（AAS）**をきたす．**増殖滑膜（パンヌス）***による環椎横靱帯の弛みによる．頚椎を前方に曲げて側面の単純 X 線像を撮ることで環椎のずれを確認する．進行すると軸椎の歯突起(しとっき)が環椎より上に出てしまう**垂直亜脱臼（VS）**が起こる．また，軸椎より下の頚椎の椎間関節が破壊されるとそれぞれの椎体がずれ，**軸椎下亜脱臼（SAS）**をきたす．AAS や SAS では脊髄損傷をきたして四肢麻痺を起こし，VS では延髄を圧迫することで呼吸麻痺のため死に至ることもある．頚椎由来のしびれは後頭部や上肢に放散するが，RA では末梢神経による肘部管症候群(ちゅうぶかん)や手根管症候群(しゅこんかん)もきたしやすく鑑別が必要なことも多い．

2）関節外症状

　肺病変，間質性肺炎や気管支拡張症は RA に合併しやすい．また，RA そのものの症状では骨粗鬆症(こつそしょう)になりやすい．さらに活動性の低下や薬剤の影響で骨粗鬆症を合併しやすく，骨脆弱性のために骨折しやすい．また，悪性リンパ腫を合併しやすく発症率は健常者の 2 倍という報告もある．**リウマトイド結節**という腫瘤性病変を形成しやすい．皮下や腱鞘の肉芽腫性結節(けんしょう)(にくげしゅ)で，主に関節周辺に多く肘頭周辺(ちゅうとう)が好発部位だが，後頭部，肺，心臓などの報告もある．貧血，微熱，全身倦怠感などの全身症状がみられる．

疫学

　有病率は 0.5～0.7％である．日本の通院患者は約 70 万人と推測されている．女性のほうが罹患しやすく，男性の 3 倍といわれている[2]．好発年齢は 30～50 歳代である．

B　診断

診断基準

　ACR による **1987 年 RA 分類基準**（**表Ⅳ-2-1**）が診断基準として主に用いられていた．本基準の感度は低く，6 週間以上の待機期間が必要である．現在では単純 X 線像に所見を認めた時点での治療導入は遅いと考えられるようになった．RA の関節破壊は最初の 2 年間の時期（治療機会の窓［window of opportunity］と呼ばれる）に急激に進むため，破壊が起こる前の炎症関節

AAS：atlantaxial subluxation

＊増殖滑膜（パンヌス）
炎症性細胞や新生血管を含む増殖した滑膜であり，軟骨辺縁の骨性部分から骨内に浸潤し，骨組織を破壊する．

VS：vertical subluxation

SAS：subaxial subluxation

表IV-2-1 1987年RA分類基準

①少なくとも1時間以上持続する朝のこわばり
②3領域以上の関節の腫脹
③PIP，MP，または手関節の腫脹
④対称性関節腫脹
⑤リウマトイド結節
⑥血清リウマトイド因子陽性
⑦手指，手関節の典型的X線変化（骨びらん，骨破壊）

以上7項目中4項目以上を満たすときにRAと診断する．①〜④は6週間以上持続しなければならない

表IV-2-2 2010年RA分類基準（新RA分類基準，EULAR/ACR）

1．腫脹または圧痛関節数[3]（0〜5点）	
1個の中〜大関節[2]	0
2〜10個の中〜大関節[2]	1
1〜3個の小関節[1]	2
4〜10個の小関節[1]	3
11関節以上（少なくとも1つは小関節[1]）	5
2．血清学的検査（0〜3点）	
リウマトイド因子も抗CCP抗体も陰性	0
リウマトイド因子か抗CCP抗体のいずれかが低値の陽性[4]	2
リウマトイド因子か抗CCP抗体のいずれかが高値の陽性[5]	3
3．滑膜炎の期間（0〜1点）	
6週間未満	0
6週間以上	1
4．急性期反応（0〜1点）	
CRPも赤沈も正常値	0
CRPか赤沈が異常値	1

合計スコアが6点以上であればRAと分類する

[1] 手指のMP，PIP関節，足趾の第2〜5中足趾節（MTP），第1IP関節，手首を含む．
[2] 肩，肘，膝，股関節，足首を含む．
[3] 手指のDIP，第1CM関節，足趾の第1MTP関節は除外する．
[4] 低値の陽性：基準値上限より大きく上限の3倍以内の値
[5] 高値の陽性：基準値の3倍より大きい値

の状態時に強力な治療を導入すべきとの概念が提唱され，EULAR/ACRによる **2010年RA分類基準**（新RA分類基準）が新たに用いられている（**表IV-2-2**）．

病期の評価と治療効果の判定

病期の評価では**スタインブロッカー**（Steinbroker）**病期分類**が用いられて

きた．本分類は単純 X 線所見による骨破壊の程度を示したものである（**表Ⅳ-2-3**）[4]．

ACR の機能評価票でクラス分類し（**1991 年 RA 機能分類改定基準；表Ⅳ-2-4**），健康評価質問票（HAQ）[*]で機能評価を行う（**表Ⅳ-2-5**）．

HAQ：Health Assessment Questionnaire

検査

診断と疾患活動性の評価のために行われる．膠原病との鑑別のために抗核抗体検査が必要である．**リウマトイド因子**は，変性した免疫グロブリン G（IgG）に対する自己抗体で，主に診断と病勢の推移の判断のために検査を行う．モニタリングのための検査は，血算，白血球分画，肝機能，腎機能，CRP，赤沈，MMP-3，KL-6，β_2 マイクログロブリンである．

＊mHAQ
mHAQ は HAQ の日本語版で身体的な機能の障害を評価する方法である．患者が日常生活で遭遇するさまざまな身体的な機能に関する 20 項目の質問への回答を点数化したものである．また，疾患活動性の評価や治療効果の判定にも用いられる．

C 治療

RA 治療の主要な 4 本柱は，薬物療法，手術療法，リハビリテーション，患者教育であるが，RA は全身性，進行性の慢性疾患であり，これらの治療方法を組み合わせることにより長期的視野に立った治療計画が重要である．日常生活において治療目標を明確にし，戦略的に治療アプローチを行う．「**目標に向けた治療（T2T）**」と呼ばれている．EULAR の推奨では，治療目標は寛解もしくは低疾患活動性の維持とされている．

リウマトイド因子の偽陽性・偽陰性反応
健常者でも 5%は陽性になり，とくに 75 歳以上では 25%が陽性になること，また RA 患者の 80%は陽性であるが，20%は陰性であることに留意する必要がある．

疾患活動性が高い場合には，1〜3 ヵ月ごとに頻繁に評価すべきである．治療開始後 3 ヵ月で改善がみられない，もしくは 6 ヵ月たっても治療目標が達成されない場合には治療を変更すべきである．薬物療法により RA の炎症が鎮静化し全体の病勢が落ち着いた後は，日常生活動作（ADL）の質的向上とより積極的な社会参加をめざすために手術療法やリハビリテーションが行われる．

T2T：Treat to Target

1）薬物療法（p.82，**表Ⅱ-3-2** 参照）

薬物療法には，非ステロイド性抗炎症薬（NSAIDs），疾患修飾性抗リウマチ薬（DMARDs），生物学的抗リウマチ薬（biological DMARD：bDMARD），分子標的型合成抗リウマチ薬（tsDMARD）およびステロイド薬が使用される．

RA の関節破壊は早期から起こるために，診断がついたらできるだけ早期に寛解または低疾患活動性を目的とした DMARDs の投与が行われるべきである．

NSAIDs：nonsteroidal anti-inflammatory drugs

DMARDs：disease-modifying antirheumatic drugs

tsDMARD：targeted synthetic disease-modifying antirheumatic drug

①非ステロイド性抗炎症薬（NSAIDs）

RA の診断確定までや，DMARDs で疾患活動性が低下するまでの期間，また関節変形による疼痛が残存する場合などに，疼痛や腫脹を軽減させる目的で **NSAIDs** が投与される．

②従来型合成リウマチ薬（csDMARD）

RA の炎症の鎮静化と関節破壊の抑制を目的に **DMARDs** が使用される．

csDMARD：conventional synthetic disease-modyfying antirheumatic drug

第Ⅳ章　運動器疾患各論

表Ⅳ-2-3　スタインブロッカー病期分類

Stage	所見
Stage Ⅰ（初期）	● X線像上，骨破壊像がない ● X線像上，骨粗鬆はあってよい
Stage Ⅱ（中期）	● X線像上，骨粗鬆がある．軽度の軟骨下骨の破壊はあってもなくてもよい．軽度の軟骨破壊はあってもよい ● 関節変形はない．関節可動域の制限はあってよい ● 関節近傍の筋萎縮を認める ● リウマトイド結節，腱鞘炎などの関節外軟部組織の病変はあってよい
Stage Ⅲ（進行期）	● X線像上，軟骨，骨破壊像がある ● 亜脱臼，手の尺側偏位，関節過伸展などの関節変形がみられる．線維性，骨性強直はみられない ● 広範な筋萎縮がみられる ● リウマトイド結節，腱鞘炎などの関節外軟部組織の病変はあってよい
Stage Ⅳ（末期）	● 線維性，骨性強直がみられる ● Stage Ⅲの項目を満たす

表Ⅳ-2-4　1991年RA機能分類改定基準

Class 1	日常生活活動を完全にこなせる（身のまわり，職場，趣味，スポーツ）
Class 2	身のまわり，職場の機能のみこなせる．他は限定的
Class 3	身のまわりのみこなせる．他は限定的
Class 4	日常生活活動すべてが限定される

表Ⅳ-2-5　m-HAQ

下記日常動作について，あてはまるところに○印を付けてください．

	何の 困難もない （0点）	いくらか 困難 （1点）	かなり 困難 （2点）	できない （3点）
靴ひもを結び，ボタンかけも含め，身支度できますか				
就寝，起床の動作ができますか				
いっぱいに水が入っている茶碗やコップを口元まで運べますか				
戸外で平らな地面を歩けますか				
身体全体を洗い，タオルで拭くことができますか				
腰を曲げ，床にある衣類を拾い上げることができますか				
蛇口の開閉ができますか				
車の乗り降りができますか				

患者さんにそれぞれの質問に対し，「何の困難もない（0点）」，「いくらか困難（1点）」，「かなり困難（2点）」，「できない（3点）」のいずれかに○をつけてもらう．トータルの点数を8で割り点数化します．0.5点以下が「機能的寛解」である．

メトトレキサート（MTX：リウマトレックス®，メトレート®）の間欠投与は最も効果があり，国内外のガイドラインで第一選択薬として推奨されている．MTX が禁忌，使用できない場合，効果が得られない場合や軽症例では，その他の DMARDs が用いられる．ブシラミン（リマチル®），サラゾスルファピリジン（アザルフィジン® EN），タクロリムス（プログラフ®），注射金製剤（シオゾール®）などがある．

③生物学的製剤（bDMARD）

生物学的製剤とは，生物が産生したタンパク質を利用し，遺伝子組み換えや細胞培養などの生物学的手法により製造される薬剤である．RA では炎症性サイトカインである TNF や IL-6 に対する TNF 阻害薬，IL-6 阻害薬や T 細胞機能調整薬が適応を有する．bDMARD は，関節炎を改善させるとともに関節破壊抑制作用を示すが，アナフィラキシーショックや細菌性肺炎，結核などの重篤な感染症に注意が必要である．とくに，高齢，既存の肺疾患の存在，ステロイド薬併用などがリスク因子になる．

④分子標的型合成抗リウマチ薬（tsDMARD，JAK 阻害薬）

JAK ファミリーは，数々の炎症性サイトカイン産生に関与する細胞内シグナル伝達タンパクである．単体のサイトカインを標的にする生物学的製剤に対し，複数のサイトカインを抑制する効果がある．副作用は帯状疱疹の頻度が高い．

⑤ステロイド薬

低用量の経口**ステロイド薬**の投与は強い抗炎症効果があるが，長期の使用では，骨粗鬆症，高血圧，易感染性をはじめとする副作用が大きな問題となる．基本的には，RA 早期や DMARDs の効果が得られるまでの短期間にかぎり少量使用する．

2）手術療法

失われた機能を再建するための**機能再建術**が主に行われる．機能再建術には，関節形成術，関節固定術，人工関節置換術などがある．近年，足趾の離断性関節形成術が，中足骨短縮骨形成術に代わられてきている．手指では切れた伸筋腱の移行術や移植術が行われている．

3）リハビリテーション

RA のリハビリテーションには，主に理学療法（運動療法と物理療法），作業療法，装具療法がある．多様な関節障害によって低下していく患者の ADL をできるかぎり維持・改善するためにリハビリテーションは重要である．**運動療法**は，関節可動域の改善・維持，筋力訓練，歩行訓練などを行い，患者の ADL 改善や維持が目的となる．**作業療法**は，排泄，整容，食事，家事一般などの ADL を保つために自助具を用いて訓練する．**装具療法**は，局所の安静や疼痛緩和，変形の矯正や防止，支持性の獲得など，低下した ADL を改善させるために有用である．

4）患者教育

RA の経過と治療について十分に説明し，患者の不安を軽減させることが大切である．RA は 40〜50 歳代の働き盛りの女性に発症することが多く，全身性，進行性の疾患であることなど，家族が病状について十分に理解し支援することが必要である．とくに疼痛や変形，障害，人間関係などの心配ごとからうつ状態に陥ることがあり，積極的に前向きに生活をして，病気に負けない気持ちをもつように支援する．

5）治療経過・予後

RA はそれ自体では死に至る病気ではないが，関連する合併症で亡くなることが多く，平均寿命は一般人口より 10 歳程度短い．死因として多いのは，肺炎などの感染症，心筋梗塞などの心血管障害や脳梗塞，間質性肺炎，腎機能障害である．

2-2 | リウマチ性疾患

A 悪性関節リウマチ

MRA：malignant
rheumatoid arthritis

悪性関節リウマチ（MRA）は日本だけの名称である．海外では「血管炎を合併した RA」と呼ばれている．長年 RA に罹患し，リウマトイド因子が高値の症例に多い．皮膚潰瘍，上強膜炎，指趾壊死，間質性肺炎，腎不全などで全身状態が重篤なうえに，治療に抵抗性で難治性なことが多い．

B リウマチ性多発筋痛症

PMR：polymyalgia
rheumatica

リウマチ性多発筋痛症（PMR）は，突然発症する頚部，肩，殿部の著しい痛みとこわばりを特徴とし，全身症状としては発熱，倦怠感，食欲不振，体重減少がおよそ 1/3 の患者に認められる．特異的な検査所見はなく，赤沈などの炎症反応が疾患活動性に一致して上昇する．発症年齢はほぼ 60 歳以上で，男女比は 1：2〜3 で女性に多い．側頭動脈炎を 10〜20％に合併する．痛みによる不眠やうつ状態がしばしば認められる．通常の NSAIDs が効かず少量のステロイド薬が著効する．

C 血清反応陰性脊椎関節症

40 歳以下の若年者で，安静時の腰痛で発症することが多い．末梢関節炎とともに仙腸関節炎，脊椎炎を発現し，組織適合性抗原（HLA-B27 陽性）との関連も深い疾患の総称である．現在は単に脊椎関節症とも呼ばれている．炎症の中心は腱や靱帯の付着部で，強直性脊椎炎，乾癬性関節炎を含む．

D 強直性脊椎炎

好発は 20 歳代，男女比は 2〜3：1 で男性に多い．炎症性腰痛，腰背部の運動制限，深呼吸時の胸部痛，四肢関節痛（股，膝，肩などの大関節痛），坐骨結節や踵骨部の腱付着部症（アキレス腱部痛），虹彩毛様体炎，ぶどう膜炎，大動脈弁閉鎖不全がみられる．HLA-B27 が 90％以上で陽性といわれているが，日本では陽性率は低い．単純 X 線像では，仙腸関節は骨萎縮からびらんを呈し，周囲の硬化像から強直をきたす．脊椎は前縦靱帯の椎体付着部より骨化をきたし竹様脊柱になる．予後は 40％が比較的良好な経過で，脊椎の可動性がある程度保たれ，不自由のない生活を営むことができる．

E 乾癬性関節炎

乾癬を契機にした脊椎関節症である．皮疹のない関節炎先行型が 15.3％である．指尖や DIP 関節が侵されやすい．

F 線維筋痛症

中高年の女性に多い．全身および背部の激痛で発症する．全身の 18 ヵ所の圧痛点の 11 ヵ所に圧痛があり，3 ヵ月以上の広範な痛みが続いていることで診断する．

● 引用文献

1) 日本リウマチ財団教育研修委員会（編）：リウマチ基本テキスト，第 2 版，p13-15，日本リウマチ財団，2005
2) 鶴見介登：関節痛・関節炎治療薬の薬理．日本内科学会雑誌 **83**（11）：1892-1897，1994
3) 伊藤　宣，西田圭一郎，布留守敏：シリーズ骨の話—2．関節リウマチ，伊藤　宣（監），ミネルヴァ書房，p44，2016
4) Steinbrocker O, Traeger CH, Batterman RC: Therapeutic criteria in rheumatoid arthritis. Journal of the American Medical Association **140**（8): 659-662, 1949

3 代謝性疾患

3-1 骨粗鬆症

A 病態

1）骨粗鬆症とは

骨粗鬆症（osteoporosis）とは骨強度（骨密度＋骨質）の低下により骨が脆弱化し，骨折をきたしやすくなった病態である．組織学的には骨梁の菲薄化，

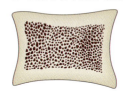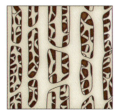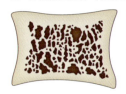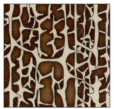

図Ⅳ-2-7　正常な若年成人と骨粗鬆症患者の骨梁の比較

穿孔，途絶，連結性の低下などが起こり，骨強度が低下する．このような変化は骨の表面積が大きく，骨の改変が活発に営まれる海綿骨で観察されやすいので，海綿骨が豊富な脊椎や長管骨の骨幹端部に顕著に出現する（図Ⅳ-2-7）．

2）分類

骨粗鬆症は，原発性骨粗鬆症と，疾患によって引き起こされる続発性骨粗鬆症に分類される．原発性骨粗鬆症は，エストロゲンの減少によって起こる閉経後骨粗鬆症と原因不明の特発性骨粗鬆症がある．続発性骨粗鬆症の原因としては，内分泌疾患，栄養の欠乏，薬物，動作が低下して起こる不動性，先天性疾患，その他の疾患によって引き起こされるものがある．

3）危険因子

高齢，女性，人種では白人が黄色人種や黒人より危険度が高い．骨粗鬆症の家族歴，エストロゲンは破骨細胞を抑制して骨の吸収をコントロールしているため，初経の遅延や早期の閉経，過去の骨折などが危険因子である．環境的な危険因子は，カルシウム・ビタミンD・ビタミンKの不足，およびリン・食塩の過剰摂取，極端なダイエット，運動不足，日照不足，喫煙，過度の飲酒，多量のカフェイン摂取が挙げられる．

4）症状

身長の低下，腰背部の重感・疼痛（運動時痛，安静時痛），易疲労感を引き起こす．脊椎椎体骨折が新鮮発生した場合，疼痛は激烈で，体動困難（骨折椎体の棘突起に一致した叩打痛，圧痛）になる．脊椎圧迫骨折が多く発生すれば，脊椎の後弯（円背），身長の短縮が起こる．円背が強くなると下部肋骨が骨盤に食い込み，側腹部痛を生じる．腸管は圧迫され便秘になりやすい．胃部はくぼみ，胃の圧迫により逆流性食道炎を起こしやすく，胸焼けを自覚するようになる．

長管骨
上腕骨，橈骨，尺骨，大腿骨，脛骨，腓骨．

骨
骨についてはp.6～11参照．

閉経
女性ホルモン（エストロゲン）が減少する閉経後は骨粗鬆症が進みやすくなる．

ビタミンD
ビタミンDは脂溶性であり，日光の紫外線によって活性化する．高齢者は油ものを避けることが多かったり外出することが少なくなったりすることにより，ビタミンDが不足がちである．

2 非外傷性疾患 187

B 診断

骨粗鬆症の診断は，腰背部痛などの症状のある者，検診での要精検者などを対象に**図Ⅳ-2-8** に示すような診断手順（①病歴の聴取，②身体診察，③画像診断，④血液・尿検査［骨代謝マーカーを含む］，⑤骨評価［骨密度測定および脊椎単純 X 線撮影］など）にしたがって診断する．

1）画像所見

単純 X 線検査では，胸椎および腰椎 2 方向（前後，側面）と股関節正面を撮影し，骨折の有無，骨粗鬆化を診断する．骨陰影の減少，骨梁の数および幅の減少がみられる．椎体骨折（扁平椎，楔状椎，魚椎様変形）がみられる場合もある．

2）骨密度検査

骨密度検査は骨粗鬆症診断において重要な検査である．**二重 X 線吸収法（DXA［デキサ］）** を用いて，腰椎と大腿骨近位部の両者を測定することが推奨されている．そのほかに**定量的超音波測定法（QUS）***，MD 法*，**定量的CT 測定法（QCT）** などがあり，測定法や測定部位が異なるために基準値が異なる（p.77 も参照）．

3）血液・尿検査

骨粗鬆症として特異的な血液・尿検査所見はない．血清カルシウム（Ca），リン（P），アルカリホスファターゼ（ALP）は基準値以内あるいはやや高値を示す．

4）骨代謝マーカー

骨代謝マーカーは，骨粗鬆症の病態解明，治療方針の決定，治療効果の評価を行ううえで有用な臨床指標である．骨吸収マーカーと骨形成マーカーがあり，骨吸収マーカー高値は骨吸収亢進状態を示し，骨折のリスクが高いことを示す．

5）診断基準

若年者（20〜44 歳）の平均値と比べて骨密度がどのくらい減っているかを計算した**YAM** で示される．脆弱性骨折がある場合は骨粗鬆症と診断される．脆弱性骨折がない場合は YAM 70％未満で骨粗鬆症と診断される．YAM 70％〜80％は骨粗鬆症疑いありとされる．

C 治療

骨粗鬆症の治療と予防の目的は，骨折を予防することをめざして，骨折危険性を低減し，QOL の維持・向上を図ることである．食事ではカルシウム，ビタミン D，ビタミン類を十分に摂取する．高齢者ではタンパク質の不足例も多く，適切な摂取が望ましい．運動としては歩行がよいとされる．背筋訓

骨粗鬆症で頻度の高い骨折部位

大腿骨頸部，橈骨遠位端，上腕骨頸部，脊椎である．

DXA：dual energy X-ray absorptiometry

QUS：quantitative ultrasound

MD：microdensitometry

＊QUS

超音波の骨内の伝播速度と減衰係数を測定することにより，骨評価を行う方法である．海綿骨の多い踵骨を測定部位としており，人間ドックや検診現場では骨粗鬆症のスクリーニングとして汎用されている．

QCT：quantitative CT

＊MD 法

単純 X 線像の濃淡や皮質骨の幅から骨密度を評価する方法であり，日本で開発され，第 2 中手骨が測定部位として用いられている．

YAM：young adult mean

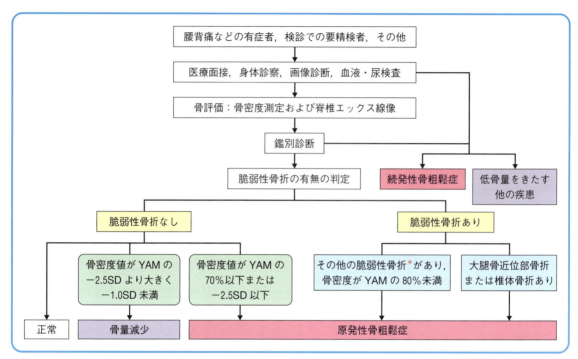

図Ⅳ-2-8　原発性骨粗鬆症の診断手順
YAM：young adult mean　＊その他の脆弱性骨折：骨折部位は肋骨，骨盤，上腕骨近位，橈骨遠位端，下腿骨．
[骨粗鬆症の予防と治療ガイドライン作成委員会（編）：骨粗鬆症の予防と治療ガイドライン 2015 年版, p.18, ライフサイエンス出版, 2015 より許諾を得て転載]

FRAX®

Fracture Risk Assessment Tool の略．世界保健機関（WHO）が開発したもので骨粗鬆症患者の骨折リスクを評価し，個人レベルにおける 10 年間の骨折確率を推計し，これを基に治療開始基準とすることを提案している．

SERM：selective estrogen receptor modulator

練は椎体骨折の予防効果があり，開眼片足立ち訓練は転倒防止効果がある．骨折危険因子（低骨密度，既存骨折，年齢，過度のアルコール摂取，現在の喫煙，大腿骨頚部骨折の家族歴）を考慮して薬物療法の開始を決定する．脆弱性骨折の予防のための薬物治療開始基準を図Ⅳ-2-9 に示す．

1）薬物療法（p.83，表Ⅱ-3-3 参照）

　患者の骨量減少機序が**骨吸収亢進型**か**骨形成低下型**のどちらを主体とするかによって薬剤を選択する．骨吸収亢進を呈して大腿骨近位部骨折リスクを有する患者に対しては，骨吸収を抑制し骨密度を高め，それら骨折を抑制しうる骨吸収抑制薬の**ビスホスホネート**などの投与を考慮する．重篤な骨量減少を来した症例には骨密度増加効果や骨折抑制効果に優れた皮下注射製剤であるロモソズマブやデノスマブも使用されている．骨形成低下が主因で脊椎の圧迫骨折を主体とする患者には，骨形成促進薬であるテリパラチドを投与することが理論的に考えられる．

　閉経後早期での骨吸収促進に対しては，**選択的エストロゲン受容体モジュレーター（SERM）**が適応となる．活性型ビタミン D_3 やビタミン K は栄養補充としてだけではなく薬理効果として骨質を改善し，骨強度を高める効果が示されている．

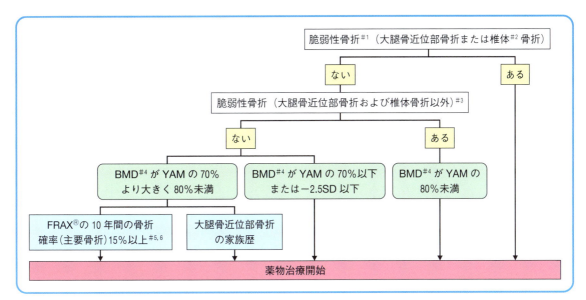

図Ⅳ-2-9　原発性骨粗鬆症の薬物治療開始基準
#1：軽微な外力によって発生した非外傷性骨折．軽微な外力とは，立った姿勢からの転倒か，それ以下の外力をさす．
#2：形態椎体骨折のうち，3分の2は無症候性であることに留意するとともに，鑑別診断の観点からも脊椎エックス線像を確認することが望ましい．
#3：その他の脆弱性骨折：軽微な外力によって発生した非外傷性骨折で，骨折部位は肋骨，骨盤（恥骨，坐骨，仙骨を含む），上腕骨近位部，橈骨遠位端，下腿骨．
#4：骨密度は原則として腰椎または大腿骨近位部骨密度とする．また，複数部位で測定した場合にはより低い％値またはSD値を採用することとする．腰椎においてはL1～L4またはL2～L4を基準値とする．ただし，高齢者において，脊椎変形などのために腰椎骨密度の測定が困難な場合には大腿骨近位部骨密度とする．大腿骨近位部骨密度には頚部またはtotal hip (total proximal femur)を用いる．これらの測定が困難な場合は橈骨，第二中手骨の骨密度とするが，この場合は％のみ使用する．
#5：75歳未満で適用する．また，50歳代を中心とする世代においては，より低いカットオフ値を用いた場合でも，現行の診断基準に基づいて薬物治療が推奨される集団を部分的にしかカバーしないなどの限界も明らかになっている．
#6：この薬物治療開始基準は原発性骨粗鬆症に関するものであるため，FRAX®の項目のうち糖質コルチコイド，関節リウマチ，続発性骨粗鬆症にあてはまる者には適用されない．すなわち，これらの項目がすべて「なし」である症例に限って適用される．
BMD：bone mineral density, YAM：young adult mean. FRAX®については前ページの側注を参照．
［骨粗鬆症の予防と治療ガイドライン作成委員会（編）：骨粗鬆症の予防と治療ガイドライン2015年版，p.63，ライフサイエンス出版，2015より許諾を得て転載］

> **看護の視点**
> 外出の機会が減り，油ものを避けやすくなる高齢者には，骨がもろくなるリスクを少しでも減らすため，ビタミンDを多く含む食事を勧めるとともに，日光にあたる習慣を身につけられるよう，これらの必要性について本人や家族の理解を促すことが大切である．

> **リンの過剰摂取に注意**
> かまぼこやインスタント食品に含まれる酸化防止剤や防腐剤にはリンが大量に入っており，カルシウム吸収を低下させる．

2）患者教育

骨粗鬆症患者の治療で問題になるのは治療継続率の低さである．患者および家族に治療継続の重要性を伝える．骨の健康のため，運動療法や食事療法について教育を行う．運動療法はロコモティブシンドローム・チェックによる評価が必要である．その後，個々に応じた運動療法を指導する．食事はバランスよくさまざまな食事をとることが大事である．また，喫煙は骨に直接悪影響を与える（抗エストロゲン作用をきたし，腸管でのカルシウム吸収抑制により尿へのカルシウム排出を促進する）．過度の飲酒とカフェイン摂取も骨折リスクを増加させる．

3-2 くる病・骨軟化症

A 病態

くる病（rickets）・骨軟化症（osteomalacia）は，ビタミンDの作用不全や低リン血症による骨の石灰化障害によって生じる骨病変である．石灰化していない骨基質である類骨の割合が増加し，石灰化骨が減少した病態である．全骨量（骨＋類骨）は不変である．発育期に生じたものがくる病（p.168参照），成人で現れたものが骨軟化症とされる．原因としてはビタミンD欠乏や作用不全，リン欠乏，アシドーシス，消化管の吸収障害，肝臓・腎臓の機能障害，薬剤などがある．ビタミンD欠乏をきたす病状としては，経口摂取不足（偏食，極端なダイエット），吸収不良（胃切除後，腸疾患，肝胆管疾患など），日光曝露不足がある．ビタミンD欠乏性くる病*，ビタミンD依存性くる病，ビタミンD抵抗性くる病などがある．

> **＊ビタミンD欠乏性くる病**
> ビタミンDの自然供給は日光とビタミンDを含む食物であるが，本来日本では冬でも太陽光線が豊富なため少ない疾患であった．しかし，近年日焼けを嫌い過度に日光を避けたことによるくる病が増加している．

B 診断

症状

1）くる病

骨陰影は薄く，骨端線は拡大し，骨幹端の幅は広く，不鮮明で不規則となり，杯状に陥没する．

2）骨軟化症

骨痛や筋力低下，腰痛，背部痛がみられる．円背，脊椎の扁平化から身長の低下をきたす．初期にはX線像上異常なし．進行するとローザー（Looser）改構層*が多くの例で左右対称性にみられる．椎体は魚椎変形，骨盤はハート型変形をきたす．

> **＊ローザー改構層**
> 骨表面にほぼ垂直に横走する透明帯．

3）腎性骨ジストロフィー

腎疾患，主に慢性腎不全に伴う骨障害である．腎臓におけるビタミンDの産生が低下し，続発性副甲状腺ホルモン（PTH）機能亢進症をきたす．活性型ビタミンDの低下とPTHの亢進は血中リンの低下をきたすはずだが，腎不全によるリンの排泄障害のため高リン血症となる．カルシウム濃度も低下するはずであるが，腎障害によりカルシウムの排泄が障害されているため，それほど低下しない．

PTH：parathyroid hormone

C 治療

患者教育

食事指導と生活指導を行う必要がある．くる病では，母親がビタミンD不

足の場合や完全母乳を行っている場合はサポートミルクの指導を行う．骨軟化症では，ビタミンDを多く含む食物を勧める．日光に当たることでビタミンDが活性化するため，日焼け止め・紫外線カット化粧品の長期使用，および全身と顔を覆うような衣類を禁止する．抗けいれん薬の長期使用は肝臓でのビタミンD活性化を防止するため，内服の制限を行う必要がある．

> **ビタミンDを多く含む食物**
> 魚介類（魚肉，あんこうの肝，しらす干し，筋子，いくら），乾燥きくらげなどのキノコ類，卵黄，バターなどが代表的である．

3-3 痛風

A 病態

痛風とは

痛風（gout）は，体液中に過剰に存在する尿酸が飽和溶解濃度を超えて尿酸ナトリウム一水和物結晶（MSU）として析出することにより，痛風発作と呼ばれる結晶誘発性関節炎や，痛風結節，痛風腎，尿路結石などの関節外症状をきたす全身性代謝疾患である．

MSU：monosodium urate monohydrate

1）高尿酸血症

痛風の基礎病態となる代謝異常である．血清尿酸値が 7.0 mg/dL を超えた状態を指す．「高尿酸血症・痛風の治療ガイドライン，第3版（2022年）」によれば，わが国の成人男性における高尿酸血症の頻度は，20〜25％に達していると推定される．女性は閉経後に罹患する．高尿酸血症の約80％は何らかの生活習慣病を合併する．

原因

食事として摂取されるプリン体は細胞中の核酸の異化により発生する．尿酸はプリン体の代謝産物であるため，細胞を多く含む食品が痛風のもとである．体内の尿酸貯蔵量は正常で 1,200 mg，1日の産生量は 700 mg（体内で合成8割，食事が2割）である．尿に 600 mg，便に 100 mg 排出される．排泄の低下や産生の増加により貯蔵量が増え，発作につながる．

> **メモ**
> プリン体を壊すウリカーゼがヒトとチンパンジーにはないことが原因といわれる．

症状

1）痛風性関節炎

約80％が痛風発作といわれる急性単関節炎で発症する．温度が低いと発症しやすいため，体幹から遠い第1中足趾節（MTP）関節（全体の70％），足背部，足関節に多い．以下の発作段階に分けられる．

- 前兆期：50％の患者で発作の前に局所の違和感を自覚する．
- 極期：発作は激烈で疼痛，腫脹，発赤が強く，歩行困難となる．
- 軽快期：7〜10日で軽快し，次の発作までは無症状となる．

2）痛風結節（図Ⅳ-2-10）

好中球やマクロファージによって処理された結晶成分が細胞外に放出され，その部に沈着すると，沈着部位は壊死に陥り，線維化とともに結晶成分

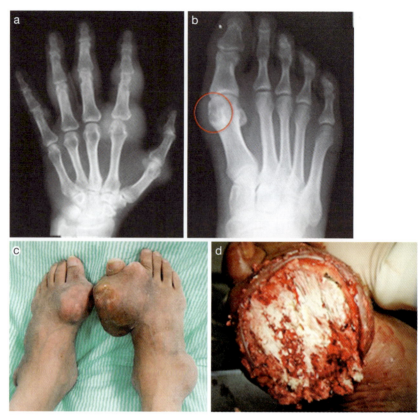

図Ⅳ-2-10　痛風結節
a：手の痛風結節．母指 MP，示指 MP，PIP，中指 PIP，環指 PIP 関節の軟部組織腫瘤がみられる．示指 PIP，中指 PIP 関節では，関節端に打ち抜き像を認める．
b：母趾 MTP 関節の痛風結節．中足骨遠位内側に打ち抜き像を認める．
c：両足 MTP 関節の痛風結節の外観．
d：結節の断面．チョーク様のペースト状物質がみられる．

を中心とした異物性肉芽組織が形成される．肉芽腫の周囲には，さらに組織球や巨細胞，類上皮細胞，リンパ球，単球が浸潤し線維化が進行する．好発部位は耳介，足趾，肘関節周囲である．肉眼的に黄色，弾性硬で，内部にチョーク様のペースト状物質を含む．

B　診断

検査所見

メモ
発作中の血清尿酸値は必ずしも高値とは限らない．

　血液検査では，赤沈亢進，白血球増多，CRP 陽性，血清尿酸値上昇がみられる．単純 X 線検査では，初期は軟部組織の腫脹のみがみられ，進行すると関節端の打ち抜き像をきたす．

診断

　関節液あるいは痛風結節中における尿酸塩結晶（長さ 10 μm の針状結晶）の証明で診断される．偏光顕微鏡で白血球に貪食された MSU 結晶が検出されれば，診断は確定的である．

C 治療

　以下の治療を行う．
- 前兆期：コルヒチンの投与．
- 発作時：非ステロイド性抗炎症薬（NSAIDs）の投与．局所の安静，冷却，禁酒✎．
- 間欠期：尿酸排泄低下型には尿酸排泄促進薬，尿酸産生過剰型には尿酸合成阻害薬の投与．アルカリ化薬や水分多量摂取により尿をアルカリ性に保ち，結石を予防する．

> **禁酒**
> アルコールは肝臓での尿酸産生を増加させ，アルコールが体内で分解されるときに作られるアセトアルデヒドは腎臓からの尿酸排泄を阻害する．

患者教育

　肥満が原因のことが多いため，減量すると尿酸値も下がる．アルコールは尿酸の生産を促進するので飲みすぎないことが大切である．プリン体を多く含んだ食品を食べすぎない，水分をよくとるといった食生活の改善を勧める．肉類，魚介類の摂取が多いとリスクは約 1.4 倍に増える．ビールを飲みすぎているとリスクは約 1.5 倍に増える．魚卵にはプリン体が多く含まれているというイメージがあるが，高いのはたらこと明太子である．筋子，いくら，数の子はむしろ低い．加工肉（ハム，ベーコン，ソーセージ，コンビーフ，ちくわ，かまぼこ）も少ない．バター，チーズも少ない．牛乳のカゼインは尿酸排出を促すといわれている．

3-4 偽痛風

A 病態

CPPD：calcium pyro-phosphate dihydrate

　偽痛風（pseudogout）とは，関節液中のピロリン酸カルシウム（CPPD）結晶によって誘発される急性関節炎発作を起こす疾患である．1962 年，マッカーティ（McCarty）により報告された．60～70 歳代がピークで，やや女性に多い．一般的に高齢者の変形性関節症に伴うことが多いが，肺炎，尿路感染，心筋梗塞，手術，各種検査の侵襲後に発作を起こすこともまれではない．高齢者の熱発をみたとき，これらの要素があれば偽痛風を疑う必要がある．

　症状としては，急性関節炎発作（単あるいは多関節性）がみられる．疼痛は軽度～中等度で，膝関節が多く，ほかに股関節臼蓋縁，恥骨結合，手関節，指関節が好発関節である．

B 診断

血液検査では，白血球増多，赤沈亢進，CRP陽性がみられる．単純X線検査では，軟骨，半月板の点状もしくは線状石灰化陰影がみられる．関節液は黄白色で混濁している．補正偏光顕微鏡で複屈折性の三斜晶系，単斜晶系結晶を確認できれば診断は確定される．

C 治療

NSAIDsを内服する．ステロイド薬の関節注入も著効する．

4 | 腫瘍

運動器疾患の腫瘍には骨腫瘍と軟部腫瘍があり，それぞれに良性腫瘍と悪性腫瘍がある．運動器疾患の悪性腫瘍は，その他のがんに比べてまれであるが，若年者に多い腫瘍があることや，治療には運動機能の低下という大きな問題が伴うことがあり，社会的に重要な病患群である．また，骨腫瘍には転移性骨腫瘍があり，がん治療の進歩に伴う予後の延長により患者数が増加している．国民の2人に1人ががんに罹患し，3人に1人ががんで死亡する時代にあって，その対策は重要である．

A 病態

▌骨・軟部腫瘍とは

骨腫瘍（bone tumor）は原発性骨腫瘍，転移性骨腫瘍（図Ⅳ-2-11），腫瘍類似疾患に分類される．原発性骨腫瘍には良性と悪性がある．

軟部腫瘍（soft tissue tumor）とは筋肉・脂肪・血管などの軟部組織より発生する腫瘍である．それぞれ良性，悪性，中間悪性がある．病理学的に180種類以上に分類され，診断が困難なこともある．

定義上，骨・軟部組織からできる悪性腫瘍は「癌」ではなく「肉腫（sarcoma）」と呼ばれる（骨肉腫；図Ⅳ-2-12）．発症の原因はほとんどの骨・軟部腫瘍で不明である．

▌疫学

すべての骨腫瘍のなかでは転移性骨腫瘍が最も多い．また，原発性骨腫瘍のなかでは骨軟骨腫が最も多い．原発性悪性骨腫瘍では骨肉腫の発生頻度が最も高いが，それでも10万人に0.3人の発生率とされており，まれな腫瘍である．原発性骨腫瘍の好発年齢は腫瘍によって異なるが，骨肉腫，ユーイン

癌，肉腫，がん

「癌」は発生における上皮組織由来の悪性腫瘍である．上皮組織には皮膚や粘膜が含まれる．「肉腫」は非上皮組織由来の悪性腫瘍である．非上皮組織には骨・筋肉・脂肪・血管が含まれる．その他，白血病，悪性リンパ腫，多発性骨髄腫などの血液に発生する悪性腫瘍がある．平仮名の「がん」はこれらすべての悪性腫瘍の総称として用いられる．

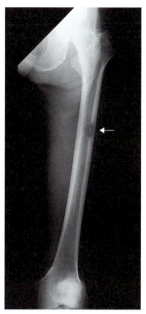 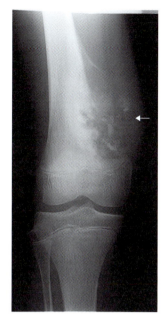

図Ⅳ-2-11　転移性骨腫瘍　　図Ⅳ-2-12　骨肉腫

AYA：adolescent and young adult

グ（Ewing）肉腫は10歳代，骨巨細胞腫は20歳代に多いなど，**AYA世代**と呼ばれる若年者に多いことが特徴的である．

　軟部腫瘍の正確な発生頻度は不明であるが，良性軟部腫瘍は脂肪腫が多いとされる．悪性軟部腫瘍は脂肪肉腫・未分化多形肉腫が多く，滑膜肉腫・悪性末梢神経鞘腫瘍・平滑筋肉腫・横紋筋肉腫・線維肉腫などが続く．多くは中高年に好発するが，横紋筋肉腫は小児に，滑膜肉腫は10〜30歳に多くみられる．

症状

　骨腫瘍は痛みや腫瘤として自覚される．また，無症状でも単純X線像で偶然見つかる場合もある．軟部腫瘍は腫瘤で自覚する場合が多い．ゆっくり症状が進行するものは良性腫瘍，急に大きくなるものは悪性腫瘍のことが多い．

B　診断

診察の進め方

　問診では痛みや腫瘤の自覚といった主訴のほか，その症状が出現した時期や症状の経時的な変化について聴取する．画像検査として，単純X線，超音波，CTおよびMRI検査を施行する．画像だけで診断がつく場合もあるが，生検を行い病理組織検査を行ったうえで確定診断とする．血液検査では，骨・軟部腫瘍に特異的な腫瘍マーカーは存在しないが，血清アルカリホス

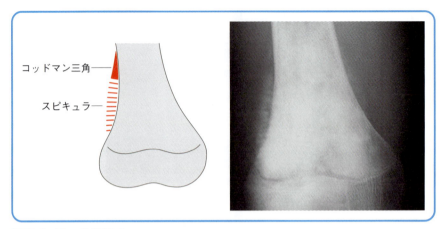

図Ⅳ-2-13　骨膜反応
コッドマン（Codman）三角は骨膜の挙上によって生じる陰影，スピキュラは放射状に広がる針状の陰影を指す．

ファターゼ，カルシウム，炎症反応などが診断に役立つこともある．

単純X線検査

骨腫瘍は，主に溶骨型・造骨型・混合型に分類される．境界が明瞭な場合は良性腫瘍が多く，境界が不明瞭な場合は悪性腫瘍が多い．また，骨膜反応という骨の周囲に出現する構造は悪性腫瘍で認められることが多い（図Ⅳ-2-13）．

CT/MRI検査

CTは骨や石灰化の変化の描出に長けている．造影することで腫瘍の血流がわかるほか，腫瘍と重要な血管との位置関係の把握が容易になり，手術計画を立てる際に役立つ．悪性骨・軟部腫瘍は肺に転移することが多く，胸部CTは肺転移の発見に役立つ．

MRIは腫瘍の特徴により示す信号が異なり，血液や水分・脂肪・線維成分といった腫瘍の組織特異性を知ることができる．また，腫瘍の範囲が明瞭に描出できる．

病理組織検査

生検には生検針を用いて組織を採取する針生検と，手術室で皮膚切開し腫瘍から直接組織を採取する切開生検がある．採取した組織は病理医が顕微鏡的に観察し，診断をつける．

針生検は外来でも可能であるが，採取できる検体量が少ないため，切開生検が必要になることもある．生検の際は悪性腫瘍細胞を周囲に拡げないように細心の注意が必要である．

C 治療

手術療法

良性骨腫瘍では，腫瘍切除や腫瘍掻爬が行われる．骨の欠損が多い場合は，人工骨や自家骨の移植や，インプラントによる固定が必要になることがある．

悪性骨腫瘍では，腫瘍の周囲の組織を含めて切除する広範切除術が行われる．患肢温存手術では再建のため，関節に近い部分であれば人工関節置換術が，骨幹部の病変であれば血管柄付き腓骨移植などが行われる．組織の欠損が大きい場合は皮弁移植などで欠損を被覆することもあり，患肢温存手術は難易度の高い手術になることが多い．患肢温存が困難な場合は切断術になる．他に，回転形成術や関節固定術などが行われることがある．

良性軟部腫瘍では腫瘍辺縁切除もしくは腫瘍内切除を行う．悪性軟部腫瘍では悪性骨腫瘍と同様，広範切除術を行う．

補助治療

手術前後に化学療法，放射線治療が行われることがある．骨肉腫，ユーイング肉腫では，ほぼ全例で化学療法が行われる．その他の悪性腫瘍では化学療法の有効性はさまざまであり，症例に応じて行われている．放射線治療は，手術前に腫瘍縮小目的に行う場合のほか，腫瘍の取り残しの可能性のある手術後に行う場合，手術で根治困難な病変に対し症状緩和目的で行う場合がある．また，近年は手術が困難な症例に対し重粒子線治療という特殊な放射線治療が選択されることもある．

治療経過・予後

予後は腫瘍によって異なる．代表的な悪性腫瘍の5年生存率は，骨肉腫が約70%，ユーイング肉腫が約70%，未分化多形肉腫が約50%，滑膜肉腫が約50%である．

いずれも転移が生じた例では予後が悪い．悪性骨・軟部腫瘍は肺転移が多いため，10年間，定期的に胸部X線，胸部CTの画像所見をチェックする．

退院支援・患者教育

日常生活動作（ADL）の回復に応じた退院支援が必要となる．退院調整部門，医療ソーシャル・ワーカーや主治医と連携し，身体障害者制度や介護保険制度の利用などを検討していく．自宅の環境，家庭の環境などが重要になる．人工股関節全置換術を行った患者には脱臼予防肢位があり，指導する．化学療法後の患者は骨髄機能が低下するため，体調管理や感染予防に対して指導が必要である．進行期の悪性腫瘍患者では緩和ケアチームとの連携が不可欠である．また，悪性骨腫瘍患者には若年者も多く，家族に対するケアも必要である．

メモ

悪性軟部腫瘍の標準化学療法の1つであるドキソルビシンとイホスファミドを用いたAI療法は高用量で投与するため副作用が強く，悪心や骨髄抑制・発熱などに注意してケアを行う必要がある．

若年患者への援助

骨肉腫やユーイング肉腫の治療は，術前化学療法，手術療法，術後化学療法で治療期間は1年近くかかる．好発年齢である10歳代の患者においては，家族，学校，思春期特有の心の問題などさまざまな問題点が存在することに留意して接し，それらについて対応していくことが重要である．

表Ⅳ-2-6　骨・軟部腫瘍の代表的な疾患

良性	悪性
脂肪腫, 血管腫, 神経線維腫, 神経鞘腫, 線維腫, 類骨骨腫, 骨軟骨腫, 内軟骨腫, 骨巨細胞腫	脂肪肉腫, 血管肉腫, 悪性末梢神経鞘腫瘍, 線維肉腫, 未分化多形肉腫, 骨肉腫, ユーイング肉腫, 滑膜肉腫, 横紋筋肉腫, 平滑筋肉腫, 線維肉腫

D　骨・軟部腫瘍の種類

　表Ⅳ-2-6 に挙げたように非常に多くの種類があるが，頻度の高い疾患と重要な疾患のみ解説する．

1）骨肉腫

　悪性骨腫瘍．好発年齢は10歳代，好発部位は大腿骨遠位と脛骨近位の骨幹端である．採血では血清アルカリホスファターゼが高値になる．いくつかの亜型があるが，通常型骨肉腫は悪性度が高く，かつてはほとんど助からない疾患だった．現在は化学療法の進歩により生存率が改善している．

2）ユーイング（Ewing）肉腫

　悪性骨腫瘍．好発年齢は10歳代，好発部位は骨盤と大腿骨骨幹部である．採血では白血球数・炎症反応の増加を認める．化学療法と放射線治療が有効であり，生存率は改善している．

3）脂肪肉腫

　悪性軟部腫瘍．好発年齢は中高年で，好発部位は大腿部深部や後腹膜である．いくつかの亜型があり，高分化型は予後がよいが，脱分化型や粘液型は組織学的悪性度が高く，予後が悪い．

4）未分化多形肉腫

　悪性軟部腫瘍．好発年齢は50〜70歳で，好発部位は大腿部深部である．かつては「悪性線維性組織球腫（malignant fibrous histiocytoma）」という分類名で診断され，現在でもその名称が用いられることがある．悪性軟部腫瘍では比較的頻度が高い．組織学的悪性度が高く，予後が悪い．

5）骨軟骨腫

　良性骨腫瘍．好発年齢は10歳代で，好発部位は大腿骨遠位と脛骨近位の骨幹端である．突起状に骨から隆起する．成長期を過ぎると腫瘍の発育も停止する．多くは単発性だが，多発性骨軟骨腫は家族発生することがあり，まれに悪性化するので注意が必要である．

6）内軟骨腫

　良性骨腫瘍．好発年齢は20歳代で，好発部位は指骨および趾骨である．骨皮質が菲薄化し，軽微な外傷で骨折して気づかれることが多い．

7）骨巨細胞腫

良性骨腫瘍．好発年齢は20歳代．多核巨細胞という特徴的な腫瘍細胞が増殖し，骨を破壊する．良性にもかかわらず，術後の再発率が高く，まれに肺転移を起こす．

8）転移性骨腫瘍

転移性骨腫瘍の原発は，**肺がん，乳がん，腎がん，前立腺がん**が多い．造骨型*，溶骨型*，混合型があり，乳がん，前立腺がんは造骨型を示すことが多い．溶骨性病変は病的骨折や脊髄の圧迫による麻痺を引き起こす危険性がある．薬物療法にはゾレドロン酸と抗RANKL抗体製剤（デノスマブ）があり，骨転移の進行抑制に効果がある．手術療法では，悪性骨腫瘍と同様，広範切除と機能再建を行う場合とインプラントによる固定のみ行う場合があり，骨転移の部位や大きさ，原発がんの種類や予後などによって選択される．その他，鎮痛薬の使用や放射線治療で疼痛コントロールを行い，コルセットや装具の使用，生活指導などの骨折・麻痺予防のためのさまざまな対応を考慮する．たとえ末期がんであっても寝たきりにならないように，日常生活動作（ADL）の自立が維持できるよう最善の方針を立案することが肝要である．

> **＊造骨型**
> 骨が過剰に作られた状態．

> **＊溶骨型**
> 骨が溶けた状態．強度が低下するため，痛みを引き起こしたり，骨折を起こしたりする危険性が高い．

RANKL：receptor activator of NF-κB ligand

> **コラム**　**骨・軟部腫瘍治療における多職種間の連携**
>
> 骨・軟部腫瘍の治療に限ったことではないが，多職種の連携は非常に重要である．とくに骨・軟部腫瘍，転移性骨腫瘍の治療には，運動機能障害による問題点や悪性疾患特有の問題点などさまざまな問題点を伴うため，医師・看護師・理学療法士・作業療法士・薬剤師など多職種間で意思を統一しないと問題点の解決がスムーズにいかない．情報の共有と方針の統一のため定期的にカンファレンスを開催し，密に連携をとることが望ましい．

---

5 | 退行性疾患

サルコペニア，ロコモティブシンドローム，フレイルなどという言葉をよく耳にする．これらはいずれも加齢によって引き起こされる身体的な変化や機能低下のことである．加齢により筋肉量や筋力の減少，運動器の障害，認知機能の低下などが引き起こされ，寝たきりや要介護の危険性が増したり，生命への危険を伴うこともある．本項ではロコモティブシンドロームとサルコペニア，フレイルの概要について解説する．

5-1 ロコモティブシンドローム

A 病態

ロコモティブシンドローム（locomotive syndrome）とは日本整形外科学会が2007年に提唱した概念で，「運動器の障害により要介護となる危険が高い状態にあること」と定義された．運動器とは，骨格を支える骨や，四肢や体幹の動く部分である四肢の関節や脊椎の椎間板などの骨格を動かしたり制御したりする筋肉や靱帯，神経系を総称したものである．変形性関節症や腰部脊柱管狭窄症などの運動器自体の疾患によるものと，加齢や筋力低下，持久力低下，運動速度やバランス能力の低下などによる運動器の機能不全によるものに大別される．

B 診断

ロコモ度テストを行うことによりロコモティブシンドロームの移動機能などを判定できる（**図Ⅳ-2-14**）．

> **ロコモ度テスト**
> 「ロコモ度テスト」は3つのテストから成り立っている．3つのテストのうち，1つでも年代相応の平均に達しない場合は，現在の状況が長く続くと将来ロコモになる可能性が高いと考えられるため，将来に備えてロコモ対策が必要である．

C 治療

ロコモティブシンドロームの予防・治療には，食事と運動が重要である．体重の増加は関節に負担がかかり，やせすぎると骨や筋肉の萎縮をきたす．運動器の機能を保つためには，炭水化物，脂質，タンパク質，ビタミン，ミネラルの摂取が欠かせない．これらの栄養素を毎日3回の食事からバランスよく摂取することが大切である．また，身体活動量が活発であるほど運動機能や認知機能は維持できる．日頃からウォーキングなどの有酸素運動や筋力強化トレーニング，ストレッチを習慣づけることが望ましい．日本整形外科学会では片脚立ちやスクワット，フロントランジ，ヒールレイズ，腰痛・膝痛体操などを勧めている．

5-2 サルコペニア

A 病態

ローゼンバーグ（Rosenberg）が1989年に「加齢による筋肉量の減少により身体機能が低下すること」をサルコペニア（sarcopenia）と命名した[1]．2010年にはこの概念は，「進行性かつ全身性の筋肉量と筋力の減少により身体機能やQOLの低下，死への危険性を伴うもの」と改変されている[2]．

1 立ち上がりテスト（下肢筋力をしらべる）

このテストでは下肢筋力を測ります。片脚または両脚で座った姿勢から立ち上がれるかによってロコモ度を判定します。下肢筋力が弱まると移動機能が低下するため、立ち上がるのに困難がある場合はロコモの可能性があります。

立ち上がりテストの方法

台は40cm、30cm、20cm、10cmの4種類の高さがあり、両脚または片脚で行います。

注意すること
・無理をしないよう、気をつけましょう。
・テスト中、膝に痛みが起こりそうな場合は中止してください。
・反動をつけると、後方に転倒する恐れがあります。

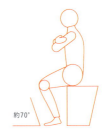

参考：村永信吾：昭和医学会誌 2001;61(3):362-367.

両脚の場合

まず40cmの台に両腕を組んで腰かけます。このとき両脚は肩幅くらいに広げ、床に対して脛（すね）がおよそ70度（40cmの台の場合）になるようにして、反動をつけずに立ち上がり、そのまま3秒間保持します。

片脚の場合

40cmの台から両脚で立ち上がれたら、片脚でテストをします。基本姿勢に戻り、左右どちらかの脚を上げます。このとき上げた方の脚の膝は軽く曲げます。反動をつけずに立ち上がり、そのまま3秒間保持してください。

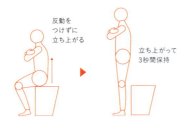
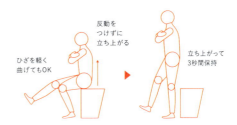

テストの順序とテスト結果

1. まずは両脚40cmでテストします。

まずは両脚40cmからテストします。できなかった方はロコモ度3です。
できた方は次に片脚40cmをテストします。

2. 片脚40cmができた場合／できなかった場合

できた 10cmずつ低い台に移り、片脚ずつテストします。左右とも片脚で立ち上がれた一番低い台がテスト結果です。

できなかった 30cmから始め、両脚での立ち上がりをテストします。両脚で立ち上がれた一番低い台がテスト結果です。

[テスト結果の難易度比較] 両脚40cm ＜ 両脚30cm ＜ 両脚20cm ＜ 両脚10cm ＜ 片脚40cm ＜ 片脚30cm ＜ 片脚20cm ＜ 片脚10cm

図Ⅳ-2-14　ロコモ度テスト

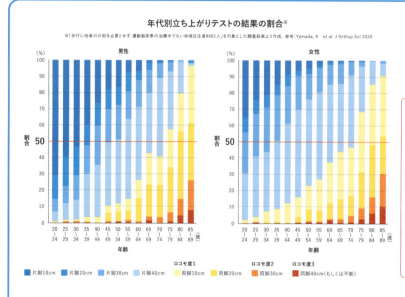

年代別立ち上がりテストの結果の割合

横軸は計測する人の年代、縦軸はその年代の人の立ち上がりテストの結果の区分が占める割合を表します。
テストの結果に該当する区分が50％（赤色の直線）より上にあれば、同じ年代の人たちの半数よりもよい結果です。青色、黄色、オレンジ色、赤色の順に垂直方向の移動機能が高く、青色の区分はロコモには該当せず、黄色はロコモ度1、オレンジ色はロコモ度2、赤色はロコモ度3に該当します。

2　2ステップテスト（歩幅をしらべる）

このテストでは歩幅からロコモ度を測定します。
歩幅をしらべることで、下肢の筋力・バランス能力・柔軟性などを含めた歩行能力を総合的に評価します。

2ステップテストの方法

1. スタートラインを決め、両足のつま先を合わせます。
2. できる限り大股で2歩歩き、両足を揃えます。
　（バランスを崩した場合は失敗とし、やり直します。）
3. 2歩分の歩幅（最初に立ったラインから、着地点のつま先まで）を測ります。
4. 2回行って、良かったほうの記録を採用します。
5. 次の計算式で2ステップ値を算出します。

注意すること
・介助者のもとで行いましょう。
・滑りにくい床で行いましょう。
・準備運動をしてから行いましょう。
・バランスを崩さない範囲で行いましょう。
・ジャンプしてはいけません。

参考：村永信吾　他：昭和医学会誌,2003;63(3):301-308

2歩幅（cm）÷ 身長（cm）＝ 2ステップ値

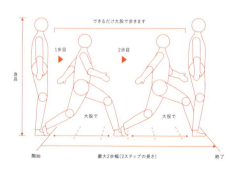

図Ⅳ-2-14　ロコモ度テスト（つづき）

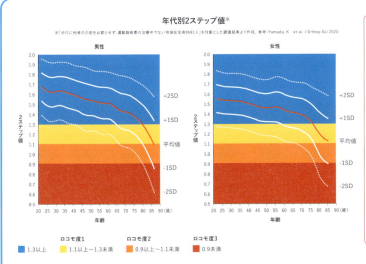

3 ロコモ25

この1カ月の間に、からだの痛みや日常生活で困難なことはありませんでしたか？
次の25の質問に答えて、あなたのロコモ度をしらべましょう。

	この1ヵ月の身体の痛みなどについてお聞きします。					
Q1	頚・肩・腕・手のどこかに痛み（しびれも含む）がありますか。	痛くない	少し痛い	中程度痛い	かなり痛い	ひどく痛い
Q2	背中・腰・お尻のどこかに痛みがありますか。	痛くない	少し痛い	中程度痛い	かなり痛い	ひどく痛い
Q3	下肢（脚のつけね、太もも、膝、ふくらはぎ、すね、足首、足）のどこかに痛み（しびれも含む）がありますか。	痛くない	少し痛い	中程度痛い	かなり痛い	ひどく痛い
Q4	ふだんの生活で身体を動かすのはどの程度つらいと感じますか。	つらくない	少しつらい	中程度つらい	かなりつらい	ひどくつらい
	この1ヵ月のふだんの生活についてお聞きします。					
Q5	ベッドや寝床から起きたり、横になったりするのはどの程度困難ですか。	困難でない	少し困難	中程度困難	かなり困難	ひどく困難
Q6	腰掛けから立ち上がるのはどの程度困難ですか。	困難でない	少し困難	中程度困難	かなり困難	ひどく困難
Q7	家の中を歩くのはどの程度困難ですか。	困難でない	少し困難	中程度困難	かなり困難	ひどく困難
Q8	シャツを着たり脱いだりするのはどの程度困難ですか。	困難でない	少し困難	中程度困難	かなり困難	ひどく困難
Q9	ズボンやパンツを着たり脱いだりするのはどの程度困難ですか。	困難でない	少し困難	中程度困難	かなり困難	ひどく困難
Q10	トイレで用足しをするのはどの程度困難ですか。	困難でない	少し困難	中程度困難	かなり困難	ひどく困難
Q11	お風呂で身体を洗うのはどの程度困難ですか。	困難でない	少し困難	中程度困難	かなり困難	ひどく困難
Q12	階段の昇り降りはどの程度困難ですか。	困難でない	少し困難	中程度困難	かなり困難	ひどく困難
Q13	急ぎ足で歩くのはどの程度困難ですか。	困難でない	少し困難	中程度困難	かなり困難	ひどく困難
Q14	外に出かけるとき、身だしなみを整えるのはどの程度困難ですか。	困難でない	少し困難	中程度困難	かなり困難	ひどく困難
Q15	休まずにどれくらい歩き続けることができますか（もっとも近いものを選んでください）。	2〜3km以上	1km程度	300m程度	100m程度	10m程度
Q16	隣・近所に外出するのはどの程度困難ですか。	困難でない	少し困難	中程度困難	かなり困難	ひどく困難

（つづく）

図Ⅳ-2-14　ロコモ度テスト（つづき）

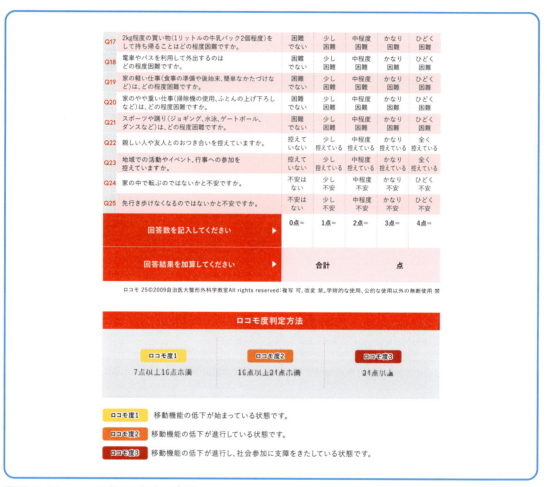

図Ⅳ-2-14 ロコモ度テスト（つづき）
[日本整形外科学会：ロコモ度テスト．ロコモティブシンドローム予防啓発サイト ロコモオンライン，〔https://locomo-joa.jp/check〕（最終確認：2024年5月23日）より許諾を得て転載]

　サルコペニアには，加齢以外の原因のない**加齢性サルコペニア（一次性サルコペニア）**と，それ以外の二次性サルコペニアに分類される．**二次性サルコペニア**は，①寝たきり，不活発，無重力状態などの活動に関連するサルコペニア，②重症臓器不全，内分泌性疾患などの疾患に関連するサルコペニア，③吸収不良，タンパク質やエネルギー不足などの栄養に関連するサルコペニアに細分される（**図Ⅳ-2-15**）．

　さらに日本老年医学会が2014年に提唱した概念で，「加齢による衰弱，筋力の低下，活動性の低下，認知機能や精神活動の低下などにより健康障害を起こしやすい状態」のことを**フレイル**（frail）という（**図Ⅳ-2-16**）．このフレイルは身体的，精神・心理的，社会的側面の多面的な要素を含んでおり，しかるべき介入によって再び健常な状態に戻るという可逆性が包含されている[3]．

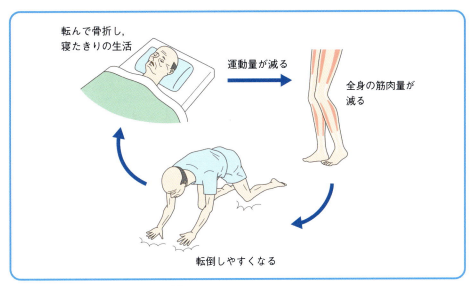

図Ⅳ-2-15　サルコペニアの悪循環

B 診断

サルコペニアの診断では，一般的に握力，歩行速度，筋肉量を測定する．欧米人とアジア人の骨格は異なるため，日本人に対してはAWGSが作成したアジア人向けの診断基準を基に診断することが望ましい（図Ⅳ-2-17）．

AWGS：Asian Working Group for Sarcopenia

C 治療

サルコペニアの予防・治療はロコモティブシンドローム同様，食事と運動である．とくに栄養面では，タンパク質の摂取が有効であると考えられている．また，運動習慣があり身体活動量が高いほうがサルコペニアの発症を予防できる可能性があり，日頃から活発に活動し，継続した運動習慣（とくに下肢の筋力強化トレーニング）を心がけることが重要である．

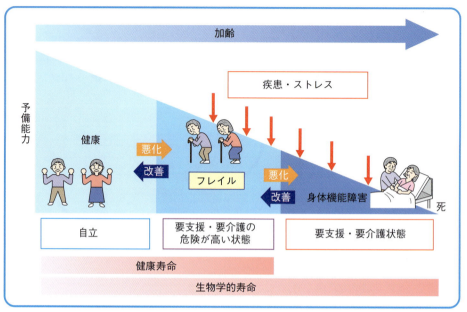

図Ⅳ-2-16　フレイルの進み方

> **もう少し くわしく**
>
> ## フレイル
>
> フレイルは，「加齢とともに心身の活力（運動機能や認知機能など）が低下し，複数の慢性疾患の併存などの影響もあり，生活機能が障害され，心身の脆弱性が出現した状態であるが，一方で適切な介入・支援により，生活機能の維持向上が可能な状態像」とされており，健康な状態と日常生活でサポートが必要な介護状態との中間の状態を意味する．多くの人は，フレイルを経て要介護状態へ進むと考えられているが，高齢者においてはとくにフレイルが発症しやすいことがわかっている．
> フレイルの基準には，さまざまなものがあるがフリード（Fried）が提唱したものが採用されていることが多い．フリードの基準には，表に挙げる5項目があり，3項目以上該当するとフレイル，1または2項目だけの場合にはフレイルの前段階であるプレフレイルと判断する．
> フレイルには，体重減少や筋力低下などの身体的な変化だけでなく，気力の低下などの精神的な変化や社会的なものも含まれる．
>
> **表　フリードによるフレイルの基準**
> ① 体重減少（意図しない年間4.5 kgまたは5％以上の体重減少）
> ② 疲れやすい（何をするのも面倒だと週に3〜4日以上感じる）
> ③ 歩行速度の低下
> ④ 握力の低下
> ⑤ 身体活動量の低下

> **看護の視点**
>
> フレイルやプレフレイルの状態を早期に見抜き，診断や重症化予防につなげることが大切である．そのため，外来への来院時や待合時などで，患者の四肢の細さや，歩き方・歩く速さ，立ち上がりの緩慢さ，疲れた表情など，外見的な様子を注意深く観察し，気になった患者には声をかけてスクリーニングしたり，医師に伝えることが大切である．

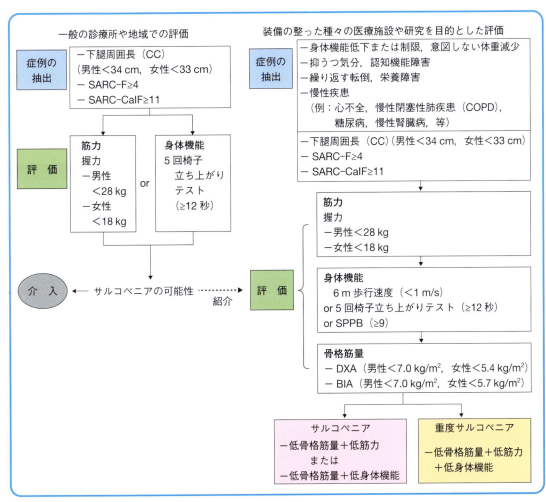

図IV-2-17 AWGS 2019 によるサルコペニア診断基準
SARC-F：strength, assistance in walking, rise from a chair, climb stairs, falls, SARC-CalF：SARC-F に加えて，下腿周囲長 (calf circumference) が基準未満の場合（男性 34 cm 未満，女性 33 cm 未満），10 追加．
［Chen LK, Woo J, Assantachai P et al：Asian Working Group for Sarcopenia：2019 Consensus Update on Sarcopenia Diagnosis and Treatment. J Am Med Dir Assoc 2020；21：300-307 を翻訳した日本サルコペニア・フレイル学会：AWGS2019 によるサルコペニア診断基準．〔http://jssf.umin.jp/pdf/revision_20191111.pdf〕（最終確認：2024 年 5 月 23 日）より許諾を得て転載］

●引用文献
1) Rosenberg IH: Summary comments. American Journal of Clinical Nutrition 50（5）: 1231-1233, 1989
2) CruzJentoft AJ, Baeyens JP, Bauer JM et al: Sarcopenia: European consensus on definition and diagnosis: Report of the European Working Group on Sarcopenia in Older People. Age Ageing 39（4）: 412-423, 2010
3) 荒井秀典：フレイルの意義．日本老年医学会雑誌 51（6）：497-501，2014

208　第Ⅳ章　運動器疾患各論

3 部位別の疾患

1 脊椎の疾患

　脊椎は頭蓋骨と骨盤の間で体幹を支持し，支柱および可動性に重要な役割を担っている．脊椎の前方部分（椎体）は上下に隣り合う椎骨の間で線維軟骨である椎間板により連結されている．また，脊椎の後方部分（椎弓）では上下に隣り合う椎骨の間で左右一対ずつ椎間関節を形成し，脊椎は一定の可動性を有して連結している．

　さらに，椎体の前面には前縦靱帯が，後面には後縦靱帯が付着しており，後部脊柱には棘上靱帯，棘間靱帯および黄色靱帯が付着して連結している．これらにより脊柱は安定性と可動性を有することが可能となっている．

　また，椎体後面と椎弓前面で構成される脊柱管には脊髄，馬尾および神経根などの神経組織が存在し，脳と体幹・四肢の運動および感覚の伝導路として重要な役割を担っている．これらの構造に解剖学的，機能的障害が生じると頸部から腰背部に疼痛が出現し，脊柱管内の神経組織に障害が及ぶと四肢の疼痛，運動障害および感覚障害が出現する．

1-1 頸椎椎間板ヘルニア

A 病態

頸椎椎間板ヘルニアとは

　頸椎の加齢による変性により強度が減弱した椎間板に機械的な損傷が加わり，椎間板*の一部が膨隆，後方へ脱出することによってヘルニアとなる（頸椎椎間板ヘルニア［cervical disc herniation］）．ヘルニアはしばしば神経根と脊髄を圧迫して，それぞれ神経根症（radiculopathy），脊髄症（myelopathy）の症状を呈する．

病態

　頸椎の椎間板は常に頭部の重さや，動きによるストレスにさらされている．そのような状況下での外傷，繰り返しの外力，運動などは椎間板変性の誘因となり，線維輪に亀裂を生じ変性を促進させる．椎間板内は血行がなく

＊椎間板

椎間板は円板状の線維軟骨で，中心部にはプロテオグリカンを豊富に含み水分を多く含有した髄核が存在しており，周囲を強靱な膠原線維（コラーゲン線維）からなる線維輪が層状に取り囲み構成されている．椎間板の主な機能は，脊柱を安定化させるだけでなく，それに可動性を与えて外からの衝撃を吸収することである．

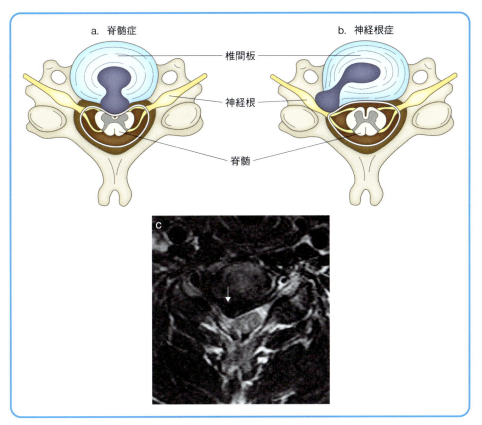

図Ⅳ-3-1 頸椎椎間板ヘルニア
a：ヘルニアが正中から脊髄を圧迫している．b：ヘルニアが後側方で神経根を圧迫している．c：MR水平断像．右後側方で脊髄を圧迫している．

　修復能力の乏しい組織であるため，やがて髄核を含む椎間板全体の水分の減少とともに変性は進行し，断裂した椎間板は後方へ突出する．このようにして線維輪断裂部より髄核および線維輪が逸脱した状態が**椎間板ヘルニア**である．ヘルニアは線維輪の比較的薄い後方あるいは後側方に生じやすく，後側方部で椎間孔を，中央部で硬膜管を圧迫し，それぞれ神経根症，脊髄症の症状を発症する（**図Ⅳ-3-1**）．

　頸椎の椎間板変性は20歳代に始まるのが一般的で，頸椎椎間板ヘルニアは腰椎に比べて10年ほど遅く，30～50歳代の中高年男性で発症することが多い．好発高位はC5-6，C6-7，C4-5の順に多い．

症状

　初発症状は，頸部から肩甲骨周囲の痛み，不快感，運動制限が多い．それらの症状に加え，後側方ヘルニアでは神経根が圧迫されて上肢への放散痛などの**神経根症状**を生じ，後方ヘルニアでは脊髄が圧迫されて手指巧緻運動障害，歩行障害などの**脊髄症状**を生じる．

> **手指巧緻運動障害のアセスメント**
> 手指巧緻運動障害は，「最近字を書くのが不自由になりましたか？」「箸を使って食事をするのに不自由を感じますか？」「服のボタンをかけるのはうまくできますか？」といった日常生活動作（ADL）に関する質問を行うと有無を確認しやすい．

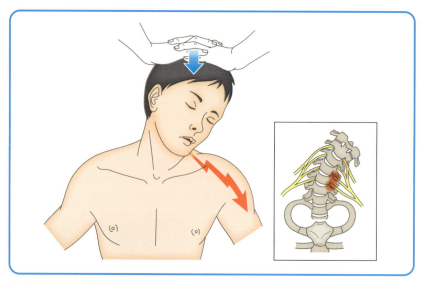

図Ⅳ-3-2　スパーリングテスト
頭部を患側に傾斜させ，後屈位で頭部から圧迫を加えると，患側上肢に疼痛，しびれが放散する．

1）神経根症状

通常一側の肩甲骨周辺の疼痛，上肢へ放散する疼痛，前腕や手指のしびれと感覚障害，脱力，筋萎縮，筋の線維束攣縮などを認める．急性期の激しい疼痛を有する時期には，患側上肢を頭の上に置く肢位で疼痛が軽減することが特徴である．

神経根障害では**スパーリング（Spurling）テスト**が陽性となる（**図Ⅳ-3-2**）．また，神経障害高位に一致して上肢の脱力および筋萎縮，感覚障害，深部腱反射低下を認める．

2）脊髄症状

書字，着替え，食事動作などでの**手指巧緻運動障害（ミエロパシーハンド，myelopathy hand）**を生じる．感覚障害は手指，手掌全体に及ぶしびれが主体であり，進行すると長索路症状が出現し，体幹・下肢に及ぶ運動障害，感覚障害を生じる．排尿障害，頻尿を伴うことも少なくない．

B　診断・治療

ヘルニアはMRIで最もよく描出される（**図Ⅳ-3-1c**）．しかし，無症候性のものがあることに留意する必要があり，症状の原因と診断するためには，詳細な神経学的診察に基づき推測した障害神経根および障害脊髄の高位に一致したヘルニアの存在が必要である．

1）保存療法

安静，温熱などの物理療法，牽引，頸椎カラー，非ステロイド性抗炎症薬

（NSAIDs），筋弛緩薬，神経性疼痛治療薬などの薬物療法（p.81，**表Ⅱ-3-1**参照）が行われる．疼痛が強い例では神経根ブロックを行うことがある．神経根症状の80〜90％は保存療法で一度軽快するため，まずは保存療法を行うのが原則である．脊髄症状も重篤な症状を呈していないかぎり，まずは保存療法を試みる．

2）手術療法

神経根症では，保存療法が無効な激しい上肢痛，脱力と筋萎縮を呈している場合は手術適応となる．脊髄症では，手指巧緻運動障害，歩行障害，膀胱直腸障害などの脊髄症状が明らかな場合に手術適応となる．術式は，前方除圧固定術と，後方からの椎弓形成術や椎間孔拡大術が代表的である．術後は翌日から頚椎カラーを装着して起坐および歩行を許可し，早期よりリハビリテーションを行う．

1-2 腰椎椎間板ヘルニア

A 病態

腰椎椎間板ヘルニアとは

腰椎椎間板ヘルニア（lumbar disc herniation）は歴史的には最初，軟骨腫として腫瘍の一種と考えられてきたが，1934年にミクスター（Mixter）とバル(Barr)が現在の腰椎椎間板ヘルニアによる坐骨神経痛の概念を確立した．腰椎の加齢による椎間板変性により線維輪に亀裂を生じ，その結果，髄核や線維輪が脊柱管内あるいは椎間孔内外へ膨隆，逸脱して馬尾や神経根を障害する，下肢神経症状を生じる代表的な疾患である．

病態

加齢による変化として髄核の含水量低下や椎間板組織の組成変化が生じ，そこに重量物の挙上，身体をねじる動作，膝関節伸展位で前屈姿勢をとるといった椎間板内圧を上昇する動作などによる繰り返し外力が加わることによってヘルニアが生じる．腰椎後縦靱帯は後外側が最も薄く脆弱であり，ヘルニアは同部位から生じることが多い．線維輪の外層部が連続性を保っているものを**突出型**，線維輪の外層部が完全断裂して髄核が膨隆しているものを**脱出型**，ヘルニアが脊柱管内に遊離脱出しているものを**遊離型**として分類する．いずれもヘルニア腫瘤は神経根あるいは馬尾を圧迫し，それらは機械的刺激と化学的侵害刺激を受け，その神経根領域の疼痛，運動障害および感覚障害を引き起こす．また，中心性に大きなヘルニアを生じたときには，まれに下肢麻痺，膀胱直腸障害などの馬尾障害を呈することもある（**馬尾症候群**）．

腰椎椎間板ヘルニアは20〜40歳代の活動性の高い男性に多く，約半数はL4/5椎間で生じL5神経根が障害される．次いでL5/S1椎間でS1神経根が

障害されるものが多く，両者で本症の95％を占める．

症状

　腰痛，片側性の下肢痛，しびれが特徴的な自覚症状である．症状が急激に生じる場合と比較的緩徐に生じる場合があるが，多くは長期間に及ぶ反復性の腰痛，下肢症状を訴える傾向が強い．下肢痛はL3/4高位以下の中下位ヘルニアでは殿部から大腿後面，下腿外側，足まで放散する疼痛，いわゆる坐骨神経痛を訴える．膀胱直腸障害も1〜3％に生じる．また，上位ヘルニアでは大腿神経痛のかたちをとり大腿前面痛を訴えるが，時に痛みが腹部，股関節，膝関節などに認められることがあるため注意が必要である．重要な症候としてヴァレー（Valleix）の圧痛点がある．これは坐骨神経が坐骨切痕から出るところを母指で強く押した際に疼痛があれば，坐骨神経を構成するL5，S1などの中下位神経根のいずれかが刺激状態にあることを示唆している．

　神経根刺激症状の評価には神経伸展テストが有用であり，中下位ヘルニアでは下肢伸展挙上テスト（SLRT），またはラセーグ（Lasegue）テストが行われる．これらは患者を仰臥位とし，下肢を伸展挙上することにより坐骨神経に緊張がかかり，坐骨神経領域に放散痛が生じるものである．また，上位ヘルニアではSLRTなどはむしろ陰性であり，大腿神経伸展テスト（FNST）が陽性に出ることがある．これは患者を腹臥位とし，膝を屈曲させ，股関節を伸展させていくことにより大腿神経に緊張がかかり，大腿神経領域に放散痛が生じるものである（図Ⅳ-3-3）．そのほか，障害神経根の支配領域の感覚障害，深部腱反射の消失，および下肢筋力低下を生じる場合がある．

SLRT：straight leg raising test

FNST：femoral nerve stretching test

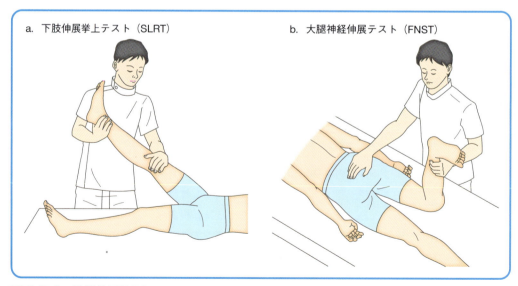

図Ⅳ-3-3　神経伸展テスト
a：ラセーグテストとも呼ばれる．中下位ヘルニアで陽性となる．
b：上位ヘルニアで陽性となる．

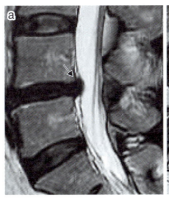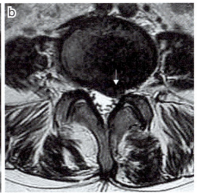

図Ⅳ-3-4　腰椎椎間板ヘルニア（MRI）
a：矢状断像，b：水平断像（L4/5高位）
左後側方で硬膜間および神経根を圧迫している（矢印）．

B 診断・治療

　MRI検査は椎間板ヘルニアの確定診断の第一選択であり，椎間板の変性や膨隆を観察可能である（**図Ⅳ-3-4**）．しかし，症状の原因と診断するためには臨床症状と画像診断が一致している必要があり，それらに解離がみられる場合には臨床症状を優先して治療法を選択する必要がある．さらに，最近の画像診断の進歩で必須の検査ではなくなってきたが，症例によっては脊髄造影（ミエログラフィー），神経根造影，椎間板造影および各種ブロックが確定診断のために有用である．

　最近の画像検査の研究報告により，ヘルニア腫瘤は自然に縮小または消退する可能性があることがわかってきた．後縦靱帯を穿破した遊離型，脱出型で多く，ガドリニウム造影MRIでリング状に造影されるヘルニア腫瘤は発症後3〜6ヵ月で吸収され縮小することが多い．そのため本症の治療方針の基本は保存療法である．

1）保存療法

　安静，牽引療法，物理療法，運動療法，装具療法，NSAIDs，筋弛緩薬および神経性疼痛治療薬の投与などの薬物療法が行われる．また，傍脊柱筋の圧痛点ブロック，腰部硬膜外ブロックおよび神経根ブロックも疼痛が強いときには有効なことが多い．

　最近では，椎間板内に直接注入して椎間板ヘルニアの治療を行う椎間板内酵素注入療法も行われている．

2）手術療法

　馬尾症候群や高度の運動麻痺の場合は早期の手術適応である．また，6〜8週間の保存療法で疼痛が軽減しない場合には相対的手術適応となる．本症では椎間板ヘルニア後方摘出術（ラブ［Love］変法）が標準的な術式となる．

また，近年では顕微鏡下，内視鏡下および経皮的ヘルニア摘出術も開発され広く施行されており，手術の安全性，低侵襲性が向上してきている．術後は翌日から起坐および歩行を許可し，早期よりリハビリテーションを行う．

1-3 頚椎症性脊髄症

A 病態

頚椎症性脊髄症とは

頚椎症性脊髄症（cervical spondylotic myelopathy）とは，頚椎脊柱管の狭い状態を基盤とし，それに椎間板狭小化と後方（脊柱管）への膨隆，骨棘などの頚椎の加齢性変化や頚椎前後屈での不安定性などが加わりこれらが脊髄を圧迫し，四肢の運動障害や感覚障害などの症状を引き起こす疾患である．

病態

加齢に伴い椎間板や椎間関節は変性し，次第に椎間腔の狭小化や椎間不安定性を生じるとともに，椎体周囲や関節の反応性の骨増生，いわゆる骨棘や靱帯の肥厚を生じる．これらの変化に伴い脊髄が圧迫されると臨床症状を発現するが，主な圧迫要因としては次の要因が挙げられる（図Ⅳ-3-5）．

①前方要因：頚椎椎体後方に形成された骨棘と肥厚した靱帯，椎間板による前方からの圧迫．
②後方要因：椎間板の高さが減じ，椎間が狭小化して黄色靱帯の肥厚による後方からの圧迫．
③動的要因：頚椎の後屈運動において椎体が後方へすべり，この椎体後下縁と下位椎弓上縁の間で脊柱管が狭窄することによる脊髄への圧迫（はさみ

> **メモ**
> 本症は男性の発症が女性の2倍以上で，50歳以降に発症することが多い．

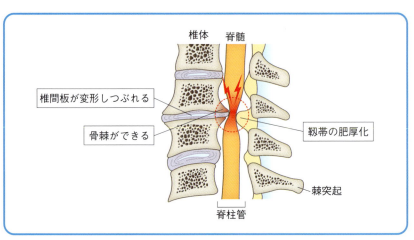

図Ⅳ-3-5 脊髄の圧迫要因
脊髄の側面を示す．

込み機構, pincers mechanism)(p.219, **図Ⅳ-3-9** 参照).

また, 脊髄圧迫に加えて, 慢性的な循環不全も脊髄症の発症に関与している. 脊柱管前後径が 12 mm 以下の場合は症状が進行する危険性があることが報告されている.

症状

慢性的な頚部痛, 後頭部痛などを伴っていることが少なくないが, 手指のしびれや痛みで発症することが多く, 症状は徐々に進行し, 次第に手指巧緻運動障害や歩行障害といった脊髄症状を認めるようになる. これらの症状は, 脊髄圧迫部における灰白質を含む脊髄中心部の障害による症状, すなわち**髄節徴候**と, 灰白質の周囲の白質内を走行する索路の障害による**索路徴候**に分類することができる. しかし, 厳密にはいずれの症状がどの脊髄障害によるものかを明確に断定することは困難な場合も多い.

1) 髄節徴候

脊髄灰白質の障害による. 脊髄前角障害(二次ニューロン障害)によりその髄節支配筋の筋力低下, 筋萎縮を生じ, 支配筋の腱反射は低下ないしは消失する(弛緩性麻痺). また, 後角障害症状としての髄節性の疼痛, 感覚障害を生じる.

2) 索路徴候

障害髄節より尾側の上肢, 体幹, 下肢を含む筋力低下, 運動障害を生じる. 運動障害は上肢では片側あるいは両側の手指巧緻運動障害を認め, 箸使い, 書字, ボタンがけなどが困難となる. 手の運動障害の観察法として 10 秒間に何回手指を握ったり開いたりすることができるかを片手ずつ繰り返し, その数を数える**10 秒テスト**を行い, 回数が 20 回以下の伸展動作が遅い場合は陽性と判断する. 10 秒テストは簡便な検査法であるが, 重症度と相関することがわかっている. 下肢は痙性麻痺をきたし, 歩行障害が出現する. 深部腱反射は亢進し, **ホフマン**(Hoffmann)**反射***や**バビンスキー**(Babinski)**反射*** といった通常ではみられない反射(病的反射)が出現し, 膀胱直腸障害も生じる. 感覚障害は下肢では末梢に強い傾向があるが, 体幹および下肢全体にみられることもある. 筋力低下, 感覚障害, 深部腱反射について総合的に判断することで, ある程度の脊髄障害高位の診断が可能なことが多い.

＊ホフマン反射
脊髄レベルでの障害により腱反射が亢進した際に認められ, 中指の爪をはじくと母指が反射的に屈曲するのが観察されると陽性である.

＊バビンスキー反射
脊髄レベルでの障害の際に認める病的反射であり, 足底部を刺激して, 緩徐に母趾が背屈するのが観察されると陽性である.

B 診断・治療

頚椎単純 X 線撮影で脊柱管に突出する骨棘の有無, 脊柱管前後径を, 機能撮影で頚椎不安定性の有無を評価し, MRI では椎間板の膨隆, 頚髄圧迫の状態, 頚髄の髄内輝度変化を評価する. しかし, 50 歳以上の中高年では無症状の健常者でも 60〜80％に硬膜管の圧迫所見, 20〜30％に脊髄の圧迫所見を認めるため, 症状の原因となっているかの判断は臨床症状との対比が極めて重要である.

感覚障害が主で, 運動障害が軽症な例や脊髄症状を呈しても日常生活に大

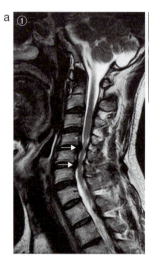
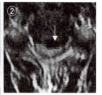
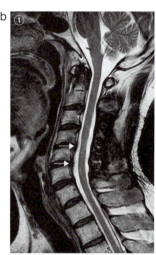
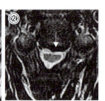

図Ⅳ-3-6 頚椎症性脊髄症の術前・術後（MRI）
a：術前（①矢状断像，②水平断像［C4/5］），b：術後（①矢状断像，②水平断像［C4/5］）
多椎間にわたり脊髄が圧迫を受けている．後方除圧（椎弓形成術）により硬膜管が拡大している．

きな支障のない場合は，経過観察あるいは保存療法の対象となることが多い．保存療法としてNSAIDs，筋弛緩薬，抗不安薬などの薬物療法，装具療法，牽引療法などが行われる．しかし，罹病期間の長い例や重症例では手術成績は不良であり，漫然と保存療法を行うべきではない．脊髄症状の進行を見落とさないよう注意が必要であり，症状が進行し日常生活に支障が生じた場合は手術適応となる．一般的に，脊髄圧迫因子の存在高位が比較的限局していて脊髄の除圧が1～2椎間で十分な場合は前方除圧固定を行い，3椎間以上の除圧が必要な場合は後方除圧（椎弓形成術，椎弓切除術など）が行われることが多い（図Ⅳ-3-6）．

1-4 頚椎後縦靱帯骨化症

A 病態

頚椎後縦靱帯骨化症とは

脊椎周囲の靱帯には前縦靱帯，後縦靱帯，黄色靱帯，棘間・棘上靱帯などがあるが，このうち頚椎の椎体と椎間板の背側で脊柱管の腹側に存在する後縦靱帯が肥厚，骨化し，脊髄を圧迫して脊髄症状を引き起こす疾患が**頚椎後縦靱帯骨化症**（ossification of posterior longitudinal ligament）である．1960年の月本による剖検例の報告に始まり，本症は日本において頚部脊髄症の原因疾患として重要視されてきた．しばしば前縦靱帯骨化や黄色靱帯骨化を合併することが知られており，脊柱靱帯骨化症の一種と考えられている．

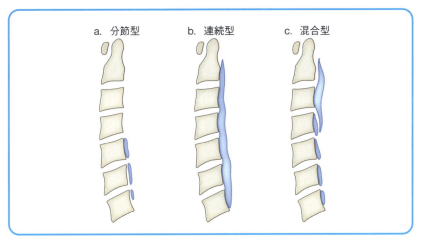

図Ⅳ-3-7　後縦靱帯骨化のX線分類

病態

　本症は遺伝的背景を有する多因子疾患と考えられており，男性に多く，東洋人に多くみられる．また，糖尿病と合併する場合が多い．30歳代後半より発症するが，40～60歳代での発症が多い．

　頸椎の単純X線側面像でみると，骨化の形態は分節型，連続型，混合型に分類される（図Ⅳ-3-7）．長期的な経過をみると，連続型，混合型の約80％，分節型でも約50％の症例で骨化巣の頭尾側への伸展，厚みの増大を生じる．骨化巣が脊髄や神経根を圧迫すると圧迫部位，圧迫の程度に応じて神経症状が出現する．

症状

　後縦靱帯骨化症は必ずしも症状を発現しないが，約50％で骨化巣が脊髄あるいは神経根を圧迫することにより脊髄症と神経根症を発症する．初発症状としては頸部痛，上肢の痛み，しびれを認め，進行すると感覚鈍麻，上下肢の腱反射異常，病的反射が出現し，痙性麻痺，膀胱直腸障害も出現する．自然発症が大部分であるが，転倒など軽微な外力を契機として発症する例や急速に進行する例，転倒により脊髄損傷となる例もある．

B　診断・治療

　単純X線検査をはじめとする画像検査で頸椎において後縦靱帯骨化の存在が認められ，画像所見に対応する高位での脊髄症，神経根症による症状があれば頸椎後縦靱帯骨化症と診断可能である（図Ⅳ-3-8）．また，胸椎・腰椎での脊柱靱帯骨化を合併している可能性があることに留意し，注意深く神経学的高位診断を行う必要がある．

骨化巣の圧迫による脊髄症

脊柱管前後径に対して，骨化巣の厚みが占拠する割合を狭窄率と呼び，約50％を越えると脊髄症が発症しやすい．また，有効脊柱管前後径が6 mm以下の場合に脊髄症が発症しやすいことが知られている．

医療費

本症は日常生活に介助を要するほどの障害を有する場合，厚生労働省の特定疾患として医療費公費負担の対象となる．

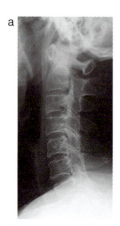
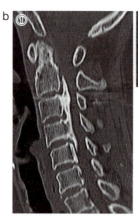
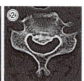
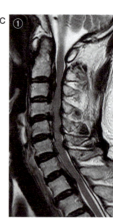
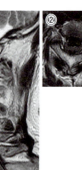

図Ⅳ-3-8 頚椎後縦靱帯骨化症
a：単純X線側面像，b：CT像（①矢状断像，②水平断像[C3高位]），c：MRI（①矢状断像，②水平断像[C3高位]）
後縦靱帯の骨化を認め，脊髄の圧迫を認める．

　治療は頚部痛や神経根性疼痛などが主訴であるが，脊髄症を認めないか軽度の場合には保存療法が優先される．保存療法として動的因子の除去を主な目的として装具療法，頚椎牽引が行われる．また，頚部痛，神経根性疼痛に対しNSAIDs，筋弛緩薬および神経性疼痛治療薬などの薬物療法の効果が期待できる．

　これに対し，進行性の脊髄症や重度の脊髄症で日常生活に支障が出る場合には手術療法の適応となる．一般的に骨化巣の範囲が2～3椎間以下の場合は前方除圧術が，骨化巣が頭尾側へ広範に及ぶ場合には後方除圧術（椎弓形成術や椎弓切除術など）が適応となる．前方法と後方法の間に明らかな手術成績の差はない．

1-5 腰部脊柱管狭窄症

A 病態

概念

　腰部脊柱管狭窄症（lumbar spinal canal stenosis）は，加齢による脊椎の退行変性を基盤とし，腰部の脊柱管，椎間孔が骨棘，椎間関節の肥厚，椎間板の膨隆や黄色靱帯の肥厚などにより狭小化し，馬尾および神経根が障害され，腰部あるいは下肢症状，膀胱直腸障害をきたす疾患である．

病態

　脊柱管狭窄症にはさまざまな疾患や病態が混在している．したがって，腰部脊柱管狭窄症は1つの疾患単位とするよりも，種々の腰椎疾患にみられる

1つの病態として理解するのが適当である．多くは退行性変化が原因であるが，先天性や発育性の狭窄，椎間板ヘルニア，すべり症，変性側弯などの成人脊柱変形といったさまざまなものが発症要因となりうる．

本症は退行性変化が原因となることが多いため高齢者の患者が多く，老齢人口の増加とともに診療の場でもしばしば遭遇する疾患となっている．

脊柱管圧迫による神経障害がどの部位で発生しているかによって，大きく以下の3種類に分類できる．

①脊柱管正中部で馬尾が傷害される馬尾型
②側方（外側陥凹部）の神経根部で傷害される神経根型
③上記の2つが混在する混合型

症状

本症に極めて特徴的な症状は**神経性間欠跛行***である（図Ⅳ-3-9）．また，腰椎前屈位となる自転車の使用では間欠跛行は出現せず長距離の走行が可能である．

神経性間欠跛行は，歩行負荷により出現する症状から，馬尾型（多根性障害で下肢，殿部，会陰部の異常感覚，膀胱直腸障害などを呈し，痛みはな

> *神経性間欠跛行
> 腰椎を伸展させたり，立位保持あるいは歩行負荷をかけることによって腰殿部痛，下肢痛，しびれや脱力感などの症状が出現し歩行が不能となり，腰椎を前屈した姿勢で休息をとると，数分以内に症状が改善し再び歩行が可能となるものをいう．1回の歩行距離は数十から数百メートルと症例によって異なる．

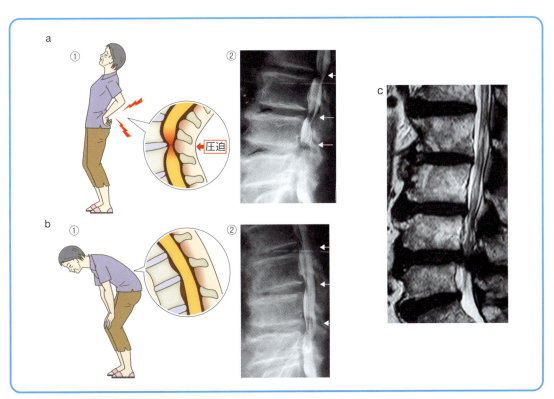

図Ⅳ-3-9 神経性間欠跛行
a：後屈時（①硬膜管圧迫の機序，②脊髄造影側面像），b：前屈時（①硬膜管圧迫の解除，②脊髄造影側面像），c：MR矢状断像
脊髄造影では，後屈時に圧迫がみられる部位（矢印）が，前屈で圧迫が解除されていることが観察できる．

い），神経根型（単根性障害で下肢，殿部の疼痛がみられる），および混合型の3群に大別できる．

腰椎椎間板ヘルニアの際に認める下肢伸展挙上テスト（SLRT），ラセーグテストおよび大腿神経伸展テスト（FNST）などの神経伸展テストの陽性所見は，たとえ神経根圧迫症状があったとしても認められないことが多い．

腰部脊柱管狭窄症の自然経過は比較的良好であり，長期経過で85％の症例は症状が不変あるいは改善しており，症状悪化例は15％のみであったと報告されている．しかし，馬尾型および混合型の予後は神経根型に比べて不良であり，注意深く症状を観察し，増悪時には手術を含めた治療が必要となる．

B 診断・治療

本疾患の診断は現病歴と愁訴の聴取，歩容の観察によりほぼ可能である．神経性間欠跛行が存在すれば腰部脊柱管狭窄症を疑う有力な根拠となるが，その際は下肢動脈閉塞疾患による血管性間欠跛行との鑑別が重要である．

MRI検査は，脊柱管における神経組織と周囲組織との相互関係を，外来診療において非侵襲的に観察できる検査である．脊柱管の狭窄状態を把握可能であり，診断に有用である（図Ⅳ-3-10）．

治療は神経根型では保存療法が有効な症例が少なくないが，馬尾型では奏

歩容の観察

歩行後に下肢症状が出現した際に，前かがみの姿勢で歩行すると下肢症状が改善するならば神経性間欠跛行を疑い，姿勢にかかわらず歩行を中止すれば症状が改善するならば血管性間欠跛行を疑う．しかし，時に両方を合併する症例など判断しがたい症例も存在するので注意が必要である．

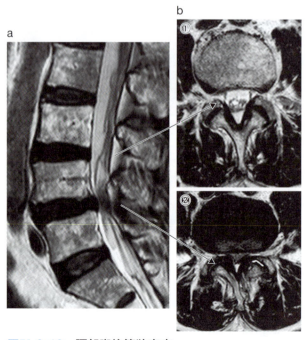

図Ⅳ-3-10 腰部脊柱管狭窄症
a：矢状断像，b：横断像（①L3/4［圧迫なし］，②L4/5［圧迫あり］）

効する例は少なく，手術に至ることも多い．薬物療法として NSAIDs，神経性疼痛治療薬，循環改善薬（プロスタグランジン E_1 製剤；血管拡張作用と血小板凝集抑制作用を持つ）などが使用される．また，コルセット着用，理学療法，硬膜外ブロック，神経根ブロックなども行われる．

　保存療法の無効例では手術療法が選択される．手術の目的は神経の除圧であり開窓術をはじめとした各種除圧手術が行われるが，椎間不安定性が症状の原因となっている場合は脊椎固定術が行われる．最近では，前方椎体間固定と後方経皮的固定を併用した低侵襲手術により神経を直接露出することなく除圧する，間接的除圧術も施行されている．このような固定術を中心に，脊椎手術は近年急速に発展してきたコンピュータ支援手術システムにより著しい進歩を遂げている．術中ナビゲーションシステム，ロボット支援システムが臨床応用され，手術の安全性，低侵襲性に寄与している．

1-6 ┃ 腰痛症

A 病態

腰痛症とは

　腰痛の生涯発生率は 50〜80％であるといわれており，日常診療でも診察する機会が非常に多い．しかし「腰痛」は症状であり疾患名ではないため，さまざまな疾患を有する患者が腰痛を主訴として受診する可能性がある．明らかな異常所見が認められない腰痛を非特異的腰痛と呼び，これがいわゆる腰痛症（low back pain）といわれるものである．また急激に発症した腰痛をぎっくり腰，または急性腰痛症と呼ぶ．腰痛症もぎっくり腰も重篤な疾患が疼痛の原因となっていないか鑑別が重要である．

病態・症状

　腰痛は病態別に，機械的腰痛，非機械的腰痛，および内臓性腰痛に分類される（表IV-3-1）．腰痛全体の 70％は明らかな原因のない非特異的腰痛（腰痛症）である．

　また，経過により急性腰痛と慢性腰痛に分類される．急性腰痛はほとんどの症例で 3ヵ月以内に自然治癒し，職場や日常生活に復帰できる．一方，慢性腰痛は持続または増悪と改善を繰り返し 3ヵ月以上続く腰痛と定義される．慢性腰痛は，長期間続く疼痛のため心理的・社会的影響を受けていることが多く，多方面からの痛みに対するアプローチが必要な場合がある．また，患者は痛みへのこだわりが強い場合が多く治療に難渋することも多い．

メモ

さらに仮想現実（VR），拡張現実（AR），複合現実（MR）を活用した術前教育および術中支援も一部で実用化されている．これらの技術は発展段階ではあるものの，今後上述の手術支援システムや人工知能（AI）などとの連携により大きな発展を遂げる可能性がある．

VR：virtual reality
AR：augmented reality
MR：mixed reality
AI：artificial intelligence

メモ

慢性腰痛では疼痛に心理・社会的影響が強く反映されており，本症患者の 80％に抑うつ状態があるといわれている．

表IV-3-1　腰痛の病態による分類

1. 機械的腰痛	97%
●非特異的腰痛（腰痛症）	70%
●変性（椎間板，椎間関節）	10%
●椎間板ヘルニア	4%
●脊柱管狭窄	2%
●骨折（骨粗鬆症，外傷）	4%
●その他	7%
2. 非機械的腰痛	1%
●腫瘍	0.7%
●感染	0.01%
●関節炎	0.3%
3. 内臓性腰痛	2%

B　診断・治療

　腰痛症では器質的異常がないため，画像所見に異常は認めない．このため腰痛症の診断は原因疾患があるものを除外することによって診断されるが，たとえ画像検査で異常所見を認めても，それが愁訴の原因ではない場合があるため注意が必要である．とくに高齢者の場合，加齢に伴いみられる変性所見が存在するため，それが腰痛の原因と判断しやすいが，実際には無症候性の場合もあり注意を要する．

　治療は過度の安静を避け，NSAIDs，筋弛緩薬といった薬物療法，理学療法，コルセット着用などが行われる．しかし，心理的要因が強く影響している慢性腰痛患者の場合は，整形外科医が単独で治療することは困難であり，精神科医との連携（リエゾン診療）を行い多方面から腰痛の治療を行う必要がある．

2 ｜ 上肢の疾患

2-1 ｜ 肩こり

A　病態

疫学

2022年の国民生活基礎調査によると，肩こりは有訴者率が男女ともに第2位である．

　肩こり（shoulder stiffness）は疾患そのものではなく，後頚部から肩，肩甲部にかけての筋肉の緊張を中心とする不快感，違和感，鈍痛などの症状，愁訴である．病態は明らかではないが，僧帽筋を中心とした肩周囲筋の筋力低下や筋硬度の亢進などが考えられている．特別な原因疾患のない**本態性**

表Ⅳ-3-2　本態性肩こりの危険因子	表Ⅳ-3-3　症候性肩こりの原因疾患

表Ⅳ-3-2　**本態性肩こりの危険因子**

- 姿勢不良
- 運動不足による筋力低下
- 過労
- 寒冷
- 精神的緊張
- 加齢，など

［井手淳二，牛島史雄，水田博志：肩こりの治療．臨床整形外科 42（5）：419-423，2007 より引用］

表Ⅳ-3-3　**症候性肩こりの原因疾患**

- 頚椎疾患，胸郭出口症候群，肩関節疾患などの整形外科疾患
- 循環器疾患
- 呼吸器疾患
- 眼精疲労
- 更年期障害，など

［藤井朋子，松平　浩：肩こりの疫学と病態について．MB Orthopaedics 29（9）：9-15，2016 より引用］

肩こり（**表Ⅳ-3-2**）と症候性肩こり（**表Ⅳ-3-3**）に大別される．

B　診断

　肩こりには明確な診断基準や特異的な画像所見はなく，患者の主観に頼るところが多い．近年，超音波エラストグラフィーを用いた客観的な筋硬度評価が試みられている[1]．

C　治療

　症候性肩こりでは原疾患の特定とそれに対する治療を行う．本態性肩こりでは生活指導や理学療法，薬物療法などを行う．生活指導では猫背や前かがみなどの不良姿勢にならないこと，長時間同じ姿勢で作業をしないこと，冷房などで体を冷やさないこと，精神的ストレス軽減のための気分転換を図ることなどを指導する．

2-2　橈骨神経麻痺 （p.157 も参照）

A　病態

橈骨神経とは

　橈骨神経運動枝は腕，手指のすべての伸筋を支配する（**表Ⅳ-3-4**）．橈骨神経感覚枝は上腕と前腕の後方，橈側の手背と指背を支配する．橈骨神経は腕神経叢の後神経束から起こり，上腕骨背側の橈骨神経溝に沿って下行し，上腕遠位 1/3 のあたりで屈側へ回り込み，肘関節レベルで浅枝（感覚枝）と深枝（運動枝）に分かれる．深枝は前腕骨間膜の後ろを通るため後骨間神経と呼ばれる（p.157，**図Ⅳ-1-35** 参照）．

病態と原因

　上腕骨レベルでの麻痺は高位麻痺と呼ばれ，手関節背屈，中手指節（MP）

表Ⅳ-3-4 橈骨神経運動枝の支配筋

- 上腕三頭筋
- 肘筋
- 腕橈骨筋
- 長・短橈側手根伸筋
- 回外筋 ⎫
- 総指伸筋 ⎬
- 小指伸筋 ⎪
- 尺側手根伸筋 ⎬ 後骨間神経支配
- 長母指外転筋 ⎪
- 長・短母指伸筋 ⎬
- 示指伸筋 ⎭

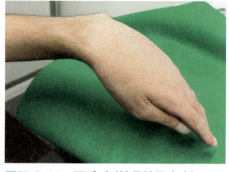

図Ⅳ-3-11 下垂手（橈骨神経麻痺）

関節伸展，母指伸展・外転が不能になり下垂手（かすいしゅ）を呈する（図Ⅳ-3-11）．橈骨神経は上腕骨に接して走行するため，骨折や圧迫による障害を受けやすく，高位麻痺は上腕骨骨折や腕枕による上腕部での圧迫などにより生じる．

前腕レベルでの深枝の障害は**低位麻痺（後骨間神経麻痺）**と呼ばれ，感覚障害はなく，手関節背屈は可能であるが，MP関節背屈が不能になる．後骨間神経麻痺は回外筋入口部や出口部での圧迫，ガングリオンによる圧迫，特発性の神経炎などを原因とする．

B 診断

橈骨神経支配筋の麻痺，筋萎縮，感覚障害などの症状から**橈骨神経麻痺**（radial nerve palsy）を疑い，高位麻痺か低位麻痺かで障害レベルを推定する．挫創などの開放創があれば，直視下に神経損傷の有無を確認する．ガングリオンや軟部腫瘍など占拠性病変の描出には超音波やMRI検査が有用である．主な鑑別疾患としては手指伸筋腱断裂や頚椎神経根症が挙げられる．腱断裂は**動的腱固定効果**＊の有無や，超音波像による腱の連続性の確認などにより鑑別する．頚椎神経根症はジャクソン（Jackson）テスト＊やスパーリング（Spurling）テスト（p.210, 図Ⅳ-3-2参照），深部腱反射，頚椎MRIなどの所見から鑑別する．

C 治療

原因に応じた治療を行う．神経断裂の場合は神経縫合や神経移植などの修復術を，骨折による圧迫の場合は骨折部の観血的整復固定術を，占拠性病変による圧迫を原因とする場合は占拠性病変の摘出術を行う．絞扼性神経障害や特発性の場合は3〜6ヵ月保存療法を行い，回復徴候がなければ神経剥離術を行う．原因が除去されても運動麻痺が残存する場合などには，腱移行術や

看護の視点

母指，手関節の感覚，母指の外転運動，手関節の背屈運動に左右差がないことを定期的（2〜3時間ごと［腫脹が強いときは1時間以内ごと］）に観察する．

橈骨神経の高位麻痺

腕枕により発症するためSaturday night palsyとも呼ばれる．

メモ

この部分では神経の動きに余裕がなく，前腕の回旋運動に伴い容易に圧迫を受けやすい．

＊**動的腱固定効果**

通常はリラックスした状態で手関節を他動屈曲させるとMP関節は伸展し，手関節を他動背屈させるとMP関節は屈曲する．腱断裂ではこのような動的腱固定効果が陰性となる．

＊**ジャクソンテスト**

頚椎後屈位で前額部に圧迫を加え，上肢の疼痛やしびれが誘発されるかどうかをみる検査．陽性（上肢の疼痛やしびれが誘発される）の場合，頚椎神経症を疑う．

腱固定術などの機能再建術を考慮する．

2-3 正中神経麻痺（p.157 も参照）

A 病態

正中神経とは

正中神経運動枝は，手指の屈筋の大部分と母指球筋を支配する（**表Ⅳ-3-5**）．正中神経感覚枝は，手掌橈側，母指・示指・中指・環指（橈側）の掌側と指先を支配する．正中神経は腕神経叢の外側神経束と内側神経束から起こり，上腕二頭筋の内側を走行し，円回内筋を通過後に前骨間神経を分枝する．その後，本幹は前腕では掌側正中を，手では手根管内を走行する．

病態と原因

肘より中枢での麻痺は**高位麻痺**と呼ばれ，後述する低位麻痺の症状に加え，前腕回内不能や手関節屈曲力低下，**祈祷指位***を呈する．高位麻痺は肘部の切創や骨折，**絞扼性神経障害***（円回内筋症候群，前骨間神経麻痺）などを原因として生じる．前骨間神経は運動神経のみで構成されるため，前骨間神経麻痺では感覚障害は認めない．

手関節付近での障害は**低位麻痺**と呼ばれ，典型的には支配領域の感覚障害と母指球筋萎縮，母指対立不能となり**猿手**（図Ⅳ-3-12）を呈する．低位麻痺は手関節部での切創や骨折，脱臼，絞扼性神経障害（**手根管症候群**）などにより生じる．

B 診断

正中神経支配筋の麻痺，筋萎縮，感覚障害などの症状から**正中神経麻痺**を疑い，高位麻痺か低位麻痺かで障害レベルを推定する．開放創があれば，直視下に神経損傷の有無を確認する．占拠性病変の描出には超音波やMRIを用

看護の視点

母指と小指の対立，示指の感覚に左右差がないことを定期的（2〜3時間ごとに［腫脹が強いときは1時間以内ごと］）に観察する．

＊祈祷指位

正中神経の高位麻痺に特徴的な指位．長母指屈筋，示指・中指の屈筋麻痺のため，手を握ろうとしても環指と小指しか握れない．

＊絞扼性神経障害

末梢神経は走行経路において，線維や骨で囲まれた狭いトンネルの中を通過する．この狭い空間で神経に慢性的な機械刺激が加わって起こる神経障害を絞扼性神経障害と呼ぶ．

表Ⅳ-3-5 正中神経運動枝の支配筋

- 円回内筋
- 橈側手根屈筋
- 長掌筋
- 浅指屈筋
- 深指屈筋（示指，中指）⎫
- 長母指屈筋　　　　　　⎬ 前骨間神経支配
- 方形回内筋　　　　　　⎭
- 母指球筋（短母指外転筋，短母指屈筋，母指対立筋）
- 第1・2虫様筋

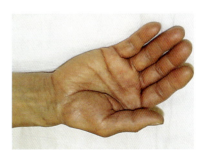

図Ⅳ-3-12 正中神経麻痺（猿手）

いる．高位麻痺の場合，長母指屈筋と示指深指屈筋が麻痺し母指指節間（IP）関節と示指遠位指節間（DIP）関節の屈曲が不能になり，母指と示指の指尖を付けて正円を作らせるとうまくできず涙痕の形になる（perfect O 不能）．低位麻痺の場合は猿手を呈する．これらの特徴的な所見や画像検査，神経伝導速度検査などを併せて総合的に評価し診断する．主な鑑別疾患は，長母指屈筋腱や示指深指屈筋腱の皮下断裂や頚椎神経根症である．

C 治療

原因に応じた治療を行う．神経断裂の場合は神経縫合や神経移植などの修復術，骨折による圧迫の場合は骨折部の観血的整復固定術，占拠性病変による圧迫を原因とする場合は占拠性病変の摘出術を行う．特発性前骨間神経麻痺は自然回復も期待できるため3〜6ヵ月は経過観察を行い，回復徴候がなければ神経剥離術を行う．原因が除去されても運動麻痺が残存する場合などには，腱移行術や腱固定術などの機能再建術を考慮する．

2-4 尺骨神経麻痺 （p.158 も参照）

A 病態

尺骨神経とは

尺骨神経運動枝は手の内在筋（手指の細やかな動作を司る筋）の多くを支配する（表Ⅳ-3-6）．尺骨神経感覚枝は前腕遠位尺側，手掌・手背尺側，環指尺側，小指全体を支配する．尺骨神経は腕神経叢の内側神経束から起こり，上腕の後内側を下行し，肘部管を通過後，前腕尺側を下行し，手ではギヨン（Guyon）管を走行する．

病態と原因

肘より近位（深指屈筋への運動枝が分岐する部位より高位）での麻痺は**高位麻痺**と呼ばれ，後述の低位麻痺に加えて，環指・小指の屈曲力低下や手関節屈曲力低下を呈する．高位麻痺は切創や骨折，絞扼性神経障害（**肘部管症候群**）などを原因として生じる．前腕以下での麻痺は**低位麻痺**と呼ばれ，支配領域の感覚障害や，**鷲爪変形***（**図Ⅳ-3-13**）を呈する．低位麻痺は手関節部の切創や絞扼性神経障害（**ギヨン管症候群**）などを原因として生じる．ギヨン管症候群は手背への感覚枝の分岐後の障害であるため手背の感覚障害は認めない．

看護の視点

環指・小指の伸展，小指の感覚に左右差がないことを定期的（2〜3時間ごと[腫脹が強いときは1時間以内ごと]）に観察する．

*鷲爪変形

尺骨神経麻痺に特徴的な手の変形．虫様筋や骨間筋の麻痺により橈骨神経支配の指伸筋が相対的に優位となり，環指・小指のMP関節が過伸展する．MP関節が過伸展すると伸筋腱の力が末梢へ伝わらなくなり，DIP・PIP関節が屈曲する．

表Ⅳ-3-6 尺骨神経運動枝の支配筋

- 尺側手根屈筋
- 深指屈筋（環指，小指）
- 小指球筋（小指対立筋，小指外転筋，短小指屈筋）
- 第3・4虫様筋
- 背側骨間筋
- 掌側骨間筋
- 母指内転筋

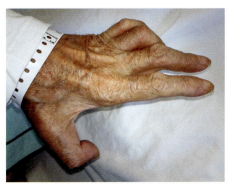

図Ⅳ-3-13 尺骨神経麻痺（鷲爪変形）

B 診断

尺骨神経支配筋の麻痺，筋萎縮，感覚障害などの症状から**尺骨神経麻痺**（ulnar nerve palsy）を疑い，高位麻痺か低位麻痺かで障害レベルを推定する．開放創があれば，直視下に神経損傷の有無を確認する．占拠性病変の描出には超音波やMRIを用いる．母指内転筋が麻痺すると**フロマン**（Froment）**徴候***が陽性となる．手背尺側部の感覚障害の有無は高位診断に重要で，肘部管症候群では同部位の感覚障害を認めるが，ギヨン管症候群では認めない．橈骨神経麻痺や正中神経麻痺と同様，頸椎神経根症との鑑別を要する．

> *フロマン徴候
> 母指を伸展させたまま示指との間で紙を把持させる．紙を抜き取るように引っぱると長母指屈筋（正中神経支配）の代償運動により母指IP関節が屈曲する．

C 治療

原因に応じた治療を行う．神経断裂の場合は神経縫合や神経移植などの修復術を，骨折による圧迫の場合は骨折部の観血的整復固定術を，占拠性病変による圧迫を原因とする場合は占拠性病変の摘出術を，絞扼性神経障害の場合は神経剝離術や神経移行術などを行う．原因が除去されても運動麻痺が残存する場合などには，腱移行術や腱固定術などの機能再建術を考慮する．

2-5 手根管症候群

A 病態

手根管症候群は，最も多い絞扼性神経障害であり，手根管内を通過する**正中神経**がさまざまな原因（表Ⅳ-3-7）により圧迫され発症する．妊娠・出産期，中年以降の女性や透析患者に多く，時に両側性にみられる．母指・示指・中指と環指橈側のしびれや疼痛，時に母指の脱力を訴える．しびれや疼痛は夜間や明け方に強い．

表Ⅳ-3-7　手根管症候群の原因

- 手の使いすぎ
- 妊娠や閉経によるホルモンバランスの変化に伴う滑膜浮腫
- 関節リウマチ，感染などに伴う滑膜炎
- 血液透析後のアミロイド沈着
- 橈骨遠位端や手根骨の骨折
- ガングリオンや軟部腫瘍などの腫瘤形成，など

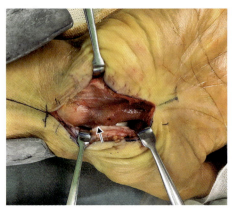

図Ⅳ-3-14　手根管症候群
正中神経の圧痕，色調不良を認める（矢印）．

B 診断

身体所見としては手根管部での**チネル**（Tinel）**徴候**（p.155参照），**フェイルン（ファーレン）**（Phalen）**テスト***を確認する．超音波や筋電図，神経伝導速度検査は客観的な検査として有用で，補助診断となる．

*フェイルン（ファーレン）テスト
手関節を掌屈位で1分間保持する（手根管内圧を上昇させる）．症状が増強すれば陽性と判定する．

C 治療

症状が軽度の場合や発症後短期間の場合，妊娠中の場合は保存療法を行う．手関節を中間位で固定する装具の着用，ビタミンB_{12}の内服，ステロイド薬の局所注射などがある．手術療法は，母指対立運動障害を有する例，保存療法無効例，しびれや疼痛が強い例が適応となる．横手根靱帯を切離し，手根管を開放する（図Ⅳ-3-14）．

● 引用文献
1) 石川博明，村木孝行，山本宣幸：肩こりの客観的評価：超音波エラストグラフィの可能性．整形・災害外科 **58**（7）：875-882，2015

3 部位別の疾患

下肢

下肢とは，二足歩行を獲得したヒトの体を支える脚の部分であり，股関節から足までの部分を指す．立った状態で骨や関節は上半身の体重を支え，太く大きな筋肉や靭帯がそれぞれの部位に付着している．それらには歩行や運動の際に大きな負荷がかかりさまざまな障害が生じやすく，生じた際には生命活動に大きな影響を及ぼす．

---

3 下肢の疾患

3-1 変形性股関節症

A 病態

変形性股関節症とは

変形性股関節症（osteoarthritis of the hip）は，関節軟骨が摩耗，変性するとともに周辺に反応性骨増殖（骨棘形成）が進み，徐々に股関節全体が変形していく非炎症性疾患である．日本においては圧倒的に女性に多い．

原因

一般に変形の原因が明らかでない変形性関節症を**一次性（特発性）関節症**と呼び，膝関節などに多く認めるが，日本における変形性股関節症は何らかの疾患に続発する**二次性関節症**が多い．変形性股関節症の原因疾患として最も多いのは**発育性股関節形成不全（先天性股関節脱臼**，p.169〜171 参照）や**臼蓋形成不全**などの先天的寛骨形成不全で，それらの 8 割以上を占める．これらの疾患は圧倒的に女性に多いため，変形性股関節症が女性に多いことにつながっている．その他，ペルテス（Perthes）病や大腿骨頭壊死症，関節炎，骨折などの後遺症が変形性股関節症の原因疾患として挙げられる．

症状

はじめは股関節に強く荷重をかけたときや運動をしたときに軽度の疼痛を自覚することが多いが，変形が進行すると疼痛は悪化し，安静時痛や関節可動域制限，跛行，下肢の短縮なども認めるようになる．罹患期間が長くなると股関節周辺の筋肉が萎縮するとともに関節可動域も悪化するため，跛行はより顕著となる．

B 診断

診察の進め方・確定診断の方法

股関節痛を中心とした前述の症状がある場合には単純 X 線検査を行う．その所見から，日本整形外科学会股関節症病期分類によって，前股関節症，初期股関節症，進行期股関節症，末期股関節症と診断される（**図Ⅳ-3-15**）．単純 X 線像で所見が少なくても，MRI で関節水症や軟骨変性を認めることがあり，早期診断や他疾患との鑑別診断に MRI は有効である．手術前などに変形の程度を評価するには CT が有効である．

炎症反応

変形性関節症は非炎症性疾患であるため，血液検査で赤沈や CRP などの炎症反応が亢進している際には，関節リウマチや感染性関節炎など他の疾患を疑う．

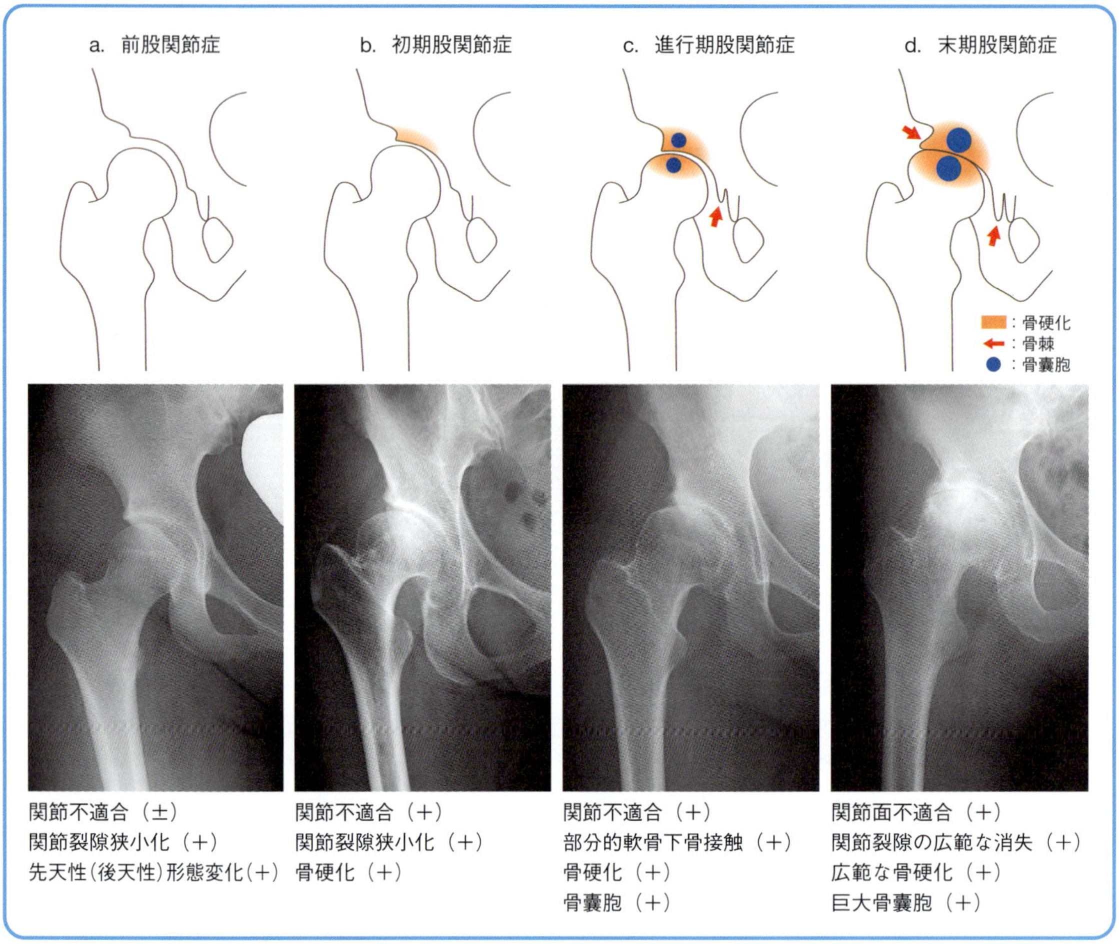

a. 前股関節症	b. 初期股関節症	c. 進行期股関節症	d. 末期股関節症

■ ：骨硬化
← ：骨棘
● ：骨嚢胞

関節不適合（±）
関節裂隙狭小化（+）
先天性（後天性）形態変化（+）

関節不適合（+）
関節裂隙狭小化（+）
骨硬化（+）

関節不適合（+）
部分的軟骨下骨接触（+）
骨硬化（+）
骨嚢胞（+）

関節面不適合（+）
関節裂隙の広範な消失（+）
広範な骨硬化（+）
巨大骨嚢胞（+）

図Ⅳ-3-15　変形性股関節症の病期

C 治療

　治療は，保存療法と手術療法に大別されるが，それぞれを組み合わせた治療が検討されるべきである．

保存療法

　疼痛が軽度の場合や何らかの理由で手術が行えない場合は保存療法が選択される．また，体重コントロールの指導や杖歩行の指導，長距離歩行や重労働の抑制指導は，疼痛の軽減のみならず，病期進行予防の観点からも重要な患者教育である．

1）薬物療法

　NSAIDs を中心とした薬物療法は変形の程度に関係なく適応となる．ただし，長期的な投薬は胃腸障害や肝機能障害，腎機能障害を併発することがあり，漫然と使用するべきではない．

2）運動療法

股関節周囲の筋力訓練やストレッチといった運動療法も変形の程度に関係なく適応がある．関節に過度の負荷をかけるべきではないが，適切な運動療法は，関節変形の進行予防と疼痛緩和の双方に有効である．各種の手術後も，運動療法は積極的に取り入れるべきである．

3）物理療法

温熱療法を中心とした物理療法に関しては不明な部分が多く，その効果は明らかではない．

手術療法

患者の年齢と生活様式，変形の程度によって治療法の選択がなされる（図Ⅳ-3-16）．

1）関節温存手術（骨切り術など）

50歳未満で寛骨形成不全に伴う前・初期（一部の進行期）股関節症には寛

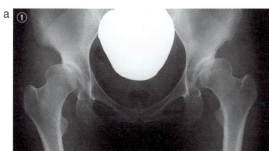
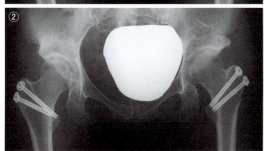
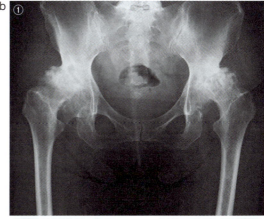
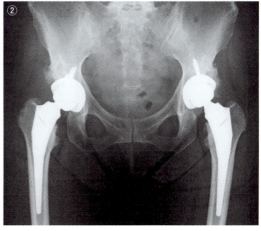

図Ⅳ-3-16　変形性股関節症の手術療法例
a：30歳代女性．両側の臼蓋形成不全と初期股関節症の所見を認め（①），両側寛骨臼回転骨切り術を行った（②）．
b：60歳代女性．両側末期股関節症の所見を認め（①），両側人工股関節全置換術を行った（②）．

骨臼移動術や寛骨臼回転骨切り術が検討される．これらは安定した術後成績が得られるため，若年者では疼痛が軽度でも病期進行予防を目的として積極的に手術が行われることがある．50歳未満で進行期・末期股関節症にはキアリ（Chiari）骨盤骨切り術が適応となる．股関節の形態によっては，それぞれの骨盤骨切り術に組み合わせて，または単独で大腿骨内反・外反骨切り術が行われることがある．

2）関節非温存手術（人工関節置換術など）

人工股関節全置換術は除痛や関節可動域の改善効果が高く，患者満足度が非常に高い手術法である．50歳（理想は65歳）以上の進行期・末期股関節症に適応がある．術後に症状は改善しても人工関節の長期的な安定を目的として，体重のコントロールや過度の肉体労働を制限するなどの指導が必要である．関節温存手術で効果が得られないと予測される50歳未満の末期股関節症にも行うこともあるが，長期的には人工関節の弛みや感染，脱臼などの合併症のリスクがあり，その適応に関しては慎重に検討されるべきである．以前は若年の末期股関節症に関節固定術を行っていた時代もあるが，機能的な問題や隣接関節の障害の問題から，人工関節置換術が行えない理由がある場合を除いて行われることは少なくなってきている．

もう少しくわしく　人工関節手術におけるナビゲーションやロボットの導入

ナビゲーションは，生体内に人工関節を設置する際に，種々の数値や模擬画像をモニターで確認できるシステムであり，術者に多くのメリットがある．近年は簡易的で安価なポータブルナビゲーションが開発され，急速に普及してきている．
ロボット支援手術とは，手術においてロボットが術者を補助するシステムであるが，非常に高価であることから一部の施設でのみ採用されているのが現状である．

3-2　変形性膝関節症

A　病態

変形性膝関節症とは

変形性膝関節症（osteoarthritis of the knee）は，関節軟骨の変性と摩耗による関節の破壊が進行し，膝関節に変形をきたす非炎症性疾患である．変形性関節症で最も頻度が高く，中年以降の肥満傾向を有する女性に多く認める．

原因

他の部位の変形性関節症と同様に，原因が明らかでない一次性（特発性）

関節症と外傷や他の疾患の既往といった明らかな原因がある**二次性関節症**に分類される．変形性膝関節の典型例としては，肥満傾向のある中年以降の成人が，誘因なく徐々に進行する膝の痛みと動かしづらさを訴えて受診することが多く，一次性変形性関節症のほうが圧倒的多数を占める．

症状

発症初期は，坐位からの立ち上がり時や歩き始めのとき，または長時間歩行時に膝痛を自覚するが，安静で疼痛は改善することが多い．進行するとともに疼痛は増強して持続するようになり，関節可動域も制限されてくる．一般的には膝関節内側の軟骨が摩耗して関節裂隙が狭小化するため，膝は内反変形し，下肢のO脚変形が顕著となってくる．

B 診断

診察の進め方・確定診断の方法

視診を行い，膝の変形や腫脹の有無を確認する．触診を行い，膝のどの部分に疼痛があるのか，また関節水症の有無についても触診する．正常の膝関節では関節穿刺で**関節液**を採取することは困難だが，変形性膝関節症ではしばしば採取可能であり，採取した場合にはその性状について確認する．一般的な変形性膝関節症の関節液は淡黄色透明であるが，混濁している場合は感染性関節炎や偽痛風を疑って追加の検査を検討する．採血検査で炎症反応が亢進している際には，関節リウマチや感染性関節炎，偽痛風などを疑うが，診断は画像所見やその他の検査から総合的に判断する．

単純X線検査を行い，関節変形の程度について評価する（**図Ⅳ-3-17**）．変形性膝関節症において軟骨摩耗による関節裂隙の狭小化は立位で顕著となるため，単純X線検査は臥位のみならず立位での撮影を追加することが有効である．MRIは，軟骨や半月板の変性や嚢腫の有無といった軟部組織の評価と骨壊死合併の評価に有効である．

C 治療

保存療法を開始したうえで，治療効果が少ない，または病期が進行していて疼痛が強度である場合は手術療法が検討される．

保存療法

体重コントロールや杖歩行の指導，正座や重労働の抑制指導は，疼痛軽減と病期進行予防に有効である．

1）薬物療法

NSAIDsを中心とした薬物療法を疼痛の程度に合わせて使用する．内服薬のみならず，貼付薬などの外用薬も同等の効果が認められている．ヒアルロ

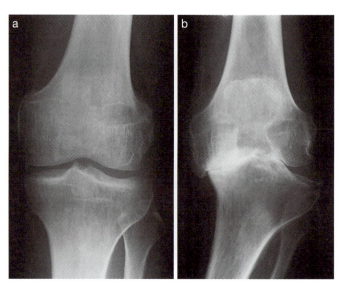

図Ⅳ-3-17　健常例と変形性膝関節症例のX線像の比較
a：健常例．b：末期膝関節症例．内側の関節裂隙が消失している．

ン酸の膝関節内注射も一定の効果があり，日本においては一般的に行われている治療法である．

2）運動療法

大腿四頭筋筋力訓練を中心とした運動療法は，疼痛緩和のみならず関節変形の進行予防にも効果がある．脊椎疾患を合併していることが多い高齢患者は，仰臥位で行う筋力訓練が勧められる．重要なことは，患者の活動性や疼痛に合わせた運動療法を指導することである．

手術療法

患者の年齢や活動性，変形の程度によって術式の選択がなされる（**図Ⅳ-3-18**）．

1）関節温存手術（骨切り術など）

比較的若年で活動性の高い患者において，関節破壊が膝関節全体に及んでいない場合には骨切り術が選択される．一般的な内反膝変形に対しては，脛骨高位で外反骨切りを行うことで荷重線を移動させ，患部への負担を軽減させる．骨切り部分が骨癒合を得られれば，人工関節よりも高い強度の活動に対応できると考えられている．

また，比較的初期の変形性膝関節症で，半月板などが変性して嵌頓症状*を呈する場合には，侵襲の少ない関節鏡視下に病変部の部分切除を行うこともある．

2）関節非温存手術（人工関節置換術など）

比較的高齢（60歳以上）の進行した変形性膝関節症には**人工膝関節全置換術**が適応となる．内側または外側に病変が限局される場合には**人工膝単顆置**

＊損傷半月板の嵌頓症状
半月板の断裂が小範囲に限局されている場合には，膝関節動作時の疼痛が主訴である．しかし，膝外傷を中心として，縦断裂が広範囲となっている場合には，断裂した半月板が関節内に嵌頓することで，激しい疼痛を伴って膝関節の伸展や屈曲が制限されることがある．その状態のことを膝の**ロッキング**という．

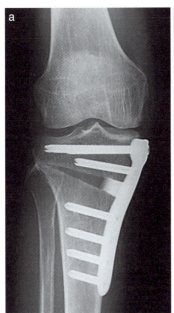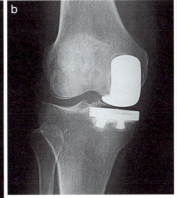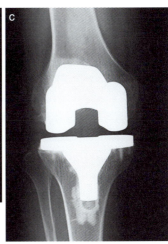

図Ⅳ-3-18 変形性膝関節症の術後X線像
a：高位脛骨骨切り術後, b：人工膝単顆置換術後, c：人工膝関節全置換術後

換術が選択されることもあるが，病変が関節全体に及んでいることが多いため人工膝関節全置換術の割合のほうが多くなっている．除痛効果が高く，変形の矯正が可能であるため患者満足度が非常に高い手術方法であるが，長期的には人工関節の弛みが問題となるため，ある程度の年齢となり活動量が減ってから検討されるべき手術法である．

若年の二次性末期膝関節症で，人工関節置換術が行えない場合には，ごくまれではあるが膝関節固定術が行われることもある．

臨床で役立つ知識

変形性膝関節症の外来

変形性膝関節症の治療については，実際のところ手術療法に至らず，外来で保存療法を継続する患者のほうが圧倒的に多い．日本においてはヒアルロン酸関節内注射の定期投与が保険診療で認められており一定の効果が認められているため，患者は定期的に外来通院することが多くなっている．関節炎の抑制としてステロイド薬の関節内注射は短期的に著効するが，長期的な使用は関節破壊を助長することがあるため，限定的に使用されるべきである．感染性関節炎に対してのステロイド薬投与は禁忌である．

3-3 大腿骨頭壊死症

A 病態

大腿骨頭壊死症とは

大腿骨頭壊死症（avascular necrosis of the femoral head）とは，大腿骨頭の阻血壊死を病態とする疾患を総称したものである．壊死部分が圧潰すると二次性の変形性股関節症を生じ，関節の機能が失われていく難治性の疾患である．壊死の原因が明らかな症候性大腿骨頭壊死症と原因が明らかでない特発性大腿骨頭壊死症に大別される．

原因

1）症候性大腿骨頭壊死症

大腿骨頸部骨折後または外傷性股関節脱臼後の局所血流障害のほか，潜函病*に伴う空気塞栓や骨盤内悪性腫瘍の治療目的に行った放射線照射などによっても生じる．このように壊死を生じた原因が明らかな場合を症候性大腿骨頭壊死症という．

2）特発性大腿骨頭壊死症（広義）

原因が明らかでない大腿骨頭壊死症を指し，国の特定疾患に認定されている．その発症の多くでステロイド薬投与とアルコール多飲が関与していることは明白であるが，骨頭壊死を発生させる機序に関してはいまだに明らかになっておらず，それらの関与が示唆される場合でも，日本においては広義の特発性大腿骨頭壊死症と分類される．誘因もまったく認めずに発症したものに関しては狭義の特発性大腿骨頭壊死症とされる．

3）疫学

特発性大腿骨頭壊死症は青壮年期に発症することが多い．女性は全身性エリテマトーデス（SLE）*などの膠原病治療としてのステロイド薬投与に伴って生じることが多いため30歳代に，男性はアルコール愛飲に伴って生じることが多いため40歳代に発症のピークがある．

症状

大腿骨頭壊死の発生初期の多くは無症候性に経過するとされている．徐々に荷重負荷時や運動時の疼痛を股関節周辺に自覚するようになるが，発症初期は一定期間の安静で軽快することが多く，安静時痛や継続する痛みを訴えて病院を受診したときには病期が進行していることが少なくない．

B 診断

診察の進め方・確定診断の方法

ステロイド薬治療の有無や外傷，がんの治療といった既往歴の問診が重要

＊潜函病
潜水している人が急速に水上や地上に戻った際，血液に溶け込んでいた窒素が気泡化して起こるガス塞栓症のことである．気泡が各所の組織を圧迫し血行を妨げるため，筋肉・関節の痛みや手足のしびれ，皮膚の小出血斑や発疹が出現したり，呼吸障害や循環障害などの症状が現れることがある．

SLE：systemic lupus erythematosus

＊SLE
免疫の異常などを原因とした疾患で，発熱，全身倦怠感などの炎症症状と，関節，皮膚，そして腎臓，肺，中枢神経などの内臓のさまざまな症状が一度に，あるいは経過とともに起こる．

である．生活習慣としては，飲酒歴だけでなく喫煙との因果関係も確認されており，それらについても聴取する．画像評価としては，病期進行とともに単純X線像で特徴的な所見を呈するようになるが，発生初期にはそれのみで診断が困難なことがある．早期診断や壊死範囲の確認には，MRIや骨シンチグラフィーが有効である．

C 治療

壊死部分は圧潰しなければ数年をかけて修復されることが多い．しかし，活動性が高い青壮年期において長期間の免荷は困難であり，とくに壊死範囲が広範な場合には容易に圧潰してしまう．発症年齢や壊死範囲の広さ，圧潰や関節変形の程度によって治療法が選択される（**図Ⅳ-3-19**）．

保存療法

壊死範囲が狭い場合や初期の壊死には経過観察をすることがある．疼痛緩和を目的とした薬物療法に加え，杖の使用や日常生活動作（ADL）の制限を指導することが壊死部分の圧潰と関節変形の進行予防に有効である．圧潰予防を目標とするため，一般的に積極的な運動療法は導入しない．

手術療法

壊死部分の圧潰進行が予側される場合には，できるだけ早期に適切な手術療法を選択する．若年者には**大腿骨骨切り術**や**骨移植術**といった骨温存手術が第一に検討されるべきであるが，壊死範囲が広い症例や圧潰が進んでしまった症例，高齢の症例に対しては**人工骨頭置換術**や**人工股関節全置換術**を行い，日常生活での活動性をできるだけ維持させることが重要となる．

糖尿病足疾患
diabetic foot

3-4 糖尿病足疾患

A 病態

糖尿病足疾患とは

糖尿病は全身のあらゆる部位や臓器に影響を及ぼす代謝性疾患であるが，運動器領域においては足部の障害が最も多い．壊死を生じると難治であり，それに感染を合併するとより治療に難渋して生死にかかわることもある．

原因

糖尿病は動脈硬化を促進し，加えて血管内で血栓が形成されやすくなるため，容易に**末梢循環障害**をきたす．一方で，**末梢神経障害**により手足の先端から徐々に感覚が障害されるため，靴ずれや小さな傷が足先についても気づかずにいることとなる．糖尿病網膜症を合併している患者は視力が低下し，よりけがをしやすい状況になっていることも予想される．末梢循環不全が基

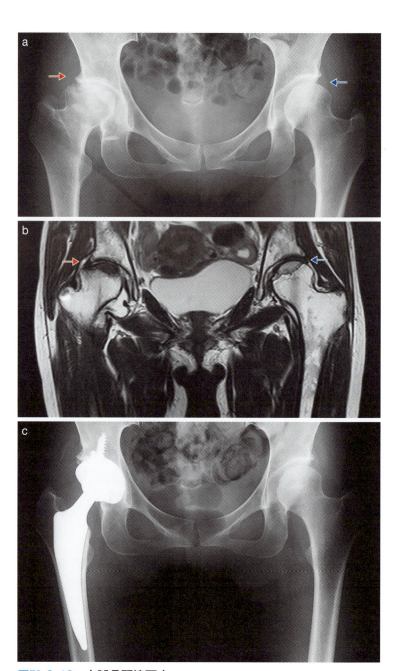

図Ⅳ-3-19 大腿骨頭壊死症
40歳代女性. 20歳代にSLEを発症し, 以後ステロイド薬治療を行っていた.
a：単純X線像. 右大腿骨頭は壊死部分が圧潰し, 関節裂隙が狭小化している（赤矢印）.
　左大腿骨頭は帯状硬化像がみられるが, 壊死部の圧潰は認めない（青矢印）.
b：MRI. 単純X線像よりも両側の大腿骨頭壊死部が明瞭となる.
c：右人工股関節全置換術を施行した.

盤にあることで軽微な傷は潰瘍を形成し，感染を合併することで壊死範囲はより深部，そして広範囲へと浸潤していく．

また，糖尿病の罹患期間が長くなると足部分のさまざまな関節に**神経病性関節症**，いわゆる**シャルコー**（Charcot）**関節**が発症する．関節変形のために突出した骨が歩行のたびに内部から皮膚を圧迫し，難治性の潰瘍を形成しやすいうえ，複数の関節が障害されていくことで扁平足となり，徐々に歩行機能が低下していく．

> **もう少しくわしく　神経病性関節症（シャルコー関節）**
>
> 関節は強い外力が加わっても破壊されてないように神経によってコントロールされているが，感覚神経が障害されてしまうと関節の防御機構は弱まり，結果としてひどい関節の破壊と不規則な骨増殖が生じることとなる．単純X線像で高度な関節破壊がみられるにもかかわらず，疼痛が軽いことが特徴である．神経病性関節症の代表的な原因疾患として脊髄癆，糖尿病，脊髄空洞症が挙げられるが，さまざまな神経障害が原因となりうる．全体としては膝関節に最も多くみられるが，糖尿病が原因である場合は足部に好発する．

症状

疼痛の自覚があまりないまま進行し，病識の少ない患者においては足の壊死が進行した状態で来院することも少なくない（図Ⅳ-3-20）．

B 診断

診察の進め方

糖尿病の治療歴と血糖コントロールの状況について確認が必要である．表面の傷は小さくても，皮下に広範な膿瘍を形成していることもあるのでしっ

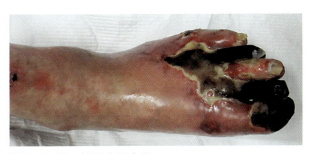

図Ⅳ-3-20　糖尿病足疾患
70歳代男性．足趾の一部は黒色化し，壊疽となっている．壊死部分は細菌感染を合併しており，足全体に発赤と腫脹を認める．

かりとした視診と触診を行う．関節変形の評価には単純X線検査を行う．循環障害を疑う場合には血管造影を行うことがあり，動脈硬化の評価には有効だが，自律神経障害や動静脈シャントの存在によって見かけ上，末梢血流が増加することもあり，末梢循環の評価にはあまり有効でないことも多い．感染の評価のため，採血検査で炎症反応を確認するとともに，糖尿病腎症やその他の合併症の検査を進めていく．

C 治療

　発症を予防することと発症後も重篤化を回避することの双方の理由から，基礎疾患である糖尿病の血糖コントロールが最重要である．

　足を清潔に保つことや足の形にあった靴を選択すること，足の変形に合わせた装具を作製することで皮膚トラブルの発生を予防する．潰瘍が発生してしまった場合は，皮膚症状に合わせた処置とギプス包帯を組み合わせて治療する．末梢循環不全に対しては，積極的な血行再建手術が適応とならないことが多く，壊死が重篤な場合や感染を合併している場合はそれぞれの部位での切断術が行われる．切断術後も断端の創傷治癒は不良なことが多いため，厳重な経過観察が必要である．

索引

和文索引

あ

アイヒホッフテスト　56
亜急性脊髄連合変性症　50
アキレス腱断裂　161
アキレス腱付着部症　62
悪性関節リウマチ　184
悪性線維性組織球腫　198
アクチンフィラメント　16
朝のこわばり　178
足（☞「そく」の項も参照）
足関節果部骨折　142
足関節後方インピンジメント症候群　62
足関節前方インピンジメント症候群　62
アセトアミノフェン　81
亜脱臼　37
アダリムマブ　82
圧迫骨折　28
アデノシン5′-三リン酸　16
アバタセプト　82
アリス徴候　170
アロディニア　159
鞍関節　13
アンダーソン分類　151

い

イグラチモド　82
異所性骨化　127
痛み　105
　　——の評価スケール　118
Ⅰ型コラーゲン　9
異痛症　159
一過性伝導障害　155
イホスファミド　82
イレウス　117
インピンジメント　51
インフリキシマブ　82

う

ヴァレーの圧痛点　212
ヴェストウエス法　144
ウパダシチニブ　82
運動器　6

え

運動神経　18
　　——伝導速度検査　78
運動麻痺　39
運動療法　101, 183

え

エストロゲン　186
　　——製剤　83
エタネルセプト　82
円背　186, 190
円板状半月　60

お

オーバーユース症候群　165
横骨折　28
黄色靱帯　208
黄色ブドウ球菌　35
凹足　167
横紋筋　16
オスグッド-シュラッター病　60, 64, 176
オステオン　8
オゾラリズマブ　82
オピオイド　81
オペラグラス手指　178

か

ガールトの表　29
外脛骨障害　63
外傷性足関節脱臼　143
外傷性肩関節脱臼　124
外傷性骨折　26
外傷性膝蓋骨脱臼　141
外傷性膝関節脱臼　140
介達外力　26
介達牽引　34, 85, 112
開張足　179
灰白質　18
外反肘　55
　　——（小児）　148
外反扁平足　179
外反母趾　63, 179
回復期　100
開放骨折　28
海綿骨　7, 186
カウザルギー　159
化学療法　82, 197

か

踵歩行　63
鉤爪変形　158
核磁気共鳴画像検査　72
下行路　19
仮骨　11, 29
下肢　229
下肢伸展挙上　116
　　——テスト　212
下肢長　66
下垂指　179
下垂手　157, 224
仮性麻痺　35, 175
片（☞「へん」の項を参照）
下腿骨骨折　141
下腿周囲径　68
下腿静脈瘤　61
下腿長　67
下腿の痛み　61
下腿浮腫　61
肩関節脱臼　124
肩こり　222
肩の痛み　51
滑膜　177
　　——性腱鞘　24
　　——切除術　94
可動関節　12
化膿性股関節炎　58
カルシウム　6
　　——吸収促進薬　82
　　——恒常性　6
　　——薬　83
カルシトニン　6, 83
ガレアッツィ骨折　129
がん　194
感覚固有域　40
感覚障害　40
感覚神経　18
　　——伝導速度検査　78
感覚脱失　40
感覚鈍麻　40
間欠的空気圧迫　33
　　——装置　99
観血的整復　34
　　——固定術　93

間欠跛行　219
寛骨臼移動術　231
寛骨臼回転骨切り術　96, 232
寛骨臼骨折　134, 136
幹細胞　9
環軸椎亜脱臼　179
環軸椎固定術　97
関節　11
関節液　14
関節円板　14
関節可動域　65
関節鏡検査　79
関節鏡視下手術　94
関節強直　38
関節腔　12
関節形成術　94
関節血症　160
関節拘縮　38
関節固定術　95
関節授動術　55
関節唇損傷　51
関節水腫　175
関節制動術　95
関節切開術　94
関節造影検査　75
関節内骨折　27
関節内遊離体　163
関節軟骨　12
関節包　12
関節リウマチ　55, 57, 58, 60, 62,
　　177
　　──分類基準　180
関節離断　98
乾癬性関節炎　185
完全麻痺　39
環椎骨折　150
貫通線維　24
陥入爪　63
間葉系幹細胞　9

き

キーンベック病　56
キアリ骨盤骨切り術　232
偽関節　31, 55
気胸　133

義肢　90, 100
義手　90
偽痛風　193
ぎっくり腰　221
祈祷指位　225
機能肢位　38
ギプス　34, 84
　　──固定　85, 113
基本肢位　109
虐待　149
逆流性食道炎　47
臼蓋形成不全　229
球関節　13
胸郭　133
　　──出口症候群　49, 157
強剛母趾　63
矯正骨切り術　96
強直性脊椎炎　185
棘間靱帯　208
棘上靱帯　208
局所麻酔薬　81
距骨壊死　62
魚椎様変形　187
ギヨン管　226
　　──症候群　226
ギラン-バレー症候群　50
キルシュナー鋼線　87
亀裂骨折　27
筋　16, 17
筋萎縮　40
筋原線維　16
筋疾患　40
禁酒　193
筋収縮　17
筋小胞体　17
筋節　16
筋線維　16
筋電図検査　78
筋力低下　115

く

屈曲骨折　27
屈筋腱腱鞘炎　57
くも膜　18
クラッチフィールド牽引　87

グリソン牽引　87
クリック徴候　170
くる病　168, 190

け

ケーラー病　63
脛骨近位端骨折　140
脛骨天蓋骨折　143
脛骨疲労骨折　61
痙性麻痺　39
頚椎後縦靱帯骨化症　216
頚椎後方拡大術　98
頚椎症性脊髄症　214
頚椎椎間板ヘルニア　208
鶏歩　61
頚肋　157
血管造影検査　76
血管柄付き遊離皮弁移植術　91
結合組織病　176
楔状椎　187
血清反応陰性脊椎関節炎　184
腱　24
牽引　112
　　──療法　34, 85, 112
腱間膜　24
腱原線維　24
肩甲骨高位症　52
幻肢　98
　　──痛　98
腱手術　91, 92
腱鞘　24
　　──炎　55
腱上膜　24
腱束　24
腱内膜　24
腱板断裂　51
肩峰下インピンジメント症候群　51
肩峰下陥凹　125
腱傍組織　24

こ

ゴールデンタイム　90, 142
抗RANKL抗体製剤（デノスマブ）
　　81, 83
高位脛骨骨切り術　96, 235
高位麻痺　223, 225, 226

高エネルギー外傷　132, 133, 156
後角　18
交感神経　21
行軍骨折　26
膠原線維　24
膠原病　176
後骨間神経麻痺　224
後根　18
後索　18
　　──路　19
抗シトルリン化ペプチド抗体（抗CCP
　　抗体）　177
後縦靱帯　208
抗スクレロスチン抗体　83
鋼線　93
　　──牽引　87
硬膜　18
絞扼性神経障害　225
股関節　136
　　──形成不全　169
　　──脱臼　170
五十肩　52
誤穿刺　159
骨萎縮　30
骨移植術　94
骨格　6
　　──筋　16
骨芽細胞　8
骨幹端部　7
　　──骨折　27
骨幹部　7
　　──骨折　27
骨吸収抑制薬　82
骨巨細胞腫　82, 199
骨切り術　93
骨形成促進薬　82
骨形成不全症　168
骨細胞　8
骨腫瘍　194
骨髄炎　35, 175
骨折　26, 124
　　──の固定　84
骨接合術　93
骨穿孔　36

骨粗鬆症　10, 185
骨代謝回転　10
骨端症　64, 176
骨端線　7, 10
　　──損傷　27, 146, 149
骨端部　7
　　──骨折　27
コッドマン三角　196
骨軟化症　190
骨軟骨腫　194, 198
骨肉腫　198
骨盤　134
　　──牽引　87
　　──骨折　134
骨盤輪骨折　134
コッヘル法　125
骨膜　7
　　──反応　196
骨密度検査　77
骨癒合　11
　　──不全　31
骨梁　8
ゴリムマブ　82
コレス骨折　130
コンパートメント症候群　32
　　──（小児）　148

さ

作業療法　183
索路徴候　215
鎖骨骨折　133
坐骨神経　158
　　──痛　211, 212
サラゾスルファピリジン　82
サリルマブ　82
サルコペニア　200
猿手　157, 225
三角巾固定　84
三角骨障害　62

し

シーヴァー病　62, 64, 176
シーネ　34
　　──固定　85
ジェファソン骨折　150
自家骨軟骨移植術　96

弛緩性麻痺　39
軸索　21
　　──断裂　155
軸椎下亜脱臼　179
軸椎骨折　151
四肢短縮型低身長　168
四肢長　65
四肢麻痺　39, 48
思春期側弯症　47
シスプラチン　82
膝（☞「ひざ」の項も参照）
膝蓋腱炎　164
膝蓋骨骨折　139
膝蓋骨脱臼　60
疾患修飾性抗リウマチ薬　81, 181
シバリング　117
しびれ　49
脂肪塞栓症候群　33
脂肪肉腫　198
シャーピー線維　24
尺側偏位　178
ジャクソンテスト　224
灼熱痛　159
若年性側弯症　47
斜骨折　28
車軸関節　13
尺骨神経　226
　　──損傷　158
　　──麻痺　118, 226
シャルコー関節　239
ジャンパー膝　164
終糸　18
舟状骨骨折　130
10秒テスト　215
重粒子線治療　197
手根管開放術　96
手根管症候群　49, 158, 227
手指巧緻運動障害　209
種子骨　7
手掌腱膜　38
腫脹　113
出血量　134
術後合併症　117
術後疼痛　118

シュプレンゲル変形　52
シュワン細胞　21
循環血流量減少性ショック　117
循環障害　113
上位頚椎損傷　150
上行路　19
踵骨骨折　144
上肢長　65
硝子軟骨　12
床上でのリハビリテーション　100
小児骨折　146
踵腓靱帯損傷　62
静脈血栓塞栓症　33, 99
上腕骨外顆骨折　126
　　――（小児）　148
上腕骨外側上顆炎　54
上腕骨顆上骨折　126
　　――（小児）　148
上腕骨近位端骨折　124
上腕骨骨幹部骨折　126
上腕骨小頭離断性骨軟骨炎　164
上腕骨通顆骨折　126
上腕骨内上顆骨折　126
上腕周囲径　68
上腕長　65
初期股関節症　229
褥瘡　112
ショック　31, 117
自律神経　21
　　――障害　40
軼テスト　156
神経移行術　97
神経移植術　96
神経学的検査　70
神経幹　21
神経根　18
　　――型神経性間欠跛行　220
　　――症状　209
神経周膜　21
神経上膜　22
神経伸展テスト　212, 220
神経性間欠跛行　219
神経束　21
神経断裂　48, 156

神経伝導速度検査　78
神経内膜　21
神経剥離術　96
神経病性関節症　239
神経縫合術　96
人工関節置換術　94
進行期股関節症　229
人工股関節全置換術　232
人工骨頭置換術　95, 120, 137
人工神経　156
人工膝関節全置換術　234
人工膝単顆置換術　234
シンスプリント　61
腎性骨ジストロフィー　190
靱帯　14, 25
　　――再建術　92
　　――手術　92
　　――性腱鞘　24
　　――損傷　37
　　――縫合術　92
深部静脈血栓症　33, 117
　　――予防　115

す

随意筋　16
随意性跛行　59
髄核　15
髄鞘　21
髄節徴候　215
垂直亜脱臼　179
髄内釘　35, 93, 138
頭蓋牽引　87
スクリュー　93
スタインブロッカー病期分類　180
スティムソン法　125
ステロイド薬　80, 81
スパーリングテスト　210
スピキュラ　196
スポーツ外傷　159
スポーツ傷害　159
スポーツ障害　159
スミス骨折　130

せ

整形靴　89
脆弱性骨折　27

成人脊柱変形　47
正中神経　225
　　――損傷　157
　　――麻痺　225
成長軟骨板　7, 10
整復　84
生物学的抗リウマチ薬　181
生物学的製剤　81, 183
脊髄　18
　　――空洞症　50
　　――視床路　19
　　――症状　209
　　――ショック　39
　　――造影検査　76, 114
　　――損傷　111, 152
　　――伝導路　19
　　――半側障害　20
　　――麻痺　48
脊柱管拡大術　97
脊柱管狭窄　168
脊柱靱帯骨化症　216
脊柱変形　46
脊椎　208
　　――関節症　185
　　――損傷　150
切開生検　196
石灰性腱炎　51
赤筋　17
セドンの分類　155
セルトリズマブ ペゴル　82
線維筋痛症　185
遷延治癒　31
前角　18
潜函病　236
前距腓靱帯損傷　62
前脛腓靱帯損傷　62
前股関節症　229
前根　18
前索　18
前十字靱帯損傷　159
前縦靱帯　208
全身性エリテマトーデス　236
尖足　167

選択的エストロゲン受容体モジュレーター　83, 188
剪断骨折　28
先天性内反足　167
前方引き出しテスト　160
せん妄　117
前腕骨骨折　128
前腕周囲径　68
前腕長　65

そ

造影剤過敏反応　114
創外固定　35, 93
早期離床　100, 115, 119
早期リハビリテーション　29
装具　89, 100, 106
　──療法　183
造血幹細胞　9
走者骨折　26
増殖滑膜　179
足（☞「あし」の項も参照）
側角　18
側索　18
足趾の疼痛　63
足底腱膜炎　62
足部の疼痛　63
側弯　46
　──矯正装具　89
鼠径部痛症候群　58
阻血性骨壊死　33
速筋　17
足根洞症候群　62
損傷半月板　234

た

第1ケーラー病　64
第2ケーラー病　64
第5中手骨頚部骨折　131
大腿骨顆上骨折　139
大腿骨顆部骨壊死　60
大腿骨顆部骨折　139
大腿骨寛骨臼インピンジメント　58
大腿骨近位部骨折　120, 136
大腿骨頚部骨折　58, 137
大腿骨骨幹部骨折　137
大腿骨骨切り術　96

大腿骨転子部骨折　120
大腿骨頭壊死症　236
大腿骨頭骨折　137
大腿骨頭すべり症　58, 172
大腿周囲径　68
大腿神経伸展テスト　212
大腿長　67
楕円関節　13
タクロリムス　82
竹様脊柱　185
脱臼　37, 124
　──骨折　27, 37
多発性硬化症　50
打撲　41
短骨　7
単純X線検査　71
単純性股関節炎　58, 60, 175
弾性ストッキング　33, 99
弾性線維　24
断端形成　98
弾発現象　57
単麻痺　39, 48

ち

チェアテスト　55
遅筋　17
逐次療法　83
チネル徴候　155, 228
肘（☞「ひじ」の項も参照）
中下位頚椎損傷　152
中指伸展テスト　55
中手骨骨折　131
中枢神経系　18
中枢性麻痺　48
肘頭骨折　128
肘内障　53, 171
肘部管症候群　49, 158, 226
超音波検査　75
超音波診断　133
長管骨　7
腸管閉塞　117
蝶番関節　13
直達外力　26
直達牽引　34, 87, 112
貯血式自己血輸血　120

つ

椎間板　15, 208
　──ヘルニア　209
椎体間固定術　97
椎体形成術　97
椎体置換術　97
対麻痺　39, 48
痛風　191
　──結節　191
　──性関節炎　191
　──発作　60, 191
使いすぎ症候群　165
槌趾変形　179

て

テーピング　84
低位麻痺　224, 225, 226
定量的CT測定法　187
定量的超音波測定法　187
テニス肘　54
デノスマブ　81, 82, 188
デブリドマン　90
デュシェンヌ跛行　59
デュピュイトラン拘縮　38, 57
テリパラチド　83, 188
デルマトーム　109
転移性骨腫瘍　194, 199
転子果間距離　66
転倒　119

と

投球障害　51
凍結肩　52
ドゥケルヴァン病　55
橈骨遠位端骨折　129
橈骨頚部骨折　128
橈骨神経　223
　──損傷　157
　──麻痺　49, 223
橈骨頭骨折　128
等尺性収縮　18
等張性収縮　18
疼痛　105, 118
動的腱固定効果　224
糖尿病足疾患　237
逃避跛行　59, 62

動揺関節　39
徒手筋力テスト　68
徒手整復　33, 84
トシリズマブ　82
トファシチニブ　82
トムセンテスト　55
ドレーマン徴候　172
トレンデレンブルグ跛行　59
トンプソンテスト　162

な

内固定　35
　──材料　35
内軟骨腫　198
内軟骨性骨化　9
内反小趾　63
内反肘　31, 55
ナビゲーション　232
軟骨移植術　96
軟骨終板　15
軟骨無形成症　168
軟部腫瘍　194
軟膜　18

に

Ⅱ型コラーゲン　12
肉腫　194
二重X線吸収法　77, 187
二分脊椎　169
ニューロン　21
乳幼児側弯症　47
尿酸　191

ね

捻挫　37
捻転骨折　28

の

脳性麻痺　169
脳脊髄液　18

は

バージャー病　50
バートン牽引　87
バートン骨折　130
肺血栓塞栓症　33, 99
ハイドロキシアパタイト　9
廃用症候群　80, 104, 137
廃用性筋萎縮　35

白鳥のくび変形　57, 178
剝離骨折　28
跛行　58
破骨細胞　9
はさみ込み機構　214
発育性股関節形成不全　170, 229
白筋　17
ハッフィング　115
ばね指　57
ハバース管　7
馬尾　18
　──型神経性間欠跛行　219
　──症候群　211
バビンスキー反射　215
バリシチニブ　82
針生検　196
ハロー牽引　87
バンカート法　95
ハンギングキャスト　126
ハングマン骨折　151
半月板　14
　──損傷　60
パンヌス　179

ひ

ヒアルロン酸　14
皮下骨折　28
腓骨筋腱脱臼　62
腓骨神経麻痺　61, 112, 158
膝（☞「しつ」の項も参照）
膝関節脱臼　141
膝くずれ　160
膝靱帯損傷　60
肘（☞「ちゅう」の項も参照）
　──の痛み　53
肘関節脱臼　127
皮質骨　7
皮質脊髄路　19
非ステロイド性抗炎症薬　80, 181
ビスホスホネート　83, 188
非接触型静脈可視化装置　159
ビタミンB_{12}欠乏症　50
ビタミンD　6, 83, 186, 190
　──欠乏性くる病　190
　──を多く含む食物　191

ビタミンK　83, 186
皮膚移植術　91
ヒポクラテス法　125
ピボットシフトテスト　160
病的骨折　26, 137, 149, 168
疲労骨折　26
ピロリン酸カルシウム　193
ピロン骨折　142

ふ

フィルゴチニブ　82
フィンケルシュタインテスト　56
フェイルンテスト　228
フォーク状変形　130
フォルクマン管　8
フォルクマン拘縮　33, 128
　──（小児）　148
不完全麻痺　39
副交感神経　21
副甲状腺ホルモン　6
　──製剤　83
複雑骨折　28
副子　34
副神経損傷　159
ブシャール結節　57
ブシラミン　82
不動関節　15
フライバーグ病　63, 64
ブラウン-セカール症候群　20, 154
フランケル分類　152
プリン体　191
フレイル　204, 206
プレパレーション　147
ブローディ骨膿瘍　36
プロスタグランジンE_1製剤　221
プロテオグリカン　12
フロマン徴候　227
粉砕骨折　28
分娩麻痺　156

へ

ベイカー囊腫　60
閉塞性動脈硬化症　50
平面関節　13
ベネット骨折　132
ヘバーデン結節　57

ペフィシチニブ　82
ペルテス病　58, 64, 172
ヘルニア　208, 211
ベルポー固定　84
便宜肢位　38
変形性関節症　13
変形性股関節症　58, 229
変形性手関節症　55
変形性足関節症　62
変形性肘関節症　54
変形性膝関節症　60, 232
変形治癒　30
胼胝　63, 179
扁平骨　7
扁平椎　187
片麻痺　39, 48

ほ

ホーマンズ徴候　116
蜂窩織炎　61
放射線治療　197
膨隆骨折　27, 146
ボクサー骨折　131
母指手根中手関節脱臼骨折　132
母趾種子骨障害　63
補助具　106
ボタン穴変形　57, 178
骨（☞「こつ」の項も参照）　6
ホフマン反射　215

ま

膜性骨化　9
末期股関節症　229
末梢神経　21
　──系　18
　──損傷　155
末梢性麻痺　48
麻痺　110
マルゲーニュ圧痛　31
マルファン症候群　46

み

ミエリン鞘　21
ミエログラフィー　76, 114
ミエロパシーハンド　210
ミオシンフィラメント　16
ミオパシー　40

未分化多形肉腫　198
ミルヒ法　125

む

無気肺　117
ムチランス変形　178

め

メトトレキサート　81, 82, 183

も

モートン病　63
モンテジア骨折　128
　──（小児）　149

や

野球肩　163
野球肘　54, 163
ヤヌスキナーゼ阻害薬　81

ゆ

ユーイング肉腫　198
有茎皮弁術　91
遊離植皮術　91

よ

ヨード造影剤　114
腰椎穿刺　114
腰椎椎間板ヘルニア　211
腰痛　45, 221
　──症　221
腰部神経根症　61
腰部脊柱管狭窄症　218

ら

ラセーグテスト　212
螺旋骨折　28
ラックマンテスト　160
ラブ変法　213
ランヴィエ絞輪　21

り

リーメンビューゲル装具　170
リウマチ　176
　──性多発筋痛症　184
リウマトイド因子　181
リウマトイド結節　179
リスフラン関節　145
　──脱臼　145
リスフラン靱帯損傷　63
離断性骨軟骨炎　60

リハビリテーション　100, 115, 121, 183
リモデリング　10
良肢位　38, 109, 112
両側麻痺　48

れ

裂離骨折　28
レフルノミド　82
連合神経路　19
レントゲン検査　71

ろ

ローエンバーグ徴候　116
ローザー改構層　190
瘻孔　36
ロコモティブシンドローム　101, 200
ロコモ度テスト　200
ロッキング　163, 234
肋骨骨折　133
ロボット支援手術　98, 232
ロモソズマブ　188

わ

若木骨折　27, 130, 146
鷲爪変形　158, 226
腕神経叢損傷　156

欧文索引

A

AAIS（足関節前方インピンジメント症候群） 62

ATP（アデノシン 5′-三リン酸） 16

AYA（adolescent and young adult） 195

B

bDMARD（生物学的抗リウマチ薬） 181, 183

C

Ca^{2+} チャンネル $a2\delta$ リガンド 81

CPPD（ピロリン酸カルシウム） 193

CT 検査 74, 196

D

DMARDs（疾患修飾性抗リウマチ薬） 81, 181

DVT（深部静脈血栓症） 33, 117

DXA（二重 X 線吸収法） 77, 187

F

FNST（大腿神経伸展テスト） 212

G

GERD（逆流性食道炎） 47

I

IL-6 受容体阻害薬 82

in situ pinning 173

IPC（間欠的空気圧迫装置） 99

J

JAK（ヤヌスキナーゼ）阻害薬 81

M

MD（microdensitometry）法 77, 187

MMT（徒手筋力テスト） 68

MRA（悪性関節リウマチ） 184

MRI 検査 72, 196

MTX（メトトレキサート） 81, 82, 183

N

NSAIDs（非ステロイド性抗炎症薬） 80, 81, 181

P

PAIS（足関節後方インピンジメント症候群） 62

perfect O 不能 226

PET 検査 73

PTE（肺血栓塞栓症） 33

Q

QCT（定量的 CT 測定法） 187

QUS（定量的超音波測定法） 187

R

RA（関節リウマチ） 57, 58, 60, 62, 177

RICE 療法 41

ROM（関節可動域） 65

S

Saturday night palsy 224

SERM（選択的エストロゲン受容体モジュレーター） 83, 188

SLE（全身性エリテマトーデス） 236

SLRT（下肢伸展挙上テスト） 212

SLR（下肢伸展挙上） 116

T

T2T（Treat to Target） 181

TNF-a 阻害薬 82

T 細胞共刺激調整薬 82

V

VTE（静脈血栓塞栓症） 33

X

X 線検査 71

X 線被曝 72

Y

YAM（young adult mean） 187

看護学テキスト NiCE
病態・治療論［9］ 運動器疾患（改訂第 2 版）

2019 年 9 月 5 日　第 1 版第 1 刷発行	編集者 土井田 稔, 秋山 智弥
2025 年 2 月 10 日　改訂第 2 版発行	発行者 小立健太
	発行所 株式会社 南 江 堂

〒113-8410 東京都文京区本郷三丁目 42 番 6 号
☎(出版) 03-3811-7189 (営業) 03-3811-7239
ホームページ https://www.nankodo.co.jp/
印刷・製本 横山印刷

© Nankodo Co., Ltd., 2025

定価は表紙に表示してあります.
落丁・乱丁の場合はお取り替えいたします.
ご意見・お問い合わせはホームページまでお寄せください.

Printed and Bound in Japan
ISBN 978-4-524-21399-3

本書の無断複製を禁じます.

JCOPY 〈出版者著作権管理機構 委託出版物〉
本書の無断複製は,著作権法上での例外を除き禁じられています. 複製される場合は, そのつど事前に,
出版者著作権管理機構(TEL 03-5244-5088, FAX 03-5244-5089, e-mail: info@jcopy.or.jp)の許諾
を得てください.

本書の複製(複写, スキャン, デジタルデータ化等)を無許諾で行う行為は, 著作権法上での限られた例
外(『私的使用のための複製』等)を除き禁じられています. 大学, 病院, 企業等の内部において, 業務上
使用する目的で上記の行為を行うことは私的使用には該当せず違法です. また私的使用であっても, 代行
業者等の第三者に依頼して上記の行為を行うことは違法です.

看護学テキスト NiCE

- 看護学原論
- 基礎看護技術
- ヘルスアセスメント
- 看護倫理
- 看護理論
- 地域・在宅看護論 I 総論
- 地域・在宅看護論 II 支援論
- 成人看護学 成人看護学概論
- 成人看護学 急性期看護 I 概論・周手術期看護
- 成人看護学 急性期看護 II 救急看護・クリティカルケア
- 成人看護学 慢性期看護
- 成人看護学 成人看護技術
- リハビリテーション看護
- エンドオブライフケア
- がん看護
- 緩和ケア
- 老年看護学概論
- 老年看護学技術
- 小児看護学 I 小児看護学概論・小児看護技術
- 小児看護学 II 小児看護支援論
- 母性看護学 I 概論・ライフサイクル
- 母性看護学 II マタニティサイクル
- 精神看護学 I こころの健康と地域包括ケア
- 精神看護学 II 地域・臨床で活かすケア

病態・治療論（シリーズ全14巻）

- 【1】病態・治療総論
- 【2】呼吸器疾患
- 【3】循環器疾患
- 【4】消化器疾患
- 【5】内分泌・代謝疾患
- 【6】血液・造血器疾患
- 【7】腎・泌尿器疾患
- 【8】脳・神経疾患
- 【9】運動器疾患
- 【10】感染症/アレルギー/膠原病
- 【11】皮膚/耳鼻咽喉/眼/歯・口腔疾患
- 【12】精神疾患
- 【13】産科婦人科疾患
- 【14】小児疾患

- 災害看護
- 国際看護
- 看護管理学
- 医療安全
- 感染看護学
- 家族看護学
- 看護教育学
- 看護関係法規
- 看護と研究 根拠に基づいた実践
- 生化学
- 薬理学
- 微生物学・感染症学

※最新の情報は南江堂 Web サイトをご確認ください.

NANKODO 南江堂 〒113-8410 東京都文京区本郷三丁目42-6 （営業）TEL 03-3811-7239 FAX 03-3811-7230 www.nankodo.co.jp